实用特殊科室护理管理

主　编　丁淑贞　李　平
副主编　于　霓　张轶姝　纪代红　杜　鹃

编　者

宋淑娟	苏　琦	金　嵩	凌　峰
王晓梅	杨　丽	孙凤香	孙　黎
于　艳	韩　玲	于　虹	陆丽君
刘常丽	赵春慧	马　慧	丁淑贞
李　平	于　霓	张姝姝	孙庆华
司慧捷	高筱琪	马丽梅	冯海莹

U0276901

中国协和医科大学出版社

图书在版编目（CIP）数据

实用特殊科室护理管理／丁淑贞，李平主编. —北京：中国协和医科大学
出版社，2013.9

ISBN 978-7-81136-906-9

Ⅰ. ①实… Ⅱ. ①丁… ②李… Ⅲ. ①护理学–管理学 Ⅳ. ①R47

中国版本图书馆 CIP 数据核字（2013）第 168224 号

实用特殊科室护理管理

主　　编：丁淑贞　李　平
责任编辑：吴桂梅　姜淑惠

出版发行：**中国协和医科大学出版社**
　　　　　（北京东单三条九号　邮编 100730　电话 65260378）
网　　址：www. pumcp. com
经　　销：新华书店总店北京发行所
印　　刷：北京佳艺恒彩印刷有限公司

开　　本：700×1000　　1/16 开
印　　张：23.25
字　　数：380千字
版　　次：2014 年 1 月第一版　　2014 年 1 月第一次印刷
印　　数：1 — 3000
定　　价：50.00 元

ISBN 978-7-81136-906-9

内 容 提 要

本书结合临床护理实践，全面地介绍了重症监护室（ICU）、消毒供应中心、血液净化中心、洁净手术部、产房、传染科、内镜室、高压氧科等科室的护理工作。全书内容丰富、编排新颖，针对性强，突出实用性、指导性、可操作性。

本书适合各级医院特殊科室护理管理者学习与参考。

前　言

随着医疗学科和医疗活动的发展，临床科室的划分越来越细，对护理服务需求不断提高，在给护理工作者带来新的机遇和挑战的同时，也对护理管理水平和护士素质提出了更高的要求。护理管理是护理质量的根本保证，护理管理水平直接影响医院服务质量的优劣。制定严格科学的护理管理规章制度，并认真执行，使之贯穿于整个工作之中，是优质、高效地完成护理工作的保障。

临床科室的护理管理作为护理管理学的重要组成部分，既遵循管理学的一般理论，同时又与各科室的工作实践密切结合，具有不同的特点。临床护理管理是为了确保服务对象的医疗和护理安全，逐步完善各项护理制度，为临床护理服务可持续发展提供质量保证。特殊科室，如重症监护室、消毒供应中心、血液净化中心、洁净手术部、产房、传染科、内镜室、高压氧科等的护理管理，尤其具有与众不同的特点。因此，研究这些特殊科室护理管理规范具有非常重要的意义。鉴于此，第41届南丁格尔奖章获得者——丁淑贞教授，组织具有临床丰富工作经验的资深作者，共同编写了这本《实用特殊科室护理管理》，其目的是为了满足医院在快速发展中特殊科室护理管理者的阅读需要。

本书包括九大部分：概述、重症监护室（ICU）护理管理、消毒供应中心护理管理、血液净化中心护理管理、洁净手术部护理管理、产房护理管理、传染科护理管理、内镜室护理管理、高压氧科护理管理等。本书内容丰富、实用，可操作性强。在编写时力求体现科学、先进、准确的原则，突出理论与实践相结合的特点，力争对实际工作具有较强的指导作用，能最大限度地满足各级医院特殊科室护理管理者学习和参考。

本书的编写得到了很多护理专家的支持和帮助，同时也参考了大量书籍和资料，在此一并表示衷心的感谢！

编者为了提高本书的编写质量尽了最大的努力，希望本书能对读者有所帮助。但由于水平有限，书中难免有错漏之处，敬请广大读者批评指正。

编　者
2013 年 4 月

目 录

第一章　概　述

第一节　护理管理的概念

护理管理是实现护理学科目标的重要手段及根本保证，是现代医院科学管理的重要组成部分，是以提高护理质量为主要目的的工作过程，是控制和管理护理质量的重要组织措施。护理管理是一门科学，也是一门艺术。

世界卫生组织（WHO）认为护理管理的定义是："护理管理是为了提高人们的健康水平，系统地利用护士的潜在能力和其他人员的作用或设备、环境和社会活动的过程"。具体地说即为：根据医院的方针、目标为患者提供切实可行的保健护理及护理服务，并围绕服务对象使用适当的人力、物力和财力进行环境业务管理，包括组织和调动护理人员积极性、求知欲及人际关系。

综上所述，护理管理是根据护理组织的内在活动机制，综合运用护理组织中的人力、物力及其他资源，以控制及提高护理质量为主要目标的过程。也就是运用最有效的管理过程，提供最好的护理服务；运用管理学的一般原理、其他学科的成果、各级组织的政策和医院的方针、目标条件，并根据护理工作的特点，服务对象进行综合性管理。

第二节　护理管理的特点、作用及影响因素

一、护理管理的特点

1. 独立性、系统性　护理学是一门独立的应用学科，护理管理也应该顺应客观规律，朝着自成体系的方向前进。护理工作范围不断延展，照顾患者仅仅是现代护理职能的一小部分，要使患者恢复健康还要通过预防保健和卫生教育使人民保持健康、预防疾病。在护理过程中，虽然服务对象都是患者，但疾病是复杂多变的，要使千差万别的患者恢复健康，绝非简单执行医嘱就能生效。人的年龄、气质、性格、生活习惯、文化水平和经济状况以及社会

背景等各不相同，心理需要也不相同，应针对他们不同的需要施以相应的心理护理，才能使患者身心处于配合治疗的最佳状态，以取得预期治疗的护理效果。护理工作有其自身的规律，不是医疗工作能代替的。护理管理与整个学科的发展密切相关，护理作为独立学科，其管理体制和管理方法均需要适应独立性的要求。

此外，护理管理是医院管理系统的子系统，而医院又处在社会环境之中，是社会系统中的一个有机组成部分。因此，护理管理必须应用系统工程的原理和系统分析的方法来指导工作、思考问题，防止片面性、局限性，克服本位主义、地方主义。同时护理管理又贯穿护理过程的每个环节和方方面面，护理过程，处处包含着管理的内容和职责，管理不单纯是护理部或护士长的工作，而是与每个护理人员密切相关，每个人都必须置身于这个系统中，实行全过程、全方位、全员性的系统管理。

2. 综合性、协同性   护理学有其自身规律和原理。护理学是一门应用科学，护理人员尤其是管理者，必须具有多学科的知识，才能更好地完成任务。由于护理工作面广、量大，与医疗、检验、营养、药剂、放射线、物理诊断、后勤等部门相互依存、彼此协作，形成一个有机的整体。护理管理中的病房管理属于综合管理，与其他科室（部门）的工作相互影响。护士是直接为患者服务的，各科室的协调配合又要通过护理人员来完成，因此形成了以患者为中心以护理业务为主体的工作关系。我们必须通过护理工作实践和科室部门间协调作用，才能确保患者得到整体的诊疗和护理。

3. 科学性、艺术性   护理管理是一门科学，也是一门艺术。科学的管理是运用科学知识与方法进行各方面的管理，科学的管理不能只靠某个人的个性或经验，而是要求管理者具备一定的管理知识，具有条理化的工作和善于观察问题的能力。这些管理才能来源于管理理论。理论可以通过各种实验与实践而得以证实，例如，护士长对工作程序的安排、操作规范的制订、物品的管理等均属此类。科学管理可以量化能够预测的部分，但对管理中难以测量或不可捉摸的部分，则需要艺术。护理工作是一项精细艺术，对某种情况的感知不能光靠理论分析或逻辑推理，如了解工作人员的工作积极性或士气的高低。管理的艺术水平常与一位管理者的修养、性格、作风有关，但其中某些部分是可以通过实际工作和学习别人经验而获得，例如，护士长每天要遇到一些意想不到的问题，她能逐渐掌握哪些问题必须给予反应，哪些要当机立断处理，而有些问题可以不予理睬，以及如何处理效果较好，这些则靠领导艺术。成熟的领导者在问题未完全暴露时，能预感到事态发展的趋势，能做出正确的估计和决策，并采取适宜的解决办法，这就需要管理的艺术和科学的结合。

4. 严格性、规范性　护理工作的特殊性要求护理人员能够处处严格遵守各项规章制度和护理操作规程，严格执行医嘱。高度的严谨性和规范性是建立在崇高的职业道德、工作责任心的基础之上。护理管理要把培养护士规范的道德素质和高度的责任心作为有别于其他行业管理的重要特征，因为只有具备这些素质，才是保证和提高护理质量的基础。

5. 人本性、主动性　医院的服务对象是人，护理管理者必须树立以人为本的思想。护理工作的目的是一切为了患者。在工作中自觉地尊重患者和关心患者，主动为患者提供各种服务和信息，满足患者的需求。护理人员要主动、系统地全方位服务，而不是被动、教条地执行医嘱。要因人而异进行整体护理、生活护理和心理护理。坚持以"患者为中心"的宗旨，把提高护理人员的素质作为基本内容，把追求精湛的护理技术和提高护理质量作为根本要求，使护理管理适应现代医院的建设和发展。

6. 预见性、安全性　护理管理者要运用科学方法统观全局，纵横分析，全面、全方位、全系统地进行预见性管理。对事件能进行前瞻性控制，特别是要将导致差错事故的不安全因素控制在萌芽状态，防患于未然。这就要求护理管理者对工作中会出现的隐患和不安全因素有深刻的理解，才能及时预见问题，采取预防性的控制措施。

7. 连续性、时间性　护理工作连续性强，夜班多，各类技术操作多，接触患者密切，易导致工作人员精神紧张、工作劳累、生活很不规律。在管理过程中尽量安排同一组护士护理患者，并在管理中加强统一要求、统一标准、统一工作程序、统一服务质量。时间性对护理工作也非常重要，没有时间概念也就没有护理质量。要分清患者病情轻重缓急，治疗时要分清药物的时间性，所有治疗、护理必须按时间进行。护理管理者实施管理措施时，必须十分重视保证临床工作的连续性、时间性，重视护理效果和质量，减少护理人员生活节律的影响和差错事故的发生。

二、护理管理的作用

随着社会发展和生产社会化程度的提高，人们越来越深刻认识到管理的重要性，因此，对管理的要求越来越高。在现代医学中，护理学作为一门独立的应用学科，是不可缺少的重要组成部分。卫生工作要完成为人民健康服务的任务，提高工作效率和质量，离不开护理管理；护理学本身要想获得飞跃发展，也离不开科学管理，如美国阿波罗登月计划的总负责人韦伯博士在总结此项计划时说："我们没有使用一项别人没有的技术，我们的技术就是科学的组织管理"。这句话表明了管理在发挥科学技术的社会功能，提高系统的社会效益和经济效益中的作用。

护理管理是医院管理的重要组成部分，护理管理水平直接反映了医院的管理水平和医疗质量。高质量的护理管理可使门诊和病房工作井然有序，环境清洁安静；各种设备物资保持在随时备用和性能良好状态；患者休养环境良好；患者身心处于最佳状态，接受准确、及时、连续的治疗和护理；医患关系更加融洽；各科之间、医护之间、后勤部门协同工作；环境卫生达到规定要求，减少医院感染的发生；护理人员在护理教学、科研、预防、保健中的作用发挥得更积极有效，护理工作达到更高层次的要求。护理管理的科学化也有利于医院建设和推动医学科学的发展。

三、影响护理管理的因素

护理管理不是一个封闭的系统，它受许多因素的影响。护理管理者的管理效果取决于他们能否及时准确地掌握内外环境的信息，及时迅速地做出反应，以积极的态度应对变化。

1. 医疗机构外的因素　社会政治、经济、法律、道德、政府的政策、社会信仰、科技发展、人们的生活水平等方面都会对护理管理产生深远的影响，要求护理管理者及时预测及了解这些变化，并及时采取应对措施，以适应各种变化对护理的影响。

2. 医疗机构本身的因素　医疗机构的服务宗旨、目标、性质、机构设置、管理宽度、管理方法、管理控制的措施、地理位置、建筑及设备状况、信息系统、报酬补偿系统、服务质量控制体系及要求、工作效率、社会效益，员工的培训等都会影响护理管理的效果。

3. 护理人员的因素　护理人员的数量及员工背景、价值观和信仰、凝聚力、工作动机、社会关系和人际因素会影响护理管理的方式及方法。

4. 服务对象的因素　服务对象的性别、年龄、社会文化背景、健康问题的性质、对护理人员的期望值等均会影响护理管理。

由此可见，进行有效的护理管理，必须综合分析各种因素，充分利用有关的资源，并将理论和实践加以综合运用。

第三节 护理管理的基本任务和内容

护理管理是以提高护理质量为主要目标，通过研究找出护理工作的特点，探讨护理工作的规律性，应用科学化管理护理全过程，为患者提供最良好的护理服务。

一、护理管理的基本任务

护理管理的基本任务力求做到合理利用人力资源，有效控制护理系统，优化护理效应三个方面的统一，对护理组织管理、业务技术管理、质量管理、护理人员的教育培训管理等进行科学的管理，找出其系统性、规律性，以便对护理的人力、物力及其他资源进行系统而科学的计划、组织、决策、指挥及协调、控制及评价，以提高护理工作的效率和效果，提高护理质量，为患者提供优质的服务，更好的保护和增进人民的健康。所以，护理管理的任务是：①向人们提供最良好的护理；②应用科学化的管理过程。

二、护理管理的内容

1. 护理行政管理　指护理工作组织形式、人力、物资、设备等合理分配和有效使用，以圆满实现医院的总目标，包括组织管理、物资管理与经济管理。

2. 护理业务管理　是指保持和提高护理工作质量和效率的管理活动。包括解决护理业务技术问题；各项护理技术操作常规和制度的制定、执行和检查；各项护理工作质量指标的制定、监督、检查、评定及控制；新护理技术及业务的开展或改进推广；护理信息管理、护理科研的组织领导、护理人员技术档案的建立等多方面工作。

3. 护理教育管理　主要是培养管理人才，通过教育过程，提高护理管理能力，促进管理工作。包括为提高护理人员的素质与业务水平而采取的各种培训管理措施；护生的带教、护士的培训；在职护理人员知识、技术更新和提高，以及岗前培训、管理人才的培养等各方面的工作。

总之，护理管理的内容涵盖了护理的全过程，并以宏观控制和微观指导为手段，以组织管理为保证，以提高护理质量为核心，以业务技术和科研教育为重点的综合性管理。现代护理管理的内容充分体现出人才培养是基础，技术水平是保证，监督检查是手段，规范制度是标准，质量优劣是关键，促进健康是目的，达到护理管理最优化的丰富内涵。

第四节　特殊科室护理管理的特点

临床科室是直接对患者实施诊断、治疗、护理及进行预防、保健和康复的部门，也是开展临床科研、教学与培训的基地。可以说，临床科室最集中地体现了诊疗基本功能。医院其他部门的工作应围绕着和服务于临床诊疗工作而进行。因此，医院临床科室管理的优劣，直接反映着一个医院的管理水平和整体功能。本书所论述的特殊科室，如手术室、ICU、供应室、血液净化室、产房、麻醉恢复室、高压氧科、胃镜室等科室与临床科室有着共同的特点，同时也有本专业所具有的个性特点。护理管理者要根据不同专业的不同特点，有的放矢地进行系统管理，以提高科室护理管理水平及促进本专业的发展。

1. 患者的个体差异　患者是一个特殊的群体，疾病的特点既有专科性，又有个体的差异性。

临床科室直接服务于患者，与患者的生命息息相关。在诊疗护理工作中要求医护人员高度负责，一丝不苟，只有认识到患者的差异性，才能给予不同的个性化护理。

2. 护理工作的连续性、应急性和时效性　护理工作琐碎，工作量大，人员少，护士独立操作的机会多。护理管理应强调护理人员慎独精神和自控意识。此外，护理工作中危险因素多，护理操作多，工作环节多，经常会遇到一些突发或危机事件，需要对患者进行紧急抢救及护理。也容易发生护理差错和事故，或出现护理纠纷等。这些都需要在管理中加强控制，时刻把关，保证患者的治疗正确、及时、彻底、安全、有效，才能不断提高护理质量。

3. 工作的协调性　临床科室是医、药、护、技、工、管功能集中体现的场所。护理人员需要有良好的协调与沟通能力。护理工作需要与各级医师协作对患者进行诊断、治疗，同时与手术、理疗、药房、放射、其他各种功能检查等医技科室及后勤服务部门工作有密切的联系。大量的护理质量问题与各方协同操作、协调服务有关，需要与各方面加强协同管理，以便更好地发挥整体协调与合作功能。

4. 质量要求的严格性　护理工作的对象是患者，是有思维、有心理活动的社会人，护理技术质量要求高，生活服务要求细。三分治疗、七分护理就充分说明了护理质量的重要性。因此，要不断强化质量管理，进行质量控制，重视环节质量，严格人员管理，遵循制度管理，确保质量要求，才能保证患者的满意和护理质量的提高。

5. 护理服务的艺术性 在对患者实施医疗服务中，要求高尚医德与精良技术的结合，技术服务与生活服务的统一，还需要完美的艺术服务，做到身心的整体护理。服务的艺术性是使病房管理达到事半功倍效果的有效措施，是每个护理人员应逐步掌握并娴熟应用的一门艺术。

科室的管理水平直接影响着护理人员的积极性及科室管理整体效应。人是管理活动的主体，护理管理者要使有限的管理要素发挥最大的效能，最根本的是做好以人为本的管理，了解护士的各种需要，同时，采取各种方法满足护士的合理需要。充分了解其成熟度，做到知人善任，注意人际关系的协调，加强行为激励，形成群体合力，最终实现管理目标。

第五节 特殊科室护理管理的发展趋势

现代科学技术的飞速发展，医学模式的转变和人类健康观念的更新，使护理工作的范围不断扩大，也给护理管理提出了更高的要求。为了适应新形势下护理的发展需要，特殊科室的护理管理也必将从"人治"过渡到"法制"，从片面的人、财、物、信息、时间的管理走向以"患者为中心"的全面质量管理。

1. 从"人治"走向"法制"的管理模式 护理工作与人的生命息息相关，而护理服务与管理和法律的关系又是十分密切的，随着国家法律制度的健全和群众法律意识的提高，要求医务人员知法、懂法、守法，用法制观念规范自己的医疗护理行为。目前，我国已颁布了《护士管理法》，使护理管理从"人治"走向"法制"，特殊科室的护理管理也将从原来的部门管理上升到法制管理，把护理工作中的道德规范提高到法律规范的高度，使每一位护士的工作走向法律轨道。使用相关法律，制订和修改一系列新的工作制度、标准、规范，使特殊科室的护理管理进入标准化、规范化、现代化的轨道，以高度的责任心为患者服务。

2. 发挥护理专业独特功能

（1）服务内容多样化：由于现代社会的发展，生活质量的提高，人口趋于老龄化对护理工作提出更高的需求，也带来更多的机遇，社区护理、家庭护理、临终关怀护理将成为护理工作新的发展点。卫生服务要求也向"四维"发展,从生理无病状态的"一维体",到生理、心理正常的"德、智"二维,再到生理、心理、社会良好的"体、智、美"三维,直到生理、心理、社会、道德完善的"体、智、美、德"四维。护理工作更加强调服务的"六性",即全面性、综合性、协调性、可及性、连续性、社会性。要求护理人员做一个全面的护理者,即身心疾病的护理者、病房的管理者、初级保健的提供者、社会服务的支持者、心理障碍的沟通者。只有这样,才能适应社会的需求,满足患者的需要。

(2)服务模式多样化:随着保健需求发展,护理的服务模式也向多层面和多样化发展。人们社会文化层次的提高,法律制度的健全,患者自我保护意识的增强,对医疗护理的期望不仅增高,也呈现多样化,如日间病房、夜间病房、上门保健服务、社区护理、出院后咨询热线等,都体现了服务的个性化、精细化和多样化。护理管理的思想和体制必须紧紧围绕这些变化而发展。例如,医院中心供应室由原来的各科室领取到现在的下收下送、手术室的弹性排班制度以适应不同时间手术患者的需要,这些都体现着护理服务模式的多样化。

3. 护理人力资源的开发及应用　人力资源管理是近20年来管理学科中发展迅速的一个领域,并逐步被管理者认识到其在组织生存发展中的重要地位。护理人力资源管理的组织职能就是通过对医院护理人员进行合理安排和有效利用,做到人尽其才,才尽其用,充分调动员工的积极性,使护理人员的个人潜能发挥到最大限度,减低人员成本,配合其他护理管理职能,提高护理工作效率、实现组织目标的工作过程。

近年来,随着改革、开放和护理教育的发展,护士队伍不仅人数增长较快,而且学历水平、知识结构合理性、现代护理思想观念和综合素质均有较大提高。但与社会发展、卫生事业发展和广大群众的需求相比,无论数量上还是质量上仍有较大差距,例如,普遍存在着临床护理人力编制不足和人员素质与实施整体护理模式不相适应的问题。

因此,从某种意义上说,护理管理成效很大程度上取决于护理人力资源管理系统是否完善和有效。今后的护理管理中,加强护理人力资源管理仍是重要发展趋势。主要表现在:①改变护理队伍整体素质偏低、人力资源编制不足的状况;②重视培养和合理使用人才,以满足服务对象的需要;③护理人员向专业化方向发展,深化护理内容和扩大工作范围;④加强人性化管理,调动护理人员的积极性及创造性;⑤注重护理管理队伍建设,提高护理管理队伍整体素质。

4. 护理质量管理更为科学化、标准化 护理质量管理是医院管理永恒的主题，也是护理管理重要的职能之一。是按照护理质量形成的过程和规律，对构成护理质量的各要素进行科学的计划、组织、协调和控制，以保证护理工作达到标准和满足服务对象需要的活动过程。在整个医疗卫生工作中，护理人员的数量最多，与服务对象的接触机会及时间最长。因此，护理质量直接反映护理工作的职业特色和工作内涵，护理质量的高低不仅取决于护理人员的素质和技术水平，还取决于护理管理方法的优劣及管理水平的高低。随着社会的发展，患者对医疗护理的期望值越来越高，在护理过程中，不但要注意抓好服务态度，而且要有高水平的临床护理技术，抓好护理全过程质量，才能让患者感受高水平护理服务。因此，科学化、标准化的质量管理是提高护理质量的重要措施。

5. 护理管理思想及管理方法科学化、现代化 随着我国医院现代化及护理学科发展的需要，护理管理思想及管理方法更趋于科学化及现代化，包括：①从单一因素管理发展到多因素、多方法管理；②从经验定性管理到现代的定量科学管理；③管理思想的人性化及高度民主化，注重以人为本；④从静态管理到动态管理；⑤护理管理向高层次和多方位发展；⑥注重经济效益和讲究成本核算；⑦关注和发展护理辅助技术，提高医疗效果、方便患者、节约护理人力、提高工作效率、减轻护士工作量。

因此，在管理实践上，将做到以下几点：①实施标准化管理；②进行专业化、科学化管理；③强调管理手段现代化；④重视素质化管理；⑤加强风险性管理。

6. 加大护理教育、护理研究力度，重视护理信息管理，加强学科建设 随着医学科学技术的发展，对护理管理提出了更多、更高、更新的要求，有待于通过护理教育、护理技术研究去探索、去提高、去解决。通过对护理各种信息的筛选、加工及处理，发挥护理管理职能，提高护理工作的质量及效率。

（1）护理教育：护理教育的发展是建设高水平护士队伍的基础。改革开放以来，我国的护理教育虽然有了长足的进步，但与社会经济、医学科学和护理专业发展对人才的需求仍存在差距。应针对护理专业的特点和对护士知识、技术和能力的要求，改革和发展高等护理教育，建立和完善包括岗前培训、毕业后教育、继续教育在内的终身教育体系，形成适合护理工作发展需求的人才培养模式。达到护理教育提供符合现代护理需要、有工作能力的队伍的主要目的。

（2）护理研究：护理科研的发展，关系到人类的健康和医学的进步，也关系到护理学科的发展水平。护理科研成果数量的多少、水平的高低，集中反映了科室护理人员的专业水平和学术水平。护理管理者应重视护理研究，按照护理科学技术自身发展的特点和规律，充分发挥人力、物力、财力、时间、信息资源，使其产生最大的效应，促进护理科研目标的实现。

（3）护理信息管理：面对信息时代的发展，传统的护理管理模式被现代的护理管理手段所取代，创立具有时代特征、能够满足现代护理需求的信息管理已成为管理的重要组成部分。未来护理信息管理的功能主要表现在：①计算机管理统一格式的护理文书信息，简化护理统计工作，使信息的成本降低；②及时全面地提供不同要求、不同程度的信息，以最快的分析及解释现象，进行正确的控制；③全面系统地保存、查询和处理信息，为护理管理决策及循证护理提供信息支持；④利用数字化方法和各种管理模型处理信息，预测未来，达到科学决策的目的。

综上所述，掌握特殊科室护理管理的基本原理和特征，探索其中的规律，对护理工作诸要素（人员、技术、设备、物资、信息、时间）等进行科学的计划、组织、控制、协调运行，使其达到最佳运转状态，为患者提供最优质的护理服务。新形势下特殊科室的护理管理必将会打破传统的管理模式，逐步走向系统化、标准化、规范化、法制化、科学化的轨道。

第二章　重症监护室护理管理

重症监护室（ICU）是一种集现代化医疗护理技术为一体的先进医疗护理组织形式，主要作用是应用现代化的仪器设备来监护患者，以便及时地发现潜在的危险，包括可危及生命的或可导致患者残疾的严重变化，但这些变化是医务人员用视、触、听等感觉不能觉察或来不及觉察到的。ICU 的这些特性决定了它必须要有自己的护理管理形式。

第一节　护理人员岗位职责

一、护士长岗位职责

1. 在护理部、科护士长的领导及科主任的指导下，是本科护理质量与安全管理和持续改进的第一责任人，负责本病房的护理行政管理和业务工作。

2. 根据护理部的工作计划，制定本病房具体护理计划。认真组织实施，按要求做好总结，推动护理工作的发展。做好护理人员的政治思想工作，关心她们的工作学习和生活，使其热爱护理专业，加强工作责任心，改善服务态度，为提高护理质量做出贡献。

3. 护士长每周排班一次，排班时注意护士职称、年资及能力搭配。特别注意各班护士力量搭配，可按需排班，原则上减少交接班环节。

4. 负责制定本科的学习计划和人才培养目标，每月组织一次业务讲座和护理查房。每季度组织一次理论考试和技术操作考核。

5. 负责检查护理质量，督促护理人员认真执行各项护理常规，严格执行各项规章制度和技术操作规程，密切观察病情，做好抢救准备，亲自参加危重患者的抢救及复杂的技术操作，做好传、帮、带工作。

6. 主持晨会交班及床头交接班，根据患者病情需要，合理调配护士工作。

7. 认真实施护理，督促检查护理计划的落实，做好心理护理，及时修改护理记录。

8. 不断地进行知识更新，指导护士将新技术、新业务应用于临床，提高护士的业务水平及临床护理水平。护士长定时随同科主任查房，参加会诊及大手术或新手术的术前讨论及疑难病例、死亡病例讨论。

9. 组织并参与危重症患者的抢救。

10. 定期检查仪器、急救物品、贵重药品，保证仪器性能良好、药品齐全并记录。

11. 定期检查各项表格记录，保证其完整性与准确性。

12. 定期检查各种消毒与灭菌物品并记录。

13. 负责护士继续教育的管理，制定各级护理人员培训计划，负责组织护理查房、护理会诊。

14. 组织本科护理科研工作，积极参加学术交流。

15. 积极听取医师及患者的意见，不断改进病房管理工作。

16. 负责科室临床教学工作的管理和实施。

17. ICU 护士长资质基本要求与能力

（1）由主管护师以上人员任护士长。

（2）经过 ICU 专业培训，并在 ICU 临床工作 5 年以上，具有较丰富的 ICU 专业护理知识，有一定的管理和教学能力，并经过护士长岗位培训。

（3）每天 24 小时、每周 7 天能够随时在病房从事 ICU 临床护理及管理工作，或是授权一名具有同样资格的主管护师承担上述工作。

（4）具有与各临床与医技科室间协调的能力，能参与检查、评价 ICU 护理质量管理的情况。

（5）对设置床位较多、工作量较大的 ICU 护理单元（如心脏大血管外科术后 ICU 等）可设科护士长进行管理，根据工作性质及数量分设日班与夜班护士长制，或是设副护士长，以确保医疗质量与患者安全。

18. 负责本病区护理人员的正常工作安排和特殊情况下人员的调整。要充分发动群众，克服困难完成任务。

19. 经常深入病房了解患者的思想情况，定期召开工休座谈会，虚心听取患者和家属的意见，以便改进工作。

20. 负责审核领取本病房的药品、仪器、设备、医疗器械、被服和病区一切用品。并指定专人保管、保养和定期检查，遇有损坏或意外应查明原因，并提出处理意见。

21. 建立护士长留言本和护士留言本，以便与护士沟通。

22. 督促检查卫生员做好病区的清洁卫生和消毒工作，并督促配餐员做好配餐工作。

二、副护士长岗位职责

1. 在护理部、科主任、护士长的领导下，参与本病室行政管理和护理工作。

2. 参加并指导各种危重患者的护理，督促护理人员严格执行各项规章制度和技术操作规程，有计划地检查医嘱执行情况，加强医护合作，严防差错事故。

3. 协助护士长进行护理质量控制。

4. 每天查对医嘱处理情况、护理人员执行情况。床边指导年轻护士护理工作。

5. 定期查对抢救车药品有效情况、毒麻药品应用情况，定期维护各种仪器设备。

6. 协助护理组长制定危重患者的护理重点。

7. 经常检查各项护理表格的记录情况，保证其完整性与准确性。经常检查各种消毒物品的消毒情况及医疗废物处理情况。

8. 协助护士长进行年轻护士培训工作。

三、组长岗位职责

1. 在护士长的领导下，带领本小组护理成员做好护理工作。

2. 与护士长共同进行护理质量控制检查，制定护理重点。

3. 对本组护理工作中存在问题及时发现、纠正，并向护士长汇报。

4. 每日根据患者病情及当班护士情况合理安排护士分工，确保护理质量。

5. 按时参加护理晨会及护士例会，并将有关事项传达到本组每位护士。

6. 根据工作量酌情安排本组护士临时休班。

7. 对新入科的护士及进修护士负责培训、指导并评估学习情况。

8. 安排本组学生带教人员并督促检查教学工作。

9. 组织协调本班内的抢救工作，并组织总结讨论。

四、院内感染监控护士岗位职责

1. 参与制定科室医院感染管理规章制度，负责本科室的消毒隔离，督促检查工作。

2. 负责本科室对医院感染管理条例的贯彻执行。

3. 协助医师填报医院感染病例和送检标本，整理每月及每季度的院感报表。

4. 负责本科室每月或每季度的细菌学监测工作，发现问题及时协助护士长查找原因并进行处理。

5. 负责本科室有关医院感染知识的宣传培训工作。

五、ICU 带教老师岗位职责

1. 协助护士长做好病房管理工作，重点负责科室临床护理教学工作的管理和实施。护士长不在时，能主动承担科室病房管理工作。

2. 负责制定和实施本科室内各类学生的实习计划、教学流程，并定期与科护士长或护理部主任联系。

3. 组织并参与具体的教学活动，如操作示范、小讲课、教学查房、学生的床边教学、病历讨论、出科理论操作考试、总结评价等。

4. 针对不同的学生，安排有带教资格的护士带教，检查教学计划落实情况，及时给予评价和反馈，不断总结教学经验，提高教学水平。

5. 关心学生的心理及专业发展，帮助他们尽快适应 ICU 环境，及时发现实习中的问题并给予反馈。

6. 负责病房带教护士的培训，与护士长一起定期对带教护士进行考核。

六、主任（副主任）护师岗位职责

1. 在护理部主任及科护士长领导下，指导本科护理技术、科研、教学工作。

2. 检查指导本科急、重、疑难患者的护理计划实施、护理会诊及抢救危重患者的护理。

3. 了解国内外护理发展动态，并根据本院具体条件努力引进先进技术，提高护理质量，发展护理学科。

4. 主持全院或本科护理大查房，指导下级护理人员的查房，不断提高护理业务水平。

5. 对院内护理差错、事故提出技术鉴定意见。

6. 组织主管护师、护师及进修护师的业务学习，拟定教学计划和内容，编写教材并负责讲课。

7. 带教护理学生实习，担任部分课程的教授并指导主管护师完成此项工作。

8. 负责组织全院或本科室护理学术讲座和护理病例讨论。

9. 制定本科室护理科研计划，并组织实施，通过科研实践，写出有较高水平的科研论文，不断总结护理工作经验。

10. 参与审定、评价护理论文和科研成果以及新业务、新技术成果。

11. 协助护理部做好主管护师、护师的晋升业务考核工作，承担对下级护理人员的培养。

七、主管护师岗位职责

1. 在科护士长、护士长领导下和本科主任护师指导下进行工作。

2. 负责督促检查本科各病房护理工作质量，发现问题及时解决，把好护理质量关。

3. 解决本科护理业务上的疑难问题，指导重危、疑难患者护理计划的制定及实施。

4. 负责指导本科各病房的护理查房和护理会诊，对护理业务给予具体指导。

5. 对本科各病房发生的护理差错、事故进行分析、鉴定，并提出防范措施。

6. 组织本科护师、护士进行业务培训，拟订培训计划，编写教材，负责讲课。

7. 组织护理专业学生的临床实习，负责讲课和评定成绩。

8. 制定本科护理科研和技术革新计划，并组织实施。指导全科护师、护士开展科研工作。

9. 协助本科护士长做好行政管理和队伍建设工作。

八、护师岗位职责

1. 在护士长领导下和本科主管护师指导下进行工作。

2. 参加病房的护理临床实践，指导护士正确执行医嘱及各项护理技术操作规程，发现问题及时解决。

3. 参与病房危重、疑难患者的护理工作及难度较大的护理技术操作。带领护士完成新业务、新技术的临床实践。

4. 协助护士长拟订病房护理工作计划，参与病房管理工作。

5. 参加本科主任护师、主管护师组织的护理查房、会诊和病例讨论。主持本病房的护理查房。

6. 协助护士长负责本病房进修护士的业务培训，制定学习计划，组织编写教材并讲课，对护士进行技术考核。

7. 参加护理系部分临床教学，带教护生临床实习。

8. 协助护士长制定本病房的科研、技术革新计划，提出科研课题，并组织实施。

9. 对病房出现的护理差错、事故进行分析，提出防范措施。

九、护士岗位职责

1. 在科主任、护士长的领导下进行护理工作。

2. 自觉遵守医院和科室的各项规章制度，严格执行各项护理制度和技术操作规程，准确及时地完成各项治疗、护理措施，严防护理差错和事故的发生。

3. 具备良好的职业道德和护士素质，贯彻"以患者为本"的服务理念，做好患者的基础护理和专科护理。

4. 护理工作中有预见性，积极采取各种措施，减少护理并发症的发生。

5. 参加主管患者的 ICU 医生查房，及时了解患者的治疗、护理重点。

6. 掌握常规监测手段，熟练使用各种仪器设备，密切观察病情变化并及时通知医师采取相应措施，护理记录详实、准确。

7. 抢救技术熟练，能够配合医师完成各项抢救。

8. 严格执行消毒隔离制度，防控医院感染的发生及扩散。

9. 做好病房仪器、设备、药品、医用材料的保管工作。

10. 及时了解患者的需求，经常征求患者的意见，不断改进护理工作。

11. 参与本科室护理教学和科研工作。

12. ICU 护士资质基本要求与技能

（1）符合 ICU 护士准入条件的注册护士。

（2）符合 ICU 护士技能条件的注册护士。

十、护理班岗位职责

1. 清点病房物品并签名。

2. 与夜班护士进行严格床头交接班。

3. 晨间护理，污染的床单应立即更换。

4. 完成所分管患者的各项护理常规及治疗，观察药物疗效，总结出入量，做好记录。

5. 密切观察及监测所分管患者的病情变化，并做好记录，发现异常及时通知分管医师。随时做好抢救准备工作。

6. 按时翻身、拍背、吸痰，做好患者呼吸道及皮肤护理，按时完成周期排队，并记录到危重患者护理单上。

7. 负责护送转科患者，做好转科、出院患者床单位及各种仪器、管道的消毒处理。

8. 做好待入院患者的床位、物品、心电监护及呼吸机的准备工作。

9. 保持所分管患者床单元清洁整齐，患者卧位舒适。定时更换引流管道及收集袋。

10. 督促助理护士保持患者的皮肤清洁。

11. 认真完成周期排队，做好呼吸机的维护与保养。

十一、总管班岗位职责

1. 消毒无菌物品，检查无菌物品有效期。

2. 核对前一天的血气分析，并检查收费。

3. 清点总管物品交接本，执行周期排队。

4. 检查抢救仪器的性能。

（1）简易呼吸器：清点、消毒、面罩充气、检测是否正常。污染者浸泡清洗干净。

（2）心电图机、电除颤仪：检查功能、充电并记录。检查所有仪器设备有无故障并签字。有故障的仪器登记故障原因并通知维修部门和护士长。

（3）抢救车：检查喉镜的性能，固定麻醉盘、气管插管、换能器、应急灯等。

5. 抢救车内备小儿简易呼吸器及面罩一套并清点。

6. 监测应用人工气道患者的气囊压力并记录。

7. 负责临时医嘱血气分析、痰培养、血培养、尿培养采集并检查收费。

8. 呼吸机消毒、管路安装、试机、包裹膜肺并签字。

9. 检查助理护士工作情况（体温单、口腔护理、会阴护理、皮肤情况）并签字。

10. 重点物品预订及接收物资。

11. 新患者入院须知宣教，与患者家属沟通，签订知情同意书。

十二、白班岗位职责

1. 清点抢救车药品、毒麻药品并签名。

2. 检查患者床头卡、饮食标识、腕带标识，保证准确无误。

3. 查对大夜班医嘱，打印催欠通知单并告知患者家属。

4. 及时准确处理医嘱，患者需转院或转科时，通知相关科室、患者家属，分管护士做好准备。办理患者出、入、转院及转科手续，出院患者未办手续时，护理病历应封存（专锁）。

5. 打印各类执行单并核对无误。

6. 正确配置肠内营养液，帮助治疗班配制药液。

7. 执行周计划，整理办公室卫生进行交班。

十三、夜班岗位职责

1. 提前 15 分钟清点毒麻药品、物品及抢救药品并签名。

2. 与当班责任护士进行严格床头交接班。

3. 按时完成所分管患者的各项护理常规及治疗。

4. 查对白班医嘱并签名，及时准确处理并执行本班的医嘱。

5. 观察患者病情及睡眠情况，加强翻身、拍背、吸痰，做好呼吸道及皮肤护理。配合医师做好危重患者抢救工作。认真书写护理记录单。

6. 按医嘱分类留取标本，记录各种引流量，总结 24 小时出入量，并记录在体温单上。

7. 更换各种引流袋并标记时间。

8. 整理床单元、治疗室、治疗车卫生。

9. 晨间交班时，组长书面交班。

十四、治疗班岗位职责

1. 清点治疗班固定药品并签名。

2. 配置冲管肝素盐水并签名。

3. 清点核对静脉配置中心及当日常规液体并发放液体。

4. 清点并固定用物（密闭式吸痰器、加温仪、人工鼻、雾化吸入器等）。固定气管插管车、静脉置管车物品并检查收费。

5. 及时正确执行医嘱并签名。药物过敏试验结果录入医嘱系统，阳性结果时，应在患者一览卡、床头牌、护理记录、病历记录中标识。

6. 无菌物品按时消毒，定位放置有序。

7. 及时清点并补充治疗橱及抢救车内药品，保持备用状态。

8. 整理治疗室、处置间的卫生，做好医疗废物处置。

9. 严格执行周计划。

十五、基护班岗位职责

1. 完成白班的口腔护理、皮肤护理、会阴护理、气管切开处换药、深静脉置管处换药。

2. 更换寸带，经口插管者更换牙垫。

3. 戴尿套患者按时更换尿套。

4. 上下班时整理好消毒桶物品并晾干。

十六、ICU 助理班岗位职责

1. 白班助理护士职责（8am～4pm）

（1）上午

1）更换所有氧气管道及氧气瓶。

2）更换吸痰水、气道湿化液，整理治疗盘，更换鼻饲空针。

3）更换胃管及污染的胶布。

4）更换、冲洗用于测量中心静脉压、有创血压管道及肝素盐水，给予患者膀胱冲洗、肢体功能锻炼。

5）协助患者翻身，清洁床单元。

6）处理转科、出院患者床单元及更换床单。

（2）中午：送化验及拿药，协助患者进午餐。协助翻身，处理患者卫生。

（3）下午

1）消毒呼吸机注水口及更换湿化水。

2）膀胱冲洗，肢体功能锻炼。

3）清点污染的治疗碗、弯盘，交给总管。

4）处理转科、出院患者床单元及更换床单。

5）协助患者翻身，处理尿便。

2. 中班助理护士职责（4pm～10pm）

（1）协助患者进晚餐。

（2）卫生处置（刮胡子、剪指甲）。

（3）温水擦浴并在特护单上记录。

（4）画体温单，贴化验单。

（5）口腔护理或口腔冲洗。

（6）清点污染的治疗碗、弯盘，交给下一班。

（7）送化验及取药。

3. 夜班助理护士职责（10pm～8am）

（1）画体温。

（2）协助患者翻身，处理尿便。

（3）口腔护理或口腔冲洗，会阴擦洗。

（4）清点污染的治疗碗、弯盘，交给总管。

（5）温水擦浴并在特护单上记录。

（6）画体温、送化验及取药。

（7）协助患者进早餐。

十七、护理员岗位职责

1. 打热水（上班后、下班前共2次）。

2. 倾倒、清洗吸痰瓶（上班后、下班前共2次）。

3. 倾倒垃圾，应用含氯消毒液250mg/L擦拭生活区、工作区，每天2次。

4. 擦拭消毒床单元、仪器（含氯消毒液250mg/L），做到一人一桌一抹布。

5. 每天更换吸痰连接管处头皮针，更换锐器盒。

6. 接收并清点患者饮食及物品。

7. 应用含氯消毒液250mg/L浸泡消毒拖鞋30分钟，冲洗晾干备用（上班后、下班前共2次）。

8. 清点污染被服，接收清洁被服。

9. 转出患者终末消毒（含氯消毒液250mg/L），整理仪器导线。

10. 清理用过的空针、输液器、空输液瓶等垃圾（上班后、下班前共2次）。

第二节 环 境 管 理

一、病室治疗环境的管理

病室环境对增进医疗效果，帮助患者适应角色具有不可忽视的作用，其管理的重点有以下一些方面：

1. 整洁 整洁主要指病室的空间环境及各类陈设规格统一、布局整齐，各种设备和用物设置合理，清洁卫生。以达到避免污垢积存，防止细菌扩散，给患者以清新、舒适、美感的目的。保持环境整洁的措施：①物有定位，用后归位，养成随时随地注意清理环境，保持整洁的习惯；②病室内墙壁定期除尘，地面及所有物品用湿式清扫法；③及时清除治疗护理后的废弃物及患者的排泄物；④非患者必需的生活用品及非医疗护理必需用物不得带入病室。

2. 安静 清静的环境能减轻患者的烦躁不安，使之安宁地充分休息和睡眠，同时也是患者（尤其是重症患者）康复、医护人员能够专注有序地投入工作的重要保证。①根据国际噪声标准规定，白天病区的噪声不超过38dB；②控制噪声：医护人员应做到走路轻、说话轻、操作轻、关门轻；③易发出响声的椅脚应钉橡胶垫，推车的轮轴、门窗交合链应定期滴注润滑油；④积极开展保持环境安静的教育和管理。

3. 舒适 主要指患者能置身于恬静、温湿适宜、空气清新、阳光充足、用物清洁、生活方便的环境中，才能有安宁、惬意、舒畅的心情。

（1）温度、湿度：病室适宜的温度一般冬季为 18～22℃，夏季 19～24℃。病室温度过高神经系统易受抑制，影响人体散热；室温过低使机体肌肉紧张，冷气袭人导致患者在接受诊疗护理时受寒。相对湿度以50%～60%为宜。湿度过高，有利于细菌繁殖，且机体散热慢，患者感到湿闷不适；湿度过低，则空气干燥，人体水分蒸发快，热能散发易致呼吸道黏膜干燥，口干咽痛影响气管切开或呼吸道感染者康复。因此，应根据季节和条件因地制宜地采用开窗通风、地面洒水、空气调节器等措施，调节室内温湿度，使患者感到心情愉悦，安之若然。

（2）通风：病室空气流通可以调节室内温湿度，增加空气中的含氧量，降低二氧化碳浓度和微生物的密度，避免产生烦闷、倦怠、头晕、食欲不振等症状，有利于病体康复。合理的做法是：根据气候变化情况定时开窗通风，冬季一般每次通风 30 分钟左右；病室应为无烟区；及时清除污物及不良气味。

（3）阳光：阳光充足，不仅能保护患者的视力，增加患者活力，且可利用阳光中的紫外线，发挥其杀菌作用，净化室内空气；适当的"阳光浴"还可以增进患者的体质，尤其是冬季的阳光，使患者感觉温暖舒适，激发情趣。但必须注意，阳光不宜直射眼，以免引起目眩；中午宜用窗帘遮挡阳光，不影响患者午休；室内的人工光源，既要保证夜间的工作、生活照明，又不可影响患者睡眠。

4. 美观 病区美化包括环境美和生活美两方面的内容。

（1）环境美：温冷色，能给人以沉静、富有生气的感受。神志清醒者可在其目光所及处摆放喜欢的卡通、玩具宠物或至亲者的照片等，以激发患者对生活的爱及信心，调动起一切有利因素，增强机体免疫力，战胜疾病。

（2）生活美：主要指患者休养生活涉及的各个侧面，如护理工具、餐具等生活用品的美观适用，护士的心灵、语言、行为美，患者、医护人员的服饰美，医疗护理技术操作艺术设计美等等。所有这些都按审美规律来操作，就能激励患者热爱生活，调适护患心理距离，满足患者的精神心理需要。

二、病室人际环境的管理

医院是社会的组成部分，病室医护人员与患者以及他们的亲属之间，医师与护士之间，由于工作的需要，构成了一个特殊的社会人际环境，在这个特定的人际环境中，护士所施行的护理管理工作，无不与人际交往发生密切联系。因此，做好科室人际环境的管理工作，对于贯彻医院的管理制度，维持病区的正常秩序，改善医患关系，促进各项工作的有效运行，具有积极的示范、协调和推动作用。病室人际关系的重点是医护关系和护患关系。

1. 处理好医护关系　医疗护理工作是医院工作中两个相对独立的系统，服务对象虽都是患者，但工作侧重点不同。因此，协调的医护关系是取得优良医护质量的重要因素之一。理想的医护关系模式应是交流-协作-互补型，即：①有关患者的信息应及时互相交流；②医护双方对工作采取配合、支持、协作态势，尤其在患者病情突变或需急救时，能应急处理日常工作，注意满足彼此的角色期待；③切实按医护双方道德关系，即尊重、信任、协作、谅解、制约、监督的原则处事。

2. 处理好护患关系　良好的护患关系取决于护理工作者的正确医学观和道德观。护士必须做到：①把患者视为社会的、不同心理与感情的人，而患者的心理状态又直接影响患者的治疗护理效果。因此，应尊重、理解患者，视护患双方的地位平等，重视患者的主诉，关心、满足患者对护理的需求。切实履行告知义务，适时、适度地解答患者的疑虑；②充分发挥患者的主观能动性，一切治疗护理活动均应取得患者及其家属的理解；③以疏导、示范的方式帮助患者适应病区环境，积极配合治疗，遵守有关管理规定和制度。

3. 尊重和维护患者的权利　患者享有的权利：①平等治疗权；②知情同意权；③获得诊疗信息的权利；④要求保密的权利；⑤因病免除一定社会责任和义务的权利。同时，患者有积极配合医疗、护理及遵守住院规则的义务。护士应成为患者权利的忠实维护者，还要通过积极宣传和指导，使之承担患者应尽的义务。

4. 加强探视制度的管理　患者亲友对患者的探视或陪伴，是对患者感情支持所必需的。但应遵守有关制度，ICU 患者病情危重，抵抗力低下，原则上取消陪伴，如因病情需要与家属商谈，必须保证很快取得联系，患者家属可留下电话、地址或在病室外等候。为满足患者对亲情的需求，每天可安排10~20分钟探视时间。

第三节　管理制度

一、护理人员工作制度

1. 坚守岗位，严格履行岗位职责，有严肃认真的工作态度。

2. 保持室内清洁整齐，做到物归原处。

3. 仪器及物品不能随便外借，必须经护士长和主任同意。

4. 不能会客、大声喧哗、闲谈、打私人电话，保持病室安静。

5. 严格执行查对制度，除抢救外不执行口头医嘱。

6. 工作有条不紊，分轻重缓急。

7. 严格执行保护性医疗制度。

8. 患者转入后要耐心解释各项检测的目的、治疗、监测的必要性。

9. 转出时要说明目的及注意事项，护送患者转回相关科室。

二、护理人员准入制度

1. 护士准入条件（新上岗）

（1）具有护士执业资格。

（2）有2年以上的临床护理实践经验，熟练掌握专科疾病的护理常规。

（3）通过3个月以上的危重症护理在职培训。

（4）经考核合格方可从事ICU临床护理。

2. 护士独立工作准入资格

（1）实行一对一带教，直至其能独立完成危重症患者的护理工作。

（2）带教期间在带教老师指导下进行各项护理操作。

（3）带教期间，每月由护士长和临床教师对其进行ICU临床技能考核。

（4）带教期结束后，能熟练掌握ICU各种规章制度、规程、岗位职责，并通过严格的理论及技能考核合格后方可独立工作。

三、新入科护士培训制度

1. 科室要制定详细的新毕业护士培训计划，新护士要尽快熟悉工作环境和各种规章制度，积极参加科内组织的各项活动。

2. 专人带教，新护士要留有学习笔记，制定个人工作学习计划。对新毕业护士工作，护士长、小组长应分层次把关。

3. 根据培训计划要求，分阶段对新护士进行考核，常规3个月、半年、1年进行一次。尤其是前3个月，培训工作要细化，有布置、有落实、有检查、有总结，使新护士工作奠定良好的基础。

4. 护士长定期与新毕业护士谈话，了解需求，提出合理化建议，多采用激励机制，使新毕业护士不断进步。

四、进修护士管理制度

1. 进修来院护士必须持有护士执业证书，必须经过医院教育管理处审批同意办理正常进修手续。

2. 进修学习的科室、项目、内容，必须以进修申请表填写内容为准，不得随意更改要求。

3. 进修期间应自觉遵守所在科室、部门规章制度和操作规程等，服从护理部和护士长安排，在带教老师指导下完成科室相应岗位的工作。

4. 为保证进修期间培训质量，护理部必须提供进修手册，进修者按进修计划，在护士长指导帮助下，完成进修项目，并认真填写进修手册，及时做好出科小结交护士长评定。

5. 进修时间一般不少于3个月，特殊情况可6个月，但不能经常请假、缺席，自行要求提前结束时，必须与进修单位协商，取得同意。为此不能如期完成进修计划应由本人承担，并不予作进修鉴定。

6. 适时、适宜安排进修人员参加本院各项业务活动、教学查房及科室新技术、新业务观摩学习。

7. 进修科室应根据进修要求制定切实可行的进修计划，指导专人带教，定期进行小讲课、示教等辅导。

8. 护理部总带教负责人应经常深入科室，掌握进修护士学习情况，定期评估进修质量，确保学习实效。

五、实习护生管理制度

1. 实习期间，严格遵守医院各项规章制度，服从医院的管理。

2. 服从带教老师安排，不私自换班，尊重老师，团结协作，及时完成老师交给的任务。树立良好的医德、医风，对患者有高度的同情心和责任心，全心全意为患者服务。

3. 严格遵守医院劳动纪律，上班不迟到、不早退，工作时间不串岗、不闲谈、不打私人电话，不阅读与专业无关的书籍，因病或因事不能上班者，必须按规定办理请假手续。病假者需经医师证明开具病假单，并将病假单交带教老师或护士长，护理部同意后方能离开。

4. 仪表端庄，服装、鞋帽、口罩整齐清洁。必须佩戴胸卡，如胸卡遗失应及时补上。上班时间不能佩戴耳环、戒指等饰品，不留长指甲，不涂指甲油，不浓妆艳抹。

5. 实习期间，贯彻理论联系实际的原则和实事求是的科学态度，严格遵守各项操作规程，培养认真踏实、虚心好学、一丝不苟的工作作风，加强基本功训练，熟练做好基础护理工作和各项专科护理。

6. 工作中忠诚老实，严肃认真，避免差错，杜绝事故，一旦发生护理缺陷、事故，应及时向科室护士长及带教老师汇报。

7. 爱护公物，厉行节约。

8. 认真填写各科实习手册，并在出科前及时将实习手册交给带教老师。

六、护士紧急替代制度

1. 科内备好护理人员联络网，每名护士休息期间做好随时备班准备。

2. 科内护理人员因疾病等原因须休假时，应提前与护士长联系，以便进行班次调整。

3. 如遇重大抢救，护理人员需求超出科内人员安排范围时，应立即上报护理部并请求人员支援。

4. 护理部及科内应有紧急人员替代预案。

七、查对制度

1. 查对基本原则　严格执行查对制度，三查八对一注意及五不执行。

（1）三查：操作前、操作中、操作后。

（2）八对：床号、姓名、药名、浓度、剂量、方法、时间、有效期。

（3）一注意：注意用药后的不良反应。

（4）五不执行：口头医嘱不执行（除抢救外）、用药时间剂量不准确不执行、医嘱不全不执行、医嘱不清楚不执行、自备药无医嘱不执行。

2. 护理查对制度

（1）所有 ICU 患者均佩戴手腕牌作为识别标志，并建立完善的识别和交接记录。"腕带"填入的识别信息必须经两人核对并亲视佩戴，若损坏更新时同样需要经两人核对。

（2）用药严格执行三查八对制度。查对药品质量，注意配伍禁忌，询问患者有无过敏史（如患者提出疑问应及时查清方可执行）。

（3）医嘱需两人核对后方可执行，记录执行时间并签名（若有疑问必须问清后方可执行）。

（4）认真查对医嘱，规范本科室医嘱查对时间及人员要求。

（5）抢救患者时，医师下达口头医嘱，执行者需复述一遍，由两人核对无误后方可执行，并暂保留用过的空安瓿，以便查对。

3. 医嘱查对制度

（1）开医嘱、处方或进行治疗时，应查对患者姓名、性别、床号、住院号。

（2）医嘱做到班班查对，建立医嘱查对登记本，每日查对登记，转抄医嘱者与查对者都必须签名。

（3）临时医嘱记录执行时间并签名，对有疑问的医嘱必须问清楚方可执行。

（4）抢救危重患者时，医师下达口头医嘱，执行者须复述一遍无误后才执行。保留用过的空安瓿，必须经过两人核对无误后方可弃去。

（5）整理医嘱单后，必须经第二人查对。

（6）护士长每周查对医嘱 1~2 次。

4. 输血查对制度

（1）医师下达医嘱后，认真核对姓名、床号、化验单。

（2）采集血样前，两人再次核对姓名、床号、年龄、性别、病案号、血型。

（3）采集血样时，如同时采集两人或两个以上人的血样，应分别分次采集。

（4）将血样及输血申请单同时送至血库并与对方逐项核对，并做好登记。

（5）去血库取血与发血者共同核对，内容为：①交叉配血试验单：受血者姓名、科别、血型、血液成分、有无凝集反应、病案号；②检查血袋标签：血袋号、血型、血液有效期、储血号；③检查血袋有无破裂或渗漏、血袋内血液有无溶血或凝块，核对无误后双方在交叉配血试验单上签字。

（6）输血前由两人核对无误后再执行：①受血者姓名、床号、血型、血液成分、有无凝集反应、病案号、血袋号、血型、血液有效期、储血号；②再次检查血袋有无破裂渗漏、血液有无凝集或溶血；③输血前后用生理盐水冲洗，输两袋血之间应用生理盐水冲洗。

5. 服药、注射、处置查对制度

（1）服药、注射、处置前必须严格执行"三查八对"制度。

（2）备药前要检查药品质量。水剂、片剂注意有无变质，安瓿、针剂有无裂痕，液体瓶口有无松动，有效期和批号不符合要求或标签不清者，不得使用。

（3）摆药后必须经第二人核对后方可执行。

（4）易致过敏药物给药前要询问有无过敏史，有过敏者应在床头做明显标记。使用毒麻、精神药物时，要反复核对，用后保留安瓿，以备检查。给多种药物时，要注意配伍禁忌。

（5）发药、注射时，患者如提出疑问，应及时查对，无误后方可执行。

（6）晨间输液需经两人以上查对，输液时再查对一遍后方可执行。输液执行单放在患者床尾，更换液体时要注明更换药物名称、时间、执行者，并签全名。

6. 饮食查对制度

（1）每日查对医嘱后，按饮食单核对患者床前饮食卡，核对床号、姓名及饮食种类。

（2）发饮食前查对饮食单与饮食种类是否相符。

（3）患者饮食前，在患者床前再查对一次。

7. 病历查对制度

（1）责任护士查对当班执行的所有医嘱，执行后在护理执行单上打"√"并签名，需下一班执行的医嘱用红笔标示并交班。

（2）对转科患者，白班负责查对医嘱单、体温单、特护记录单等，查对无误后方可转出。

（3）对出院、死亡患者，白班负责将病历排序，全面查对体温单、医嘱单、特护单，病历有缺项者及时通知相关医师。

（4）患者出院或转科前，白班将病历再查对一次，全部整理好后转出。

八、交接班制度

1. 交接班基本要求

（1）每班必须按时交接班，在接班者未接清楚之前，交班者不得离开岗位。

（2）严格床旁交接班，交班中发现疑问，应立即查证。

（3）交班内容及要求：交班内容突出患者病情变化、诊疗护理措施执行情况、管路及皮肤状况等。

（4）以下五种情况不交接：本班工作未完成不交接；患者、床单元、治疗车、床尾桌不整洁不交接；危重患者未及时处置不交接；物品未点清不交接；患者尿便未处置不交接。

（5）特殊情况（如仪器故障等）需当面交接清楚。

（6）晨会时护士长可安排讲评、提问及讲课，布置当日工作重点及应注意改进的问题，一般不超过15分钟。

2. 病房内交接班制度

（1）护理班认真床头交接班，特殊需要观察的内容和需采取的护理措施要书面交接（写在特护单或交接本上）。

（2）护理组长进行书面交班。

（3）交班过程中如有疑问必须查对清楚后交班者方可离去，交接班时发现问题由交班者负责，接班后发现的问题由接班者负责。

（4）交班过程中要求做到"二轻"，即说话轻、操作轻。保持床单元清洁整齐，治疗车、床尾车清洁干净，保持病区安静，全部患者均交完班后，交班人员方可离开。

（5）总管班、治疗班清点并补足各种物品及液体，以备夜间急用，并交接班。

（6）外借药品，要在登记本上登记，白班要认真查对，所借药品、物品及时归还。

3. 与手术室手术患者的交接制度

（1）根据约床信息准备好床单位及相关仪器。

（2）根据病情需要，先接好呼吸机、监护仪（心电、血压、血氧饱和度），检查引流管并妥善固定，从头到足细致检查患者皮肤。

（3）向麻醉师及手术医师了解术中情况及患者术后护理注意事项（如体位、引流管、病情观察等）。

（4）同手术室护士交接内容，包括患者用物交接（患者衣服、药品、血袋等）、病情交接、输注液体交接、各类管路识别交接（如动脉置管、中心静脉置管、留置针、各类引流管等）、患者皮肤交接，详细规定患者的识别和交接措施。并请手术室护士填写交接本并签字。

（5）遇有义齿或其他贵重的私人物品，及时交给患者家属并签字为证。

（6）安置好患者，记录特护记录单，处理临时医嘱，并随时观察患者病情变化。

4. 接急症入院或病房内转入患者交接制度

（1）平稳搬运患者至病床上，立即接心电监护仪或呼吸机等，心跳、呼吸骤停者立即组织抢救。

（2）认真检查患者皮肤，向交班人员或家属询问病情，与急诊科或病房护士交接液体、物品等，请交班人员填写"ICU 患者交接登记本"并签名。

（3）安置好患者，贵重物品交给家属或陪护人员并在交班本上签字，记录特护记录单，处理临时医嘱，随时观察病情变化。

5. 转出患者交接制度

（1）医师下达转科医嘱后，通知相关科室转出患者的姓名、大约转出时间、是否备微量泵等，并通知家属等候。

（2）整理患者，查看交接登记本，携带好患者的物品及病历护送患者到病房，根据病情携带氧气枕或便携监护仪。

（3）将患者主要的病情变化和相关治疗、物品与病房护士交接清楚。

（4）将患者的私人物品交给其家属，向患者表示问候后离开。

（5）病历交到病房主管班护士手中，清点好平车上物品返回 ICU 病房。

九、抢救制度

1. 抢救制度

（1）抢救基本原则：立即进行抢救，从维持患者生命的角度来考虑具体处理措施，估计病情可能要发生突然变化的要先做好准备。

（2）抢救时做好组织工作，合理安排人力，做到忙而不乱。护理人员各司其职，密切配合，应维持气管插管、胃管、静脉输液管路通畅，防止脱出，密切监测生命体征，保证抢救药物的及时应用。

（3）由分管护士记录抢救有关资料，如患者心跳、呼吸停止时间，复苏过程，记录要详细，时间具体到分钟。

（4）一人机动，以便随时提供必要的人力、物力支持。

（5）安排好其他患者的监护，防止意外情况的发生。

（6）抢救车做到"五定"（定位置、定品种、定数量、定专人管理、定期检查补充），每班认真检查登记，使用后及时补充药品、物品，处于备用状态。

（7）抢救完毕护理记录单上要记录参加抢救人员，提醒医师及时补齐医嘱，与特护单核对无误后签名。

（8）抢救过程中在保证抢救过程不间断的情况下，主管医师要随时通知患者家属，遇重大抢救或重要患者抢救要及时向上级领导汇报。

2．抢救物品管理制度

（1）抢救物品有固定的存放地点，定期清点并登记。

（2）抢救用品应保持随时备用状态，定期进行必要的维护检查并有记录。

（3）抢救用品使用后应及时清洁、清点、补充、检测、消毒，处理完毕后放回固定存放处。

（4）抢救用品出现问题及时送检维修，及时领取。

（5）进行维护检查时、检查后或消毒时有明显的标识。

（6）严格规范管理毒、麻、剧毒药品，对高危药品应单独存放、标识明确，使用的剂量及途径要规范。

3．抢救车管理制度

（1）由专职人员负责抢救车管理。

（2）每日清点药品及物品的数量、质量、性质，并做好记录。

（3）每月检查药品的质量、规格、批号及有效期。

（4）每日检查抢救车急救设备的性能，保持性能良好，使之处于备用状态。

（5）抢救车保持清洁整齐，药品一目了然，放置合理，便于使用。

（6）药品及设备出现短缺或不合格时应及时维修更换，及时补足。

（7）抢救物品登记本与实物必须相对应，不应有缺项、多项。

（8）每日用250mg/L含氯消毒剂清洁抢救车内外，如有特殊患者或疫情发生时浓度升为500mg/L。

（9）抢救过程中如有质疑情况发生，应保留用药后的空瓶以便提供抢救的客观依据。

（10）护士长定期抽查抢救车内的物品准备情况，发生问题及时解决。

（11）抢救药品及用物，因抢救患者消耗后，应及时清点补充，使其处于备用状态。

（12）不得挪用抢救车上的药品及器材。

十、仪器管理制度

1．所有仪器应分类妥善放置，专人管理，正确使用。

2. 保证各种仪器能正常使用，定期检查、清点、保养，发现问题及时修理。

3. 保持各种仪器设备清洁，备用设备必须处于消毒后状态，有备用标识。

4. 仪器设备原则上不得随意外借，遇有特殊情况由医疗行政部门协调调配。

5. 科内应定期对员工进行仪器应用培训，包括消毒操作与流程、常见故障排除方法等，做到熟练掌握。

6. 医院设备科对 ICU 抢救主要仪器应及时维修、定期检测并有相关记录。

十一、患者告知制度

1. 告知制度

（1）主管医师及护士应将自己的姓名主动告知患者。

（2）特殊诊断方法、治疗措施，均应告知患者及家属。未经患者和（或）家属的理解和同意，医务人员不得私自进行相关特殊诊治。

（3）有关诊断、治疗措施可能出现的问题，如药物不良反应，可能发生的意外、合并症及预后等，应向患者及家属做出通俗易懂的解释。

（4）从医疗角度不宜相告或当时尚未明确诊断的，应向其家属解释。

2. 应用保护性约束告知制度

（1）根据病情对患者实施保护性约束，如给予有创通气及各类插管、引流管，有精神、神志障碍和治疗不配合者等情况。

（2）通知家属，说明目的和必要性，取得家属的理解和配合。

（3）对清醒患者需实施保护性约束时，应向患者讲清保护性约束的必要性，取得患者的配合。

（4）对昏迷或精神障碍患者，先向家属讲清必要性，取得家属的理解和配合后实施强制性约束，以保证患者的医疗安全。

（5）注意做好约束处皮肤的护理，防止不必要的损伤。

（6）对昏迷或精神障碍患者，若家属不同意保护性约束则需要签字注明，由此发生的意外后果家属自负。

3. 压疮评估报告制度

（1）借助评分量表对 ICU 内危重患者进行评估，评分≤16 分时有发生压疮的高度危险，护士长填写压疮高危上报表在 24 小时内上报护理部，并采取积极的预防措施。压疮危险因素评分表每周评价 1 次，评估患者的皮肤转归情况，根据患者最新的压疮危险因素评分修改压疮预防措施，再次进一步落实。

（2）发现皮肤压疮，无论是院内发生还是院外带来，均要及时登记，24小时内报护理部，报表填写要详细，措施要有针对性。

（3）密切观察患者病情变化，准确记录皮肤相关情况，并及时与患者家属沟通。

（4）当患者转科时，要详细进行皮肤交接，并将科室评估表带至所转科室。

（5）患者出院或死亡时，评估表随病历送病案室，出院患者有压疮者要与家属交接皮肤，交代注意事项并请家属在护理记录单上签字。

十二、陪护与探视管理制度

1. 陪护管理制度

（1）ICU 的患者均要求留一名家属在等候室等候，无关人员不允许在等候室停留，家属有事要离开时应与护士长或监护护士联系并留联系电话。

（2）等候室床位安排与病房内床位一对一入住。

（3）家属在等候室期间，应服从医院管理，爱护公共设施，每床留一人陪护，以便患者临时有事时医护人员能随时与家属联系。

（4）等候室内不允许使用酒精炉、电饭锅等，家属应自觉遵守并相互监督。

（5）家属在等候室期间，应保管好个人贵重物品，以免丢失。

2. 探视管理制度

（1）为保证危重患者的安全，防止院内感染的发生，ICU 患者禁止陪护，除规定时间外，谢绝探视。

（2）探视时间每周二、四、六下午 14：00 ~ 14：30，其他时间一律谢绝探视。

（3）住院患者每次允许两位家属或亲友探视，入室要洗手、换鞋或穿鞋套、穿隔离衣，其余探视者在室外等候替换。

（4）探视期间不能触摸患者的伤口、各种管道及仪器。

（5）未经允许不能给患者送任何食物。

（6）保持病房清洁及安静，室内禁止吸烟。

（7）在室内不能使用手机，以免干扰仪器正常运行。

（8）危重患者在抢救期间，未经医师允许不得探视患者，以免影响抢救。

十三、患者转运制度

1. 对患者的初始评估制度　应该对所有进入 ICU 患者的病情迅速进行系统准确的评价，据此制定诊治原则。

（1）一般观察

1）根据心肺复苏 CAB 原则迅速确认循环状态气道是否通畅和判断通气。

2）确认所有的监测导联线、静脉管道、胸管、尿管是否通畅并正常工作。

3）确认 ICU 所有的监护仪已校对并正确连接。

（2）呼吸系统

1）确认呼吸机已连接并调整。

2）检查气管插管的位置和气囊容量。

3）接呼吸机前手控呼吸时，听诊双肺呼吸音质量及气流分布。

4）确认胸腔引流管开放并引流。

5）如在 ICU 开始机械通气，初始吸入氧浓度为 60%～100%，以后根据动脉血气分析和胸部 X 线片结果进行调整。

6）如有呼气末二氧化碳监测，观察波形以确认气管插管的位置和有无气道梗阻。

7）经皮脉搏氧饱和度评价动脉血氧合情况。

（3）循环系统

1）检查心率和心律：心电图监测有无心肌缺血和（或）心律失常。检查起搏器的功能。

2）评价体循环：比较动脉血压和袖带血压结果。检查周围脉搏、皮肤颜色、体温和尿量，测定中心静脉压、肺动脉压和肺动脉楔压（如有漂浮导管）。热稀释法测定心排出量，计算心脏指数、体循环阻力和肺循环阻力（如有漂浮导管）。

（4）检查术后出血情况：注意伤口有无渗血、引流管及胸管的引流量。

（5）中枢神经系统：观察患者意识状态，瞳孔大小、对光反射及四肢活动变化。

（6）泌尿系统

1）日尿量与单位时间尿量。

2）注意尿的性质（尿浓缩、血红蛋白尿或血尿）。

3）必要时叩诊膀胱有无尿潴留并留置尿管。

（7）胃肠系统：胃管的通畅和位置，胃管引流有无血性液体。

（8）皮肤：受压部位有无皮肤损害。

（9）体温

1）测定中心体温和外周体温。

2）如直肠温度低于35℃，用加热灯或复温毯复温。

3）注意有无寒战并给予治疗。

（10）完成 APACHE Ⅱ 评分或 Glasgow 昏迷评分（因中枢神经系统疾病而昏迷的患者）。

2. 患者转科（院）制度

（1）患者需要转回原临床专业科（院）继续治疗原发病时，由医师向家属交代患者病情及途中风险，取得家属同意并签字后，方可进行转科（院）事宜。

（2）根据转科医嘱，进行转移前患者评估及各项护理准备，并通知接收科室的主班护士。

1）检查患者护理记录齐全，记录内容完整。

2）检查患者的个人卫生，转出时患者面部、手足、会阴、皮肤是否清洁，有无压疮。

3）检查各种管道应清洁通畅，固定合理、牢固，引流袋应清洁。注明插管/换管日期、时间，伤口敷料保持干燥清洁。

4）检查静脉穿刺部位，保持输液通畅，所用药物标识清楚。

5）备妥病历记录、各种检查胶片、有关药品和患者的物品，准备移交。

6）向接收科室护士介绍患者的情况，姓名、诊断、主要治疗、皮肤及各种管道情况。

（3）根据患者病情危重程度，安排医师护师陪同。

（4）转科（院）途中备好必要的抢救药物及用物。认真观察患者病情变化，保证各种管路通畅。

（5）到达新科室（院）后，认真与该科（院）的主管医师、护士进行床旁交接班，由交、接双方填写交接记录。

3. ICU 患者检查和治疗转运制度　为保障转运途中及检查治疗过程中的安全，特制定如下转运制度，转运原则，确认转运的必要性，转运前充分的评价，并做好必要的准备（人力、物力），确保患者安全。

（1）转运前评估及知情同意

1）危重患者转运必需确认是必需和必要的，并由上级医师对转运前患者的生命体征及转运的可行性做出评估和批准。

2）应该充分向患者或家属说明检查或治疗的必要性及转运风险，征得患者或家属的同意，使用正规的知情同意书，由患者或家属签字认可。

（2）转运前协调与沟通：转运前必须协调好相关部门，包括目的地科室相应人员、途经各关口（电梯、门卫、急救车等）。

（3）转运时人员要求：根据患者的危重程度，协调组织必要的医护人员，要求至少是熟练掌握 ICU 技能的医师或护士。

（4）转运设备及药物准备

1）设备需要：①生命支持设备：简易呼吸器，必要时应用便携呼吸机，状况良好的氧气瓶，连接用管路，手动或脚动吸痰器；②便携式监测仪：至少具有 SpO_2 及心率监测功能。

2）药物需要：①常用复苏药物，如肾上腺素、阿托品等；②常用镇痛及镇静药物，如吗啡、地西泮等。

（5）临转运前再次评估患者及调整相应物品，防止窒息、缺氧、脱管等意外。

1）评估是否需要人工气道，若已经存在，检查其固定是否可靠，并保证通畅。

2）患者生命体征维持相对稳定。

3）需保证有畅通的静脉通路（两条或两条以上）。

4）患者身体其他管路及引流装置保证固定牢固，如胃管、腹盆腔引流管等。

（6）转运时注意事项

1）密切监测 ICU 患者各项生命指征。

2）保证生命支持设备工作稳定（患者生命体征稳定）。

3）保证各种附属管路固定可靠（以防脱落）。

4）防止患者发生意外损伤。

十四、意外事件上报制度

1. 科室患者发生意外情况，如坠床、跌倒、气管插管脱出或其他各种引流管脱出等，当班护士立即报告小组长及值班医师，针对当时的情况进行抢救或紧急处理，防止出现严重后果。

2. 情况严重立即报告护士长及科主任，做好抢救工作。

3. 当班护士做好记录。

4. 及时填报患者发生意外上报表，逐级上报。

5. 当事人及科室认真总结经验教训，引以为戒。

第四节　病房护理管理

一、ICU 的护理管理原则

1. 病室有较完善的管理制度及规程，各项治疗、监测和护理措施应遵循及时、连续的原则。

2. 护士不能离开患者，这是密切观察患者病情变化最基本的保证。

3. 所有患者均为特级护理，护理记录须有护士签名，护理工作要责任到人。

4. 急救设备和措施应常备。抢救用物要有专人负责，每天检查，有备无患。急救物品及设备放置的位置要固定，使用后要物归原处。

5. 各监测参数必须定时观察、记录、储存、分析、综合和判断，以便对患者的病情变化做出迅速的反应和处理。

6. 报警信号就是呼救。

7. 医师、护士要责任明确，更要密切配合。

8. 全科护理人员均有方便快捷的通讯联系方式以应对紧急情况。

9. 严格执行医嘱制度、治疗用药核对制度、抢救工作制度，采取有效措施防止护理差错事故的发生。

10. 严格执行无菌操作原则和消毒隔离制度，以减少污染和降低感染率。

二、ICU 护理管理制度

1. ICU 护理人员在科主任领导下，由护士长负责管理，主管病房医师给予协助。

2. ICU 护理人员严格遵守各项规章制度及执行各项医疗护理操作常规。

3. ICU 护士对患者实行 24 小时连续动态监测并详细记录生命体征及病情变化。急救护理措施应准确及时。

4. 各种医疗护理文件书写规范，记录完整、整洁。

5. 危重症患者护理措施到位，杜绝差错、隐患，确保患者安全。

6. 做好病房的消毒隔离及清洁卫生工作，防止院内交叉感染。

7. ICU 仪器、设备应指定专人负责管理、定期保养，使之处于完好备用状态。

8. ICU 物品定位、定量、定人保管，未经护士长允许不得外借或移出 ICU。

9. ICU 护理人员衣着统一规范，严格控制非本室人员的出入。

10. 及时向家属提供确切病情，并给予他们支持和安慰，创造条件鼓励他们亲近患者。

第五节　护理质量标准管理

一、病区管理质量

包括护士管理、病区环境管理、物品的管理、护理安全管理。

1. 护士管理

（1）排班按要求，坚守岗位。

（2）护士仪表、行为符合要求，态度热情，礼貌待人。

（3）进入 ICU 的人员要更衣、换鞋、戴帽子、戴口罩、洗手，护士外出穿护士鞋、着装整齐。

（4）护士不打私人电话聊天。

（5）紧急状态下遵守科室护士调配预案。

（6）严格执行护士条例，无执照护士不能单独上岗。

2. 环境管理

（1）各工作室（办公室、治疗室）物品放置有序，保持整洁，有标识，治疗室清洁区、污染区划分合理。

（2）病区信号灯齐全、功能良好。

（3）推车、轮椅清洁、功能良好，定点放置。

（4）有医院统一的各种护理标记（护理级别、饮食、药物过敏等）。

（5）病区安静，护理人员做到四轻，即说话轻、走路轻、操作轻、开关门轻。

（6）备健康教育资料册（有探视和陪护制度、患者作息制度、办理出入院流程、分级护理内容、专科健康教育资料）。

（7）窗帘、隔帘悬挂整齐、清洁。

3．物品管理

（1）各类仪器妥善保管，及时维修，保持完好状态。

（2）药品（内服药、注射药、外用药、麻醉药等）分类定点放置，药物标签字迹清晰、醒目。

（3）药物定期清点，做到药品无浑浊、无变质、无过期、有效期标识明显，药柜整洁，高危药品有醒目标识。

（4）剧毒麻药及一类精神药专人、专柜加锁管理，有使用记录，每班清点，账物相符，签全名。

4．安全管理　完善护理安全、应急预案制度、工作流程，切实执行安全控制措施，有效堵漏差错，保证工作安全。

（1）严格执行各项规章制度、技术操作规程及护理常规。

（2）做好交接班，危重患者的转科交接符合要求。

（3）结合岗位做好三查八对。

（4）认真执行医嘱查对制度并记录，每班各查对一次，护士长每周总查对一次。

（5）输血有医护人员两人核对并签名及时间，输血一次一人一份，输血患者有记录。

（6）输液有输液卡，项目填写齐全，瓶签有患者床号、姓名，并有配液及执行护士的签名及时间，输液滴速符合要求。

（7）药物过敏试验阳性者有标识。药物试验阳性标识应填写在医嘱单、护理记录单、床头卡、病历夹封面等。

（8）有专用药物过敏试验盒，盒内有肾上腺素1支、注射器1副、砂轮1个。

（9）根据患者需要放置安全防护工具（床挡、约束带等）。

（10）危重患者转运及外出检查有医务人员护送，备相应急救用物。

（11）根据专科病房环境特点设立警示标识。

（12）护士知晓"患者安全管理应急预案与处理程序"，并有运用能力（如失火、停电、坠床、误吸、猝死等）。

（13）科室制定有患者安全管理应急预案与处理程序。

（14）有差错及时汇报，不隐瞒，有讨论、原因分析、定性和处理改进措施。每月有差错情况记录。

（15）质控工作有组织、有计划、有检查、有评价及改进措施并有记录，每月对各项护理工作质量监控不少于 2 次。

二、基础护理质量

实施"ICU 基础护理质量标准化规范",明确护理工作目标和责任。

1. 床单位整洁、干燥。

2. 衣裤整洁。

3. 指(趾)甲剪平、清洁、无污垢。

4. 头发清洁,胡须短。

5. 皮肤、口腔清洁、无异味。

6. 及时协助患者进食、服药。

7. 患者体位舒适,病情允许给予半卧位,符合病情需要和治疗护理要求。

8. 意识障碍的患者有安全护理措施,无护理并发症,如烫伤、坠床、压疮(经论证、备案者除外)。

9. 做好压疮预防护理,护理措施妥当。

10. 对不能自行翻身的患者定时翻身,有翻身记录。

11. 为患者及家属提供护理咨询并进行健康教育。

三、分级护理质量

依据"危重患者护理质量标准"进行临床护理工作。重点以安全管理为目标。

1. 基本要求　一览表、床头牌标记齐全、清楚、正确,护理级别与病情、诊断、医嘱相符,24 小时有专人护理。

2. 病情观察

(1)护士掌握危重患者八知道:①姓名;②诊断;③主要病情(症状和体征、目前主要阳性检查结果、睡眠、排泄等);④心理状况;⑤治疗(手术名称、主要用药的名称、目的、注意事项);⑥饮食;⑦护理措施(护理要点、观察要点、康复要点);⑧潜在危险及预防措施。

(2)床头交接班内容:包括病情、治疗、护理、皮肤情况等。

(3)护理记录客观、及时、准确、完整,体现出严密观察生命征及病情变化,发现问题及时处理。

3. 专科护理

(1)输液通畅,用药及时准确,滴速与病情需要或医嘱要求相符。

(2)患者能按时服用药物。

（3）各种治疗（如吸氧、雾化、鼻饲等）及护理准确及时。

（4）根据病情备齐急救药品、器材。

（5）各种治疗工作到位。

（6）熟悉现用仪器（如心电监护仪、呼吸器、输液泵等）的操作规程、故障识别并能及时处理。

（7）特殊导管有标识，记录留置开始时间及更换敷料时间。

（8）管道护理做到正确使用、妥善固定、管道通畅清洁、按要求更换。

（9）护士掌握管道护理的相关知识。

（10）掌握专科护理观察指标，如有异常及时采取相应护理措施。

四、消毒隔离质量

按照医院统一消毒隔离制度实施 ICU 消毒隔离工作，每日检查消毒隔离工作的规范性、有效性。

1．无菌操作

（1）无菌操作前洗手、戴口罩，无菌操作符合要求。

（2）掌握正确的洗手方法，护士指甲短。

（3）做完每一项治疗或护理后及时洗手或做手消毒。

（4）注射做到一人一针一消毒，静脉穿刺做到一人一针一管一巾一用。

（5）抽出的药液、开启的静脉输入用无菌液体须注明时间，有效时间≤2 小时，启封抽吸的溶剂有效时间≤24 小时。

（6）治疗车上层为清洁区，下层为污染区，清洁物品和污染物品分开放置，治疗车进病房应备快速手消毒剂。

（7）各种治疗、注射均带治疗盘，严格执行无菌技术操作规程。

2．无菌物品管理

（1）无菌、非无菌物品严格区分，各类物品放置整齐规范，标识清晰。

（2）无菌物品专柜放置（离地面 20cm，距墙 5cm），柜内清洁，无灰尘，标记明显。

（3）无菌物品在有效期内使用，按灭菌日期或有效期依次放入专柜，无过期物品，无菌包清洁、干燥、无破损，包外有物品名称、灭菌日期、有效日期（或失效期）、化学指示带（封在开口处）及签名或工号。

（4）碘酒、酒精密闭保存，每周更换 2 次，容器每周灭菌 2 次。

（5）无菌敷料罐每天更换并灭菌。

（6）储槽关闭严密，置于无菌储槽中的灭菌物品（棉球、纱布等）开启后注明日期、时间，有效期≤24 小时。

（7）一次性无菌物品集中定点、分类，按有效期排列放置，无过期，包装完好。

（8）无菌持物钳（镊）、筒配套合适、加盖，消毒液液面位于镊子的 1/2～2/3，每周清洁消毒并更换消毒液 2 次。干镊筒有启用时间，有效时间 ≤4 小时。

3．消毒隔离

（1）治疗室、换药室清洁区、污染区标识清楚。

（2）污被、污物入袋放置，不落地。

（3）护士执行标准隔离，接触患者或操作时防护措施符合要求。

（4）床单位终末消毒符合要求，患者出院后用消毒液擦拭病床、床头柜、椅子。

（5）特殊感染（炭疽、破伤风、气性坏疽）的物品应注明并密闭运送相关部门处理。

（6）吸氧管每人一套，连续使用的湿化瓶、雾化器、湿化液每天更换并消毒，用毕终末消毒。

（7）面罩、螺纹管每次使用后及时送供应室处理，连续使用的螺纹管每周清洁、消毒 1 次。

（8）治疗室、换药室整洁、无积灰，物品放置有序、整洁，污染物分开放置，诊疗床整洁。

（9）各种消毒液配制正确、标识清晰，物品浸泡时间符合要求。

（10）医疗废物按《医疗废物管理办法》等国家相关要求分类收集、管理。

五、急救物品质量

定人负责急救物品管理，每班清点、检查急救物品的备用状态并严格交班，定时或不定时对 ICU 护理人员进行急救物品使用方法的考核。

1．总要求

（1）物品做到五固定（定数量品种、定点放置、定人保管、定期消毒灭菌、定期检查维修），二及时（及时检查维修、及时领取补充），抢救器材（除颤仪、呼吸机、简易人工呼吸器、麻醉咽喉镜）每天检查安全性能一次，呼吸机有性能标识，保持性能良好，抢救药品标签清楚，无破损、变质、过期失效现象，保持急救物品完好率 100%。

（2）物品放置整齐、清洁。

（3）总管护士每班交接抢救物品并有记录，护士长每月检查一次并有签名。

2．供氧装置物品齐全，处于完好状态。有中心供氧使用说明书。

3．简易呼吸器完好，处于备用状态，用后清洗、晾干、消毒备用。

4．吸引装置

（1）备用物品齐全，处于完好状态。

（2）吸痰器吸引表面清洁无积灰，有中心吸引使用说明书。

（3）吸引瓶每班及时倾倒瓶内液体或视需要随时更换接液袋、管。

5．抢救车内抢救药品及器材根据专科特点备用，抢救车有物品清点卡，卡物相符，班班交接。

六、护理文书书写质量

严格按照护理文书书写要求进行书写，护士长定期检查护理文书书写情况。

1．护理记录单

（1）外观整洁、无破损。

（2）字迹清楚可辨、无涂改。

（3）使用医学术语。

（4）按《护理文书书写内容及要求》用蓝色笔书写。

（5）眉栏及尾栏填写完整。

（6）记录内容客观、真实、及时、准确、完整。

（7）记录中有错字时，在错字上画"＝"，在其上方或后面写正确的字，然后签名。不得在原字上改，不得刀刮、胶粘和用涂改液。

（8）书写错误时按规范要求修改方法修改，每页不超过3处。

2．体温单

（1）入院日期、住院日数、手术（分娩）日数按要求填写、书写正确。

（2）按要求填写40℃以上及35℃以下的项目，表格内各项连线、各种表示方法书写正确，线条清晰。

（3）高热采取降温措施后有体温变化的标识。

（4）按要求记录血压、粪便、尿便、出入量、体重等项目，无错漏。

（5）药物过敏栏内填写符合要求。

3．医嘱单

（1）及时执行临时医嘱，由有执业资格的护士签名、签时间，准确到分钟。

（2）医嘱有皮试者，填写过敏试验的结果正确，无漏填写。

第六节 护理安全管理

一、严格执行"三查八对"

由于 ICU 护理工作繁重，护士为了节省时间且自认为对患者很熟悉，未认真核对床号、姓名、药名、诊断等，导致口服药、静脉取血、静脉给药差错。为杜绝这类安全隐患，应严格执行"三查八对"制度。采集标本、用药、输血等操作前使用床号和姓名进行患者识别，标本条码需反复核对后方可粘贴，输血完毕后血袋放置冰箱保存 24 小时后方可丢弃。

患者身份识别制度：

1. 医务人员在进行各种诊疗操作时，必须严格执行三查八对制度，至少同时使用两种患者身份识别的方法，如姓名、性别、住院号等，不得单独使用患者床位号或病房号核对患者。

2. 实施有创（包括介入）诊疗活动前，实施者要亲自告知患者或家属，严格执行查对制度，以确保对正确的患者实施正确的操作。

3. ICU、新生儿科/室、手术患者，意识不清、无自主能力的患者，不同语种语言交流障碍的患者入院即使用"腕带"，作为实施抢救、输血、输液等各项诊疗、护理活动时辨识患者的有效手段。腕带内容包括患者科别、床号、姓名、性别、年龄、住院号、血型。新生儿腕带内容包括床号、母亲姓名、新生儿性别等。腕带由病房护士双人填写并亲视患者佩戴。

4. 手术前一天，各病区分管护士根据医嘱查对手术患者床号、姓名、性别、年龄、住院号、血型、手术名称、手术部位无误后，进行术前准备。手术当天，手术室工作人员在病房接患者时核对病历及腕带的内容，并与患者或家属核对，无误后方能接走。进入手术室与巡回护士再次核对，无误后方能进入手术间。手术开始前，由麻醉师、手术医师、巡回护士再次核对，术后手术室仍应持手术患者接送卡及病历与病区做好病情、药品及物品的交接，无误后填写手术患者交接记录本离开。

二、建立健全交接班制度

ICU 危重患者的交接至关重要，交接班不仔细、不严格执行床边交接班制度、遗忘医嘱、遗忘危重患者的特殊处理，将会造成严重后果。ICU 除常规的交接班内容外，应特别加强对患者的交接，ICU 患者都应该在床边交接，对患者身上的每根管路都必须交接清楚，检查管路通畅与否、固定正确与否，同时还应注意输液部位反应及皮肤受压情况。真正做到床旁看清楚，书面写清楚，口头说清楚，耳要听清楚，脑要记清楚。建立健全急诊、病房、手术室与 ICU 之间的交接规范，内容包括患者用物交接（患者服、药品、血袋等）、病情交接、输注液体交接、各类管路识别交接（如动脉置管、中心静脉置管、留置针、各类引流管、血液透析置管等）、患者皮肤交接，详细规定患者的识别和交接措施。所有 ICU 患者均佩带腕带作为识别标志，并建立完善的识别和交接记录。

三、保证用药安全

ICU 患者均为危重患者，危重患者使用的药物种类多，且存在潜在的药物不良反应，要确保危重患者用药正确、安全，用药前要认真了解用药注意事项（如配制方法、输注速度要求、配伍禁忌等），防止发生不良反应，确保药物安全注射。

四、正确执行医嘱及履行报告制度

1. 正确执行医嘱　ICU 收治的均为病危、病重患者，临时医嘱多，而且患者随时面临抢救，任何情况下必须确保医嘱的正确执行。护士在抢救危重患者时，医师的口头医嘱，医护双方必须大声复述，确认无误后方可执行，抢救完毕 6 小时内记录抢救时执行口头医嘱的药物及各项紧急处置的内容和时间，保留抢救用品，事后由医护双方进行确认、核查。为了建立与完善在特殊情况下，医护人员之间的有效沟通，做到正确执行医嘱。现将相关规定说明如下：

（1）严格执行《护理工作管理规范》中核心制度的医嘱查对制度。

（2）强调非紧急情况下护士不能执行口头医嘱。

（3）因抢救危重患者需下达口头医嘱时，执行护士应大声复述一次，双方确认无误后才可执行。在抢救结束后应督促医师立即如实补记医嘱。

（4）抢救车内应设抢救用药登记本，记录抢救时执行的口头医嘱的药物名称、剂量、用法及各项紧急处置的内容和时间，保留抢救用品，事后由双方确认核查。

（5）在执行双重检查要求（特别是超常规用药）医嘱时，医护双方需复述一遍，双方确认无误后方可执行，并做好记录。

（6）各科室建立口头和电话通知的"危急值"报告记录本。

（7）接收者必须在"危急值"报告记录本上规范、完整地记录检查结果和报告者姓名与电话，双方复述确认无误后，方可提供给医师使用。

（8）病区设立医嘱问题本，对有疑问的医嘱先记录，经核实清楚后再执行，不得自行停、改医嘱，切忌代替他人签名。

（9）留取标本时准确了解其采集时间、容器、量及方法等方可执行；防止漏送标本，每班下班前应检查标本柜中的标本是否送出。

（10）由患者或家属提出的疑问，应及时查对清楚后方可执行。

2. 履行报告制度 ICU护士在观察病情、发现病情变化时，应立即报告值班医师，做出相应处理，并在护理记录内容内详细做好记录。科内发生的特殊事情要向科主任及护士长汇报，如有纠纷苗头，应立即采取措施制止，杜绝医疗纠纷、差错的发生。

五、建立临床实验室"危急值"报告制度

ICU患者的各项化验指标是决定抢救治疗成功与否的重要因素，必须确保危重患者各类"危急值"准确迅速地报告，及时采取相应的处理措施。

1. 临床辅助检查"危急值"报告制度 为加强对临床辅助检查"危急值"的管理，保证将"危急值"及时报告临床医师，以便临床医师采取及时有效的治疗措施，保证患者的医疗安全，杜绝患者意外发生，特制定本制度。

（1）"危急值"是指辅助检查结果与正常预期偏离较大，当这种检查结果出现时，表明患者可能正处于生命危险的边缘状态，此时如果临床医师能及时得到检查结果信息，迅速给予患者有效的干预措施或治疗，可能挽救患者生命，否则就有可能出现严重后果，甚至危及生命，失去最佳抢救机会。

（2）各医技科室在确认检查结果出现"危急值"后，应立即报告患者所在临床科室，不得瞒报、漏报或延迟报告，并详细做好相关记录。

（3）临床科室接到"危急值"报告后，应立即采取相应措施，抢救患者生命，保障医疗安全。

2. 具体操作流程

（1）当检查结果出现"危急值"时，检查者首先要确认仪器和检查过程是否正常，在确认仪器及检查过程各环节无异常的情况下，立即复查，复查结果与第一次结果吻合无误后，检查者立即电话通知患者所在临床科室，并在《检查危急值结果登记本》上详细记录，记录检查日期、患者姓名、病案号、科室床号、检查项目、检查结果、复查结果、临床联系人、联系电话、

联系时间、报告人、备注等项目，并将检查结果发出。

（2）临床科室医务人员接到"危急值"报告后，必须在《危急值报告接收登记本》上详细记录接收"危急值"报告日期、时间、患者姓名、床号、住院号、项目、结果、报告人、接收人、处理措施等项目，并立即通知主管医师或值班医师/科主任。临床医师需立即对患者采取相应诊治措施，并于6小时内在病程记录中记录接收到的"危急值"检查报告结果和采取的诊治措施。

（3）临床医师和护士在接到"危急值"报告后，如果认为该结果与患者的临床病情不相符或标本的采集有问题，应重新留取标本送检进行复查。如复查结果与上次一致或误差在许可范围内，检查科室应重新向临床科室报告"危急值"，并在报告单上注明"已复查"。报告与接收均遵循"谁报告（接收），谁记录"的原则。

（4）"危急值"报告重点对象是急诊科、手术室、各类重症监护病房等部门的急危重症患者。

（5）"危急值"报告科室包括检验科、核医学科、中心实验室、输血科、病理科、放射科、超声医学科、药剂科等医技科室。

3. 建立使用"危急值"登记本　当接获口头或电话通知的患者"危急值"或其他重要的检验（包括医技科室其他检查）结果时，接获者必须规范、完整地将检验结果和报告者的姓名与电话记录到"危急值"登记本上，进行复述确认后方可提供给医师。

六、严格执行手卫生管理制度

每位 ICU 工作人员就业上岗前均应接受医院感染知识及专业知识的培训与考核，熟悉医院感染的诊断、预防原则、报告程序等。在医院感染管理委员会的直接领导及组织下，成立一支 ICU 预防院内感染监控小组。监控小组成员由 ICU 主任、护士长、总住院医师以及病室监控护士组成，负责对 ICU 患者及环境进行全面系统监测，协助感染科进行每月一次的空气、工作人员手、无菌用物、物体表面及使用中的消毒剂的监测，对存在问题进行讨论，寻找原因，有针对性地制订有效的防治及整改措施。治疗室及病区内设流动水洗手设施，并配备干手设备，有正确洗手的标识，工作人员操作前后均需洗手，每床配备速干手消毒剂，医疗垃圾和生活垃圾严格分开。

七、防范与减少患者跌倒事件发生

ICU 病床均配备床栏，由于 ICU 不允许家属陪伴，患者情绪不稳定、躁动不合作而导致意外拔管、脱管的现象时有发生。为了预防非计划性拔管、脱管，护士要向清醒患者讲明导管的重要性和必要性，取得患者的配合，酌情使用胸带和肢体约束带。对意识不清、躁动不安的患者，及时报告医师，合理使用镇静剂。每班检查气管插管的位置、深度、导管粗细、固定方法是否合适，并做好交接班记录。留置胃管患者及时检查胃管固定是否牢靠，记录胃管的深度及日期；胸腔引流管置于患者上臂下，避免被患者抓到；动静脉置管时避免选择关节活动处。操作时应谨慎，以防将穿刺针拉出。严禁陪护工或实习生单独给危重患者翻身。翻身时由一人固定各类导管，防止导管脱出，翻身后认真检查各类管路是否妥善固定。

八、防范与减少患者压疮发生

ICU 的患者有长期卧床、意识不清、循环障碍、营养不良、尿便失禁、限制活动的被动体位以及应用作用于血管的药物等特点，很容易发生压疮。

防止危重患者压疮的发生是 ICU 基础护理工作的重点。建立有效的压疮防范管理制度，存在压疮隐患的患者填写难免压疮评分表，评分<16 分时则容易发生压疮及时向护士长汇报，护士长组织全科人员进行护理会诊，制定相应的预防措施。患者尿便及时处理，保持肛周局部皮肤清洁、干燥，肛周涂烧伤湿润膏保护。对于水肿部位的皮肤更应加强护理，抬高四肢，注意足跟、骶尾部、肩胛部等骨突处保护，在容易受压部位垫气垫以减小压力。每班严格交接皮肤情况，并写好皮肤交接记录，如有异常及时汇报护士长，做出相应的处理。压疮危险因素评分表每周评价 1 次，评估患者的皮肤转归情况，根据患者最新的压疮危险因素评分修改压疮预防措施，再次进一步落实。

九、鼓励主动报告医疗安全（不良）事件

ICU 建立不良事件登记本，实行无惩罚式主动汇报不良事件制度，成立 ICU 护理质量控制小组，随时督察 ICU 护理工作质量。定期开展护理安全讨论和质量分析会，针对已经发生的差错事故及不良事件，认真组织讨论，提出合理的改进意见，制定整改措施，及时制止，尽早排除，把差错事故的发生率降到最低限度，提高 ICU 护理质量。

医疗不良事件报告制度对于发现不良因素、防范医疗事故、促进医学发展和保护患者利益是非常有利的，也是《医疗事故处理条例》及其配套政策对各级医疗机构及卫生行政部门的要求。因此，医疗不良事件报告制度的建立和完善是医疗质量持续改进工作的基础和今后的必然趋势。根据在卫生部医政司指导下，由中国医院协会提出的患者安全目标的具体要求，结合卫生

部医疗工作相关文件精神，特制定本报告制度。

1. 目的

（1）通过报告不良事件，可有效避免缺陷。

（2）医疗不良事件的全面报告有利于医疗管理部门对医院内医疗纠纷、事故和隐患有宏观的认识，便于分析原因及处理的合理性，从而制定行之有效的控制措施。

2. 原则　建立不良事件报告制度应坚持行业性、自愿性、保密性、非处罚性和公开性的原则。

（1）行业性：仅限于医院内与患者安全有关的部门，如临床医技、护理、服务、后勤保障等相关部门。

（2）自愿性：医院各科室、部门和个人有自愿参与（或退出）的权利，提供信息报告是报告人（部门）的自愿行为，保证信息的可靠性。

（3）保密性：该制度对报告人以及报告中涉及的其他人和部门的信息完全保密。报告人可通过网络、信件等多种形式具名或匿名报告，医务处等专人专职受理部门和管理人员将严格保密。

（4）非处罚性：本制度不具有处罚权，报告内容不作为对报告人或他人违章处罚的依据，也不作为对所涉及人员和部门处罚的依据，不涉及人员的晋升、评比、奖罚。

（5）公开性：医疗安全信息在院内医疗相关部门公开和公示。通过申请向自愿参加的科室开放，分享医疗安全信息及其分析结果，用于医院和科室的质量持续改进。公开的内容仅限于事例的本身信息，不需经认定和鉴定，不涉及报告人和被报告人的个人信息。

3. 性质

（1）是对国家强制性"重大医疗过失行为和医疗事故报告系统"的补充性质的医疗安全信息。

（2）是独立的、保密的、自愿的、非处罚性的医疗不良事件信息报告系统。

（3）是收集强制性的医疗事故报告等信息系统收集不到的有关医疗安全的信息及内容。

（4）是对《医师定期考核办法》的奖惩补充。

4. 处理程序　当发生不良事件后，报告人可采取多种形式，如填写书面《医疗不良事件报告表》、发送电子邮件或打电话报告给相关职能部门，报告事件发生的具体时间、地点、过程、采取的措施等内容，一般不良事件要求24～48小时内报告，重大事件、情况紧急者应在处理的同时口头上报相关上级部门，职能部门接到报告后立即调查分析事件发生的原因、影响因素及管理等各个环节并制定改进措施。针对科室报告的不良事件，相关职能部门组织相关人员分析、制定对策，及时消除不良事件造成的影响，尽量将医疗纠纷消灭在萌芽状态。

5. 奖励机制　每年由医疗质量管理委员会对不良事件报告中的突出个人和集体提出奖励建议并报请院办公会通过。

（1）定期对收集到的不良报告进行分析，公示有关的好建议和金点子，给予表扬。

（2）对提供不良报告较多的科室给予奖励。

（3）对个人报告者保密的前提下给予奖励，并给予不具名的公开表彰，在评优晋升时给予优先。

（4）定期对及时整改和持续改进的科室和个人给予奖励。

十、重症监护安全质量目标

1. 预防中心静脉导管引发的导管相关性血液感染

（1）医院建立专业的静脉输液小组，严格遵守无菌操作规范。

（2）接触、置管、更换中心静脉导管前、后，均要洗手或手消毒。

（3）插管或更换导管的覆盖物时，均要戴手套。

（4）用消毒液对插管部位进行皮肤消毒，消毒后穿刺前要留足够长的时间使皮肤上的细菌被杀灭。

（5）一般选用透明的、半渗透性的聚氨酯贴膜保护穿刺点。如果覆盖膜变湿、松动，要及时更换。出汗较多的患者、穿刺点有出血或者渗出等情况，应该首选无菌纱布敷料。

（6）中心静脉导管通常不需常规更换，但一旦发生血管内导管相关感染，应及时拔除导管。

2. 提高患者管道安全

（1）向患者及家属解释留置各种管道的目的、作用和保护方法，取得其理解和配合。

（2）各种管道固定必须严格按照护理规范并结合患者实际情况选择固定方式，保证管道的放置处于安全位置。

（3）各种管道必须有清晰的标识，注明管道的名称。

（4）躁动患者要做好有效约束，防止患者无意识地拔除管道。特别躁动的患者应报告医师，做好相应的处理。

（5）护士定时巡视各种管道的接头连接是否紧密，保持管道通畅，固定合理、安全，并且每班要有记录。

3. 提高危重症患者院内转运的安全性

（1）评估危重症患者情况和转运的风险性，采取安全有效的转运方式和措施，使患者安全顺利转运到目的地。得分<30分，提示转运风险高，需要主管医师对患者再次评估并提出处理意见。

（2）转运前告知患者家属转运的目的、方法、可能出现的不适与并发症，取得理解与配合。

（3）确定转入科室是否做好接收准备。

（4）转运人员须受过相关训练，能在转运途中进行病情观察和及时救治。

（5）确定转运携带的仪器及药品，如呼吸机、监护仪、呼吸囊、吸痰机、氧气袋、急救药箱，确保其功能完好，运转正常。

（6）危重患者转运途中护士要通过看、摸、问、听进行有效的病情观察。

（7）危重患者得到安全转运。

4. 提高ICU护士对机械通气时抬高患者床头≥30°的依从性

（1）制定抬高患者床头≥30°的操作指引，对护士进行培训，理解其重要性。

（2）制作床头抬高角度的标识，为护士抬高患者床头的角度提供准确依据。

（3）排除标准：①急性头部创伤患者；②脑梗死患者；③可疑或急性脊椎损伤患者；④诊断不稳定的骨盆损伤患者；⑤血流动力学不稳定患者；⑥需俯卧体位患者。

5. 提高危重患者约束安全

（1）向家属解释约束的原因、必要性、方法及约束产生的不良后果，签订《约束患者知情同意书》。

（2）评估患者年龄、意识、活动能力、心理状态以及需要约束部位皮肤和四肢循环状况，选择合适的约束工具及约束方法。

（3）使用约束带时，使患者肢体处于功能位，约束带下垫衬垫，松紧以能伸进一手指为宜。

（4）患者被约束期间应至少 2 小时解除约束带 1 次，时间为 15～30 分钟。每隔 15～30 分钟巡视患者 1 次，检查约束带的松紧，观察局部皮肤的颜色和血液循环情况。

6. 提高人工气道患者吸痰的安全性

（1）根据患者出现咳嗽、听诊有湿啰音、气道压力升高、动脉血氧分压及血氧饱和度下降等指征吸痰，减少不必要的操作。

（2）吸痰后听诊双肺呼吸音，判断吸痰是否有效。若仍有痰液，隔 3～5 分钟待血氧饱和度回升后再次吸痰。

（3）不应常规使用气道内滴湿化液，可使用人工鼻、加热湿化器进行湿化。

（4）建议使用密闭式吸痰管，尤其适用于氧储备差、开放式吸痰可能导致低氧血症的患者，使用高呼吸末正压机械通气的患者，呼吸道传染性疾病患者。

7. 严格执行手卫生

（1）具备足够的非接触性洗手设施和手部消毒装置，单间每床 1 套，开放式病床至少每 2 床 1 套。

（2）贯彻并落实护士手部卫生管理制度和手部卫生实施规范。

（3）落实接触患者前、后洗手。

8. 确保血管活性药物使用的安全

（1）使用血管活性药物时注射器或输液袋要有醒目标识。

（2）高浓度的血管活性药物禁止从外周静脉输注。

（3）定时观察穿刺部位皮肤情况，及时发现药液外渗。

（4）密切观察患者心率、血压的变化。

9. 执行危重症监护单使用制度

（1）ICU 应该使用监护表格进行护理记录。

（2）护理记录要采用实时、焦点、动态记录的模式，不能再写小综述。

（3）护理文书书写要准确、客观，突出专科特点，反映患者的病情变化及观察要点。

十一、伤口、造口、失禁护理安全质量目标

1. 防范与减少危重症患者压疮发生

（1）危重症患者转入 ICU 时要进行压疮的风险评估，至少每隔 7 天重新评估 1 次，有病情变化及时评估。

（2）对患者采用定时翻身、使用充气床垫、骨突处使用啫喱垫减压等方法预防压疮的发生。

（3）及时申请压疮护理会诊，由经过专业培训的护士负责。

2．降低伤口感染的发生率

（1）在进行换药过程中严格遵循无菌操作规范，确保临床操作的安全性。

（2）进行有创操作时，环境消毒应当遵循医院感染控制的基本要求。

（3）使用合格的消毒用品及伤口敷料。

（4）根据伤口评估情况，正确应用伤口敷料。

（5）根据伤口渗液情况，掌握伤口敷料更换的频率。

3．提高清创的效果与安全性

（1）全面评估患者全身及局部情况，选用正确清创方法，掌握清创时机。

（2）注意保护肌腱、血管、神经等重要组织。

（3）掌握清创的适应证。

（4）清创过程如出血应及时给予处理，必要时请医师协诊。

4．预防医源性皮肤损伤的发生

（1）掌握胶带的粘贴与移除技巧。

（2）正确使用热水袋。

（3）加强输液患者的管理，预防渗漏。出现局部组织损伤或坏死应及时请造口治疗师/伤口小组成员会诊处理。并做好上报。

（4）安全使用电极，电极潮湿后及时更换。

（5）正确使用各种消毒溶液，预防高浓度溶液的化学性皮肤损伤。

（6）正确使用便盆，避免因使用不当造成患者皮肤损伤。

（7）备皮过程中注意保护皮肤，以免手术野皮肤的损伤。

5．提高伤口敷料应用的准确性与安全性

（1）熟悉伤口湿性愈合的原理。

（2）正确进行伤口评估。

（3）掌握敷料的特性，根据伤口情况选用合适的敷料。

（4）感染伤口不能使用密闭性敷料，如透明敷料、水胶体片状敷料等。

6．避免或减少失禁患者皮肤损伤

（1）保持皮肤清洁，使用温和的清洗液清洁皮肤，保护皮肤表面的弱酸性环境以保持皮肤的保护功能。

（2）根据患者失禁和皮肤的具体情况选用恰当的皮肤保护方法。

1）对于持续便失禁患者，可使用造口袋贴于肛周收集粪便，或者使用肛管接床边尿袋等方法收集粪便。

2）肛周皮肤喷上或涂上 1~2 层伤口保护膜或粘贴透明敷料，防止或减少尿便失禁对周围皮肤的浸渍。

3）当局部皮肤已发生皮炎或溃疡时，使用水胶体敷料。

4）非保留尿管的失禁患者，可使用吸湿性用品，如纸尿裤、尿片等，男性尿失禁者使用尿套来收集尿液，但避免使用不透气的尿片。

（3）避免因反复擦拭引起机械性皮肤损伤。

十二、静脉治疗护理安全质量目标

1．严格执行查对制度，防止输液差错

（1）建立及落实输液不良事件报告制度和上报程序，护士能自觉执行这些制度和程序，及时报告输液不良反应事件。

（2）严格执行双人核对制度，核对患者时至少采用两种以上识别患者身份的方法。

（3）每季度持续质量改进，发生输液不良事件时及时进行分析。

2．提高 PICC 置管安全性

（1）管理层面：建立与落实 PICC 置管技术准入、告知、不良事件的上报以及 PICC 会诊制度，制定 PICC 置管及维护的操作流程及考核标准。

（2）培训方面：护理部对 PICC 专科护理技术有规范培训计划，专责护士定期接受相关培训。

（3）创新技术条件许可的尽量使用 B 超引导下 PICC 穿刺技术。

（4）开设 PICC 导管专科门诊，提供专项技术。

（5）建立 PICC 质控小组，每季度召开会议一次，持续质量改进。

（6）根据《临床护理文书规范》，使用 PICC 专科护理单。

3．安全使用高危药物

（1）有健全的高危药物使用制度，有配制细胞毒性药物的安全防护指南，并对护士进行相关培训。

（2）细胞毒性药物在静脉配制中心集中配制，无配制中心应使用垂直层流生物安全柜配制。

（3）高危性药物，如高浓度电解质、细胞毒性药物等，应单独存放、标识醒目。

（4）患者使用强刺激性高危药物时，床边应挂"防外渗安全警示"标识，护士能安全使用这些药物，有防药物外渗的预防措施及出现药物外渗时的应急预案，出现药物外渗时使用药物外渗专科护理记录单。

（5）强刺激性高危药物建议使用中心静脉导管输入。如患者拒绝则应告知患者相关风险并签署拒绝使用中心静脉导管知情同意书。

（6）药物残渣和沾染药物有关装置的处理，应按照职业安全和健康管理纲要中有关有害废弃物处理的条款执行。

4．防范与减少临床输血风险

（1）建立及落实输血不良事件报告制度和上报程序，护士能自觉执行这些制度和程序，及时报告输血不良反应事件。

（2）严格落实输血双人核对制度，减少输血错误的发生。

（3）在实施输血治疗前应取得患者同意并签署知情同意书。

（4）全血和（或）成分血应从血库或专门存放血液的低温冰箱中取出30分钟内输入，并在规定时间内输完。

（5）除生理盐水外，任何药物及液体不能加入全血和（或）成分血中。

（6）按照《临床护理文书规范》，使用输血安全护理单。

5．减少输液微粒的产生

（1）药物配置时，配置环境符合要求，最好使用超净台或静脉配置中心完成配药工作。

（2）采用密闭式输液时，禁止开放式输液，所有的输液管必须配有终端过滤器。

（3）规范输液配伍管理，同时添加几种药物时要先确认药物间有无配伍禁忌。

（4）改进安瓿的切割与消毒，采用易折型安瓿，或控制安瓿锯痕长为1/4周，开启安瓿前对折断的部位进行消毒。

（5）加药时避免使用过粗针头及多次穿刺瓶塞，采用一次性注射器加药，并严格执行一人一具，注射器不得重复使用。

（6）建议使用无针系统。

6．提高输液速度的准确性

（1）根据患者病情、年龄、治疗要求及药液性质等进行合理调节。

（2）静脉输液速度一般以手动流速控制装置调节，若患者年龄、状况和治疗对输液速度要求较高时，应当用电子输液设备（包括调节器、输注泵和输液泵）。选择电子输液设备时，应考虑设备的安全性能并定期检测设备性能。

（3）加强输液巡视及做好床边交接班，及时发现异常输液速度，确保输液安全。

7. 医院应定期进行导管感染率的监控

（1）严格执行无菌技术，监督标准预防措施的执行以及使用合格的消毒产品。

（2）进行中心静脉导管置管时应实施最大限度的无菌屏障。

（3）实施操作前、后，严格执行手卫生。

（4）进行静脉穿刺及导管维护时，按要求进行皮肤消毒并正确使用敷料。

（5）肝素帽/注射接口消毒必须用力摩擦，完全待干后方可连接注射。肝素帽/注射接口至少每 7 天更换 1 次，必要时随时更换。

（6）输注配伍禁忌药液或血液、TPN、甘露醇等特殊药液时，应间隔给药并正压脉冲冲洗导管。

（7）建立导管维护指南，正确使用导管维护专用记录单。

（8）每日进行导管评估，发现问题及时报告和处理，持续质量改进。

8. 正确选择穿刺部位及血管通道器材

（1）在医疗机构的制度、程序与实践指南中，应明确规定穿刺部位的选择原则。由于有发生血栓和血栓性静脉炎的风险，下肢静脉不应作为成年人选择穿刺血管的常规部位。

（2）主动评估患者，根据患者病情、治疗方案、药物性状正确选择血管通道器材，强刺激性药物、肠外营养、pH 低于 5 或高于 9 以及渗透压大于 600mmol/L 的液体或细胞毒性药物建议使用中心静脉导管输注。

（3）接受了乳腺手术和腋下淋巴结清扫的术后患者，有可能存在瘘管或其他的禁忌证。留置工具前要咨询医师并根据医嘱执行。

（4）不得在置有血管通道器材的一侧肢体上端使用血压袖带和止血带，但可以在导管所处位置的远心端使用。

9. 防范与减少护士针刺伤的发生

（1）建立及落实预防针刺伤的安全指引、应急预案及上报制度与程序，护士知晓并能自觉执行这些制度和程序，及时报告及处理针刺伤事件。

（2）进行相关知识培训，提高护士自我防范意识与技能。

（3）建议使用无针系统。

（4）严格执行《医疗废物处理条例》，所有受血液污染的一次性物品或锐器应弃于不透水、防刺穿、防打开的安全容器中。

10. 提高 PICC 置管患者带管的安全性

（1）建立和落实 PICC 置管患者的健康教育和安全指引，专责护士能熟练指导患者和处理导管相关并发症。

（2）建立 PICC 置管患者的档案，可随时查阅患者的相关资料。

（3）带管患者知晓导管的自我维护注意事项。

（4）带管患者出院时有书面告知维护注意事项、相关风险，并签署知情同意书。患者需要咨询时知晓联系方式，医院随时能为患者提供咨询、指导服务。

（5）建议成立 PICC 导管维护网络，患者在生活所在地能享受导管的维护服务。

第七节　感染控制与预防管理

一、ICU 感染预防控制措施

1. 工作人员的管理

（1）工作服：可穿着普通工作服进入 ICU，但应保持服装的清洁。不建议常规穿隔离衣，但接触特殊患者（如 MRSA 感染或携带者），或处置患者可能有血液、体液、分泌物、排泄物喷溅时，应穿隔离衣或防护围裙。

（2）口罩：接触有或可能有传染性的呼吸道感染患者时，或有体液喷溅可能时，应戴一次性外科口罩。接触疑似为高传染性的感染（如禽流感、SARS 等）患者，应戴 N95 口罩。当口罩潮湿或有污染时应立即更换。

（3）鞋套或更换鞋：进入病室可以不换鞋。但如果所穿鞋较脏或 ICU 室外尘埃明显时，应穿鞋套或更换不裸露足背的 ICU 内专用鞋。

（4）工作帽：一般性接触患者时，不必戴帽子。无菌操作或可能会有体液喷溅时，须戴帽子。

（5）手套：接触黏膜和非完整皮肤或进行无菌操作时，须戴无菌手套。特殊情况下，如手部有伤口、给 HIV/AIDS 患者和急诊患者进行高危操作，应戴双层橡胶手套。

（6）手卫生：应严格执行手卫生标准。

（7）人员数量：必须保证有足够的医护人员。医师和护士人数与 ICU 床位数之比必须为（0.8～1）：1 和（2.5～3）：1 以上。

（8）每季度对 ICU 工作人员的手、鼻、咽进行细菌检测。当患有感冒、肠炎、皮肤炎症等感染性疾病时，暂不宜上班。

（9）定期接受医院感染控制相关知识的培训，尤其要关注卫生保洁人员的消毒隔离知识和技能的培训、监督。

2．患者的管理

（1）应将感染与非感染患者分开安置，感染患者在开始抗感染治疗前，尽可能先留取相应标本做病原学检查。

（2）对于疑似有传染性的特殊感染或重症感染，应隔离于单间。

（3）对于耐甲氧西林金葡菌（MRSA）、泛耐药鲍曼不动杆菌等感染或携带者，尽量隔离于单独房间，并有醒目的标识。如房间不足，可以将同类耐药菌感染或携带者集中安置。

（4）对于重症感染、多重耐药菌感染或携带者和其他特殊感染患者，建议分组护理，固定人员。

（5）如无禁忌证，应将床头抬高30°。

（6）重视患者的口腔护理。对存在医院内肺炎高危因素的患者，建议用氯己定漱口或口腔冲洗，每2～6小时1次。

3．患者家属的管理

（1）严格探视制度，限制探视人数，减少不必要的探视。

（2）对于疑似有高传染性的感染（如禽流感、SARS 等）应避免探视。

（3）探视者应更衣、换鞋、戴口罩、戴帽子，与患者接触前、后要洗手。

（4）进入病室前和结束探视后，应洗手或用酒精擦手液消毒双手。

（5）探视期间尽量避免触摸患者周围物体表面。

（6）患者有疑似或证实呼吸道感染症状时，婴幼儿童应避免进入 ICU 探视。

（7）在 ICU 入口处，以宣传画、小册子读物等多种形式向患者家属介绍医院感染及其预防的基本知识。

4．建筑布局和相关设施的管理

（1）医疗区域、医疗辅助用房区域、污物处理区域和医务人员生活辅助用房区域等，应相对独立。

（2）每个 ICU 管理单元至少配置 2 个单人房间，用于隔离患者。

（3）ICU 每病床使用面积不得少于 $9.5m^2$，建议 $15 \sim 18m^2$，床间距应在 1m 以上。单人房间的每床使用面积建议为 $18 \sim 25m^2$。

（4）配备足够的手卫生设施。洗手设施单间每床 1 套，开放式病床至少每 2 床 1 套。采用脚踏式、肘动式或感应式等非手接触式水龙头开关，并配备干手设备。人员走动区域须放置手部消毒装置。

5. 医疗操作流程

（1）留置深静脉导管：置管时严格遵守无菌操作要求，成人尽可能选择锁骨下静脉。对无菌操作不严的紧急置管，应在 48 小时内更换导管，选择另一穿刺点。怀疑导管相关感染时，应考虑拔除导管，但不要为预防感染而定期更换导管。由经过培训且经验丰富的人员负责留置导管的日常护理。每天评估能否拔除导管。

（2）留置导尿：尽量避免不必要的留置导尿。插管时应严格无菌操作，采用密闭式引流系统。不主张通过膀胱冲洗或灌注来预防泌尿道感染。保持尿道口清洁，日常用肥皂和水保持清洁即可，每天评估能否拔除导尿管。

（3）气管插管/机械通气：严格掌握气管插管或切开适应证。使用呼吸机辅助呼吸的患者应优先考虑无创通气。每天评估是否可以撤机和拔管。

（4）放置引流管：应严格执行无菌操作，保持整个引流系统的密闭性，减少因频繁更换而导致的污染机会。对于胸腔引流管留置时间较长的患者，水封瓶可以每周更换 1 次。

6. 物品的管理

（1）呼吸机

1）呼吸机表面及内部的灰尘可用吸尘器清除，外壳用 1000mg/L 含氯消毒液擦拭，显示屏用 75% 乙醇纱布擦拭。

2）各种传感器被血、痰污染时，不能接触水的部分可用 75% 乙醇浸泡，每名患者用后处理 1 次。

3）呼吸机在使用期间，空气过滤网每周清洗 1 次。

4）呼吸机内细菌过滤器限用 1 人（或使用 1000 小时更换 1 次）。

5）使用人工机械通气患者，呼吸机管道每周更换 1 次，如有污染随时更换，尽量使用一次性呼吸机管路。

6）气道特殊感染患者使用的管道应做相应标识，应用人工鼻及密闭式吸痰装置。

（2）其他医疗仪器应每天仔细消毒擦拭，对于感染或携带 MRSA 或泛耐药鲍曼不动杆菌的患者，医疗器械、设备应该专用或一用一消毒。

（3）勤换床单、被服，如有血迹、体液或排泄物等污染，应及时更换。枕芯、被褥等使用时应防止体液浸湿污染。

（4）便盆及尿壶应专人专用，一用一消毒，定期消毒。

7．环境管理

（1）空气：ICU 应具备良好的通风、采光条件，有条件者亦可装配空气净化系统，但应加强日常维护和管理。

（2）墙面和门窗：应保持无尘和清洁，更不允许出现霉斑。

（3）地面：每天可用清水或清洁剂湿式拖擦，每天 2 次。对于多重耐药菌流行或有医院感染暴发的 ICU，必须采用消毒剂消毒地面，每日至少 1 次。

（4）禁止在室内摆放干花、鲜花和盆栽植物。

（5）不宜在室内及走廊铺设地毯，不宜在 ICU 入口处放置踏脚垫并喷洒消毒剂，不宜在门把手上缠绕布类并喷洒消毒剂。

8．废物与排泄物

（1）处理废物与排泄物时医务人员应做好自我防护，防止体液接触暴露和锐器伤。

（2）有完善的污水处理系统，患者的感染性液体可直接倾倒入下水道，在倾倒之前和之后应向下水道加倒含氯消毒剂。

（3）医疗废物按照《医疗废物分类目录》要求分类收集、密闭处理。

（4）患者的尿液、粪便、分泌物和排泄物应倒入患者的厕所或专门的洗涤池内。

（5）ICU 室内盛装废物的容器应保持清洁。

二、手卫生

手卫生是预防医院感染最有效、最方便、最经济的方法，但也是存在问题最多的医院感染控制措施之一。很多医院感染的暴发，尤其是 ICU 获得性感染，与不良的手卫生有关，故严格的手卫生措施对控制医院感染就显得尤为重要。

1．指征

（1）直接接触每个患者前后，从同一患者身体的污染部位移动到清洁部位时。

（2）接触患者黏膜、破损皮肤或伤口前后，接触患者的血液、体液、分泌物、排泄物、伤口敷料等之后。

（3）穿脱隔离衣前后，摘手套后。

（4）进行无菌操作、接触清洁、无菌物品之前。

（5）接触患者周围环境及物品后。

（6）处理药物或配餐前。

（7）接触患者前，无菌操作前。

（8）体液暴露后、接触患者后、接触周围环境后。

2. 方法　严格按照七步洗手法洗手，每遍洗手至少 15 秒。如手部皮肤无可见污染，建议使用速干消毒剂作为手卫生消毒药。当手上有血迹或分泌物等明显污染时，必须洗手，有耐药菌流行或暴发时，洗手时建议使用抗菌皂液。

三、常见的院内感染

ICU 获得性医院感染主要包括呼吸机相关性肺炎、导管相关性血流感染和导尿管相关尿路感染。同时，大量使用广谱抗菌药物，消毒隔离措施存在诸多薄弱环节，ICU 感染病原谱变迁，多重耐药菌暴发和流行也严重影响ICU 患者的医疗安全和抢救成功率。

1. 呼吸机相关性肺炎

（1）定义：呼吸机相关性肺炎（VAP）指原无肺部感染的呼吸衰竭患者，在气管插管和机械通气治疗后 48 小时或原有肺部感染用呼吸机 48 小时后发生新的病情变化，临床上提示为一次新的感染，并经病原学证实，或在人工气道拔管 48 小时以内发生的肺部感染。

（2）诊断标准

1）胸部 X 线片上出现新的浸润影或原有浸润影持续进展。

2）发热，体温>38.3℃。

3）外周血白细胞计数增高>（10 ~ 12）×10^9/L。

4）脓性呼吸道分泌物。

其中 1）为必需条件，结合 2）、3）、4）中的 2 ~ 3 条，可建立临床诊断。该标准的敏感性为 69%，特异性为 75%。VAP 肯定存在应按临床诊断依据中的 1） ~ 4）加细菌培养。

（3）发生的高危因素

1）与环境相关的因素：VAP 病原菌的来源包括医疗装置和环境，如空气、水、飞沫、排泄物和 ICU 患者等。细菌的交叉传播常见于患者与工作人员或与其他患者之间。

2）与宿主相关的因素：①患者某些基础疾病，如慢性肺部疾病、神经外科疾病、急性呼吸窘迫综合征等；②误吸高危因素，包括手术麻醉、重置气管插管和肠内营养的患者；③年龄≥60 岁的老年患者。

3）与药物治疗相关的因素：①抗生素：口咽部菌群失调及病原菌在口咽部定植增加的主要原因，广谱或超广谱抗生素的应用使多重耐药菌产生增殖，给 VAP 的治疗带来困难；②免疫抑制治疗或长期皮质激素应用；③防治应激性溃疡药物的应用，如使用 H 受体拮抗药或抗酸药后胃液的 pH 值≥4，病原菌在胃内大量繁殖，当胃内容物反流，即便是微小的误吸进入下呼吸道都可引起感染。

4）与气管插管机械通气相关的因素：①误吸是细菌进入下呼吸道的主要途径；②鼻窦感染分泌物误吸到下呼吸道可引起 VAP；③呼吸机管路中冷凝水的污染；④气管导管表面感染的细菌生物膜。

（4）预防与干预措施

1）强化医务人员无菌操作及手卫生。

2）如患者需要气管插管时，建议使用经口途径气管插管。

3）如无禁忌，机械通气患者给予 30°～45°半卧位。

4）每日评估患者是否可以撤掉呼吸机。

5）加强人工气道管理，彻底清理呼吸道分泌物，特别是气囊上、声门下聚集的分泌物。

6）建议使用封闭式吸痰装置。

7）合理更换呼吸机管道，使用一次性呼吸机管道，每周更换 1 次，如污染严重及时更换。

8）及时给予口腔护理，每天 4 次。

9）为危重患者提供充足的营养支持，建议尽早给予肠内营养，并选择直径小的鼻胃管或鼻肠管。

10）尽早停用应激性溃疡预防药物。

11）预防深静脉血栓形成。

2. 血管内导管所致血流感染

（1）定义：血管内导管所致血流感染（CRBSI）是指带有血管内导管或

者拔除血管内导管48小时内的患者出现菌血症或真菌血症，并伴有发热（体温>38℃）、寒战或低血压等感染表现，除血管导管外没有其他明确的感染源。实验室微生物学检查显示外周静脉血培养细菌或真菌阳性，或者从导管段和外周血培养出相同种类、相同药敏结果的致病菌。

（2）诊断标准

1）临床诊断：符合以下三条之一即可诊断：①静脉穿刺部位有脓液排出，或有弥散性红斑（蜂窝织炎的表现）；②沿导管的皮下走行部位出现疼痛性、弥散性红斑并除外理化因素所致；③经血管介入性操作，发热，体温>38℃，局部有压痛，无其他原因可解释。

2）病原学诊断：①导管尖端培养和（或）血液培养分离出有意义的病原微生物，可以说明；②导管管尖培养其接种方法应取导管尖端5cm，在血平板表面往返滚动一次，细菌菌落数≥15cfu/平板即为阳性；③从穿刺部位抽血定量培养，细菌菌落数≥100cfu/ml，或细菌菌落计数相当于对侧同时取血培养的4~10倍，或对侧同时取血培养出同种细菌。

（3）发生的高危因素

1）患者情况，如疾病严重程度、基础疾病。

2）血管内导管情况，如是择期插管还是紧急插管，穿刺点部位，是隧道式还是非隧道式等。

（4）预防与干预措施

1）强化医务人员无菌操作及手卫生。

2）每天评估动静脉插管的必要性。

3）避免穿刺部位污染。

4）每24小时更换输液装置、一次性三通管、肝素帽，若泵入药物则同时更换泵管。

5）使用时间长、患者体温高，疑导管感染、受药物刺激等致导管径变细，或导管被压折、血液回流阻塞时，应及时拔出更换。

6）除紧急情况（如抢救）外，中心静脉不允许输入血液制品或采集血标本。

7）患者出现高热、寒战及穿刺点炎症等表现，应立即拔出导管，并取导管培养及血培养。

3. 留置导尿管所致尿路感染

（1）定义：留置导尿管所致尿路感染主要是指患者留置导尿管后，或者拔除导尿管 48 小时内发生的泌尿系统感染，如发热（体温≥38℃）、寒战、血白细胞升高，出现尿频、尿急、血尿、排尿困难等尿路刺激征或插导尿管患者出现尿液浑浊。

（2）诊断标准

1）正规清洁中段尿（要求尿停留在膀胱中 4~6 小时）细菌定量培养，菌落数≥105cfu/ml。

2）清洁离心中段尿沉渣白细胞数>10 个/HP，有尿路感染症状。具备上 1）、2）两项可以确诊。如无 2）项，则应再做尿菌计数复查，如仍≥105cfu/ml，且两次的细菌相同者，可以确诊。

3）做膀胱穿刺尿培养，细菌阳性（不论菌数多少），亦可确诊。

4）做尿菌培养计数有困难者，可用治疗前清晨清洁中段尿（尿停留于膀胱 4~6 小时）正规方法的离心尿沉渣革兰染色找细菌，如细菌>1 个/油镜视野，结合临床尿路感染症状，亦可确诊。

5）尿细菌数在 10^4~10^5 个/毫升者，应复查，如仍为 10^4~10^5 个/毫升，需结合临床表现来诊断或做膀胱穿刺尿培养来确诊。

（3）发生的高危因素

1）引流系统不合格。

2）女性患者。

3）糖尿病患者。

4）机体抵抗力低下。

5）尿道周围革兰阴性菌繁殖。

6）由于留置导尿管，尿路上皮与病原体之间的附着关系有所改善。

7）导尿管留置时间的长短（这是最重要的因素）：如果留置导尿管不超过 3 天，全身用药预防感染可能有效，超过 3 天则无效。

（4）预防与干预措施

1）医务人员无菌操作及手卫生。

2）严格掌握导尿指征，选择型号、材料适中的气囊导尿管。

3）对留置导尿的患者，定时放尿，练习自主排尿功能，尽早恢复膀胱收缩功能，缩短留置导尿时间。

4）对留置导尿的患者，鼓励多饮水，每日饮水量 1500ml 以上，或每小时尿量 50ml，以保持尿液自然冲洗尿路，一般不主张膀胱冲洗。

5）留置导尿期间，尿袋不能高于膀胱水平，勿受挤压，防止尿液反流。

6）留置导尿患者，会阴护理每日 2 次，去除分泌物，保持清洁。

7）留置导尿管及尿袋定期更换。

4. 多重耐药菌

（1）定义：多重耐药菌（MDRO）主要是指对临床使用的三类或三类以上抗菌药物同时呈现耐药的细菌。常见多重耐药菌包括 MRSA、耐万古霉素肠球菌（VRE）、产超广谱 β-内酰胺酶（ESBL）细菌、耐碳青霉烯类抗菌药物肠杆菌科细菌（CRE）［如产 1 型新德里金属 β-内酰胺酶（NDM-1）或产碳青霉烯酶（KPC）的肠杆菌科细菌］、耐碳青霉烯类抗菌药物鲍曼不动杆菌（CR-AB）、多重耐药/泛耐药铜绿假单胞菌（MDR/PDR-PA）和多重耐药结核杆菌等。

（2）预防与控制措施

1）加强医务人员手卫生：配备充足的洗手设施和速干手消毒剂，提高医务人员手卫生依从性。

2）严格实施隔离措施：对所有患者实施标准预防措施，对确定或高度疑似多重耐药菌感染患者或定植患者，应当在标准预防的基础上，实施接触隔离措施，预防多重耐药菌传播。

3）尽量选择单间隔离，也可以将同类多重耐药菌感染患者或定植患者安置在同一房间。隔离房间应当有隔离标识。不宜将多重耐药菌感染或者定植患者与留置各种管道、有开放伤口或者免疫功能低下的患者安置在同一房间。多重耐药菌感染或者定植患者转诊之前应当通知接诊的科室，采取相应隔离措施。没有条件实施单间隔离时，应当进行床旁隔离。

4）与患者直接接触的相关医疗器械、器具及物品，如听诊器、血压计、体温表、输液架等要专人专用，并及时消毒处理。

5）医务人员对患者实施诊疗护理操作时，应当将高度疑似或确诊多重耐药菌感染患者或定植患者安排在最后进行。

6）遵守无菌技术操作规程。

7）加强清洁和消毒工作：加强多重耐药菌感染患者或定植患者诊疗环境的清洁、消毒工作，出现多重耐药菌感染暴发或者疑似暴发时，应当增加清洁、消毒频次。

8）合理使用抗菌药物，应当认真落实抗菌药物临床合理使用的有关规定，严格执行抗菌药物临床使用的基本原则，切实落实抗菌药物的分级管理，正确、合理地实施个体化抗菌药物给药方案，根据临床微生物检测结果，合理选择抗菌药物，严格执行围手术期抗菌药物预防性使用的相关规定，避免因抗菌药物使用不当导致细菌耐药的发生。

9）建立和完善对多重耐药菌的监测，加强多重耐药菌监测工作。对多重耐药菌感染患者或定植高危患者要进行监测，及时采集有关标本送检，必要时开展主动筛查，以及时发现、早期诊断多重耐药菌感染患者和定植患者。患者隔离期间要定期监测多重耐药菌感染情况，直至临床感染症状好转或治愈方可解除隔离。

5. MRSA 和 VRE

（1）MRSA 和 VRE 定义

1）MRSA：是耐甲氧西林金黄色葡萄球菌的缩写。金黄色葡萄球菌是临床上常见的毒性较强的细菌，自从 20 世纪 40 年代青霉素问世后，金黄色葡萄球菌引起的感染性疾病受到较大的控制，但随着青霉素的广泛使用，有些金黄色葡萄球菌产生青霉素酶，能水解 β-内酰胺环，表现为对青霉素的耐药。因而人们又研究出一种新的能耐青霉素酶的半合成青霉素，即甲氧西林。1959 年应用于临床后曾有效地控制了金黄色葡萄球菌产酶株的感染，可时隔 2 年，英国的 Jevons 就首次发现了耐甲氧西林金黄色葡萄球菌。万古霉素一种糖肽类抗菌药物，它和细菌中的另一种分子（细胞壁肽聚糖前体五肽）结合而抑制细菌细胞壁蛋白合成，因此使用万古霉素仍然可以杀死 MRSA。但是滥用万古霉素则会产生别的抗药病菌，最常见的是耐万古霉素肠球菌（VRE）。

2）VRE：是耐万古霉素肠球菌的缩写。肠球菌可产生低亲和力的青霉素结合蛋白（PBP），使对青霉素类低水平耐药，对头孢菌素天然耐药，所以在临床细菌室不必做头孢菌素药敏试验。万古霉素属糖肽类抗生素（包括替考拉宁、多糖菌素、杆菌肽等），系高分子量疏水化合物，它可与肠球菌细胞壁上的五肽糖前体的羧基末端 D-丙氨酸-D-丙氨酸结合形成复合体，从而阻抑了肽糖聚合所需的糖肽基和转肽反应，使肠球菌不再能合成细胞壁而死亡。但如果细菌基因改变，使细胞壁的肽糖前体末端改变为 D-丙氨酸-D-乳酸盐，万古霉素即失去与之结合能力，肠球菌可照常合成细胞壁而存活，该类肠球菌即为 VRE。

（2）MRSA 和 VRE 的预防

1）MRSA 的预防

合理使用抗生素：目前临床滥用抗生素的现象对 MRSA 的流行起了一定

的扩散作用，第三代头孢菌素的长期使用与 MRSA 的出现率呈平行关系。因此，在选择抗生素时应慎重，以免产生 MRSA 菌株。

早期检出带菌者：应加强对从其他医院转入者及 MRSA 易感者的检查，尤其是筛查高危人群，如烧伤病区、ICU、血液科的患者，提高病原学监测送检率，能保证早期检测和恰当的预防措施得以实施。同时细菌室应选用准确的检测手段，发现 MRSA，及时向临床报告，以便控制感染和隔离治疗。

加强消毒制度：医护人员检查患者前后要严格洗手消毒，应用一次性口罩、帽子、手套，医疗用品要固定，以防交叉感染。

2）VRE 感染的预防：VRE 定植于肠道而不引起感染症状，VRE 不引起腹泻，VRE 定植或感染高危险性的患者。因此，在医疗机构筛选 VRE 是必要的，尤其是下述高危患者：①重症患者（ICU 患者）；②免疫抑制患者（化疗或移植患者）；③中心静脉导管留置患者；④延长住院时间、近期使用广谱抗生素治疗，接受口服或静脉万古霉素治疗的患者。

（3）MRSA 和 VRE 的报告

1）发现 MRSA 和 VRE 患者首先要报告科主任、护士长，及时隔离患者。

2）如果是医院感染必须在 24 小时之内填卡上报医院感染管理部。

（4）MRSA 和 VRE 感染控制措施

1）MRSA 感染控制措施：①告知工作人员和患者有关注意事项，减少工作人员和患者在病房内的传播；②将感染或带定植菌的患者隔离于单间、隔离单位或将同类患者隔离于较大的病房；③将 MRSA 肺炎患者安置于带有气源性感染警示的房间内治疗；④工作人员接触感染或定植患者后要严格按照标准七步洗手法认真洗手，配合速干手消毒剂消毒；⑤每天严格用含有效氯 1000mg/L 的消毒剂擦拭物体表面；⑥医疗护理患者或处置 MRSA 污染物品时要戴手套、穿隔离衣或围裙；⑦MRSA 患者产生的医疗废物应装入双层黄色塑料袋有效封口，塑料袋外加注特殊感染警示标识，与医疗废物暂存处专职人员专项交接；⑧携带 MRSA 的手术医师不得进行手术，直至检测转为阴性。

2）VRE 感染控制措施：采用标准预防联合额外接触预防。所有工作人员、访视者或任何其他人员在进入患者房间时必须严格遵守标准预防和接触防护措施。①标准预防：应用于所有患者的预防措施，不管患者处于感染的还是疑似感染状态；②接触预防：作为标准预防的补充，以减少微生物通过直接或间接接触传播的危险性为目的预防措施；③每天必须进行环境清洁，有污染时用有效氯 1000mg/L 的消毒剂擦拭；④工作人员接触感染或定植患者后要严格按照标准七步洗手法进行认真洗手，或用抗菌洗手液、速干手消毒剂消毒；⑤患者的医疗护理物品专用，任何物品从患者房间移出后，在转至医院的另一区域或用于其他患者前，均必须高效消毒；⑥VRE患者产生的医疗废物应装入双层黄色塑料袋有效封口，塑料袋外标识清楚，送医疗废物暂存处。

（5）MRSA和VRE的治疗

1）MRSA感染的治疗：MRSA的治疗是临床十分棘手的难题之一，关键是其对许多抗生素有多重耐药，万古霉素是目前临床上治疗MRSA唯一疗效肯定的抗生素。另外，万古霉素也可与磷霉素、利福平、氨基糖苷类、喹诺酮类药物合用，加强治疗效果。

2）VRE感染的治疗：VRE特别是VREF（耐万古霉素屎肠球菌）引起的感染已是临床上十分严重的问题。万古霉素耐药的多重耐药肠球菌引起全身感染包括败血症、心内膜炎，治疗非常困难。有万古霉素中介肠球菌感染或发现有VRE感染可用替考拉宁治疗。如临床肠球菌感染病情属轻中度，对青霉素、氨苄西林仍有一定敏感度可先用大剂量青霉素或氨苄西林联合氨基糖苷类治疗，必要时才改用或联用糖肽类抗生素。

四、医院感染控制质量评价标准

1．评价标准

（1）布局与流程合理。

（2）有多重耐药感染患者的筛检机制和多重耐药菌感染或定植的隔离制度。

2．评价内容

（1）有针对ICU获得性感染的医院感染控制制度。

（2）ICU床位空间要合理，每床使用面积不少于$9.5m^2$。

（3）配备具有空气净化装置的通风设备，或有良好的自然通风条件。

（4）开展对各种留置管路时间的监测，尤其是外周和中心插管，外周插管时间不得超过72小时。

（5）多重耐药，如MRSA，泛耐药鲍曼不动杆菌，或特殊病原体感染，应有严格的消毒隔离措施。

（6）限制患者随便走动，严格探视制度，限制探视人数。

3．监测与效果评价

（1）医院感染疾病监测：了解医院感染发生率，根据监测发现潜在的问题，采取干预措施并进行评价。

（2）抗菌药物临床应用监测。

（3）病原体耐药性监测：重点监测 MRSA、MRSE、VRE、耐药革兰阴性杆菌以及真菌耐药的监测。

（4）环境卫生学监测：每月对空气、物体表面、医务人员手进行细菌检测，当怀疑医院流行或暴发与环境卫生相关时及时进行监测。

（5）消毒灭菌效果监测：每月对使用中消毒剂和灭菌剂进行有效浓度的监测，当怀疑医院感染流行或暴发与消毒剂或灭菌剂有关时进行生物监测，如果发现医院感染流行或暴发与医疗用品的消毒、灭菌有关或消毒灭菌方法不正确时，应及时进行医疗器械消毒、灭菌效果的监测。

五、监测与监督

1. ICU 监测与监督措施

（1）应常规监测 ICU 医院感染发病率、感染类型、常见病原体和耐药状况等，尤其是三种导管（中心静脉导管、气管插管和导尿管）相关感染。

（2）加强医院感染耐药菌监测，对于疑似感染患者，应采集相应微生物标本做细菌、真菌等微生物检验和药敏试验。

（3）应进行 ICU 抗菌药物应用监测，发现异常情况，及时采取干预措施。

（4）不主张常规进行 ICU 病室空气、物体表面、医务人员手部皮肤微生物监测，但怀疑医院感染暴发、ICU 新建或改建、病室环境的消毒方法改变，应进行相应的微生物采样和检验。

（5）医院感染管理人员应经常巡视 ICU，监督各项感染控制措施的落实，发现问题及时纠正解决。

（6）早期识别医院感染暴发和实施有效的干预措施，短期内同种病原体，如 MRSA、鲍曼不动杆菌等连续出现 3 例以上时，应怀疑感染暴发。通过收集病例资料、流行病学调查、微生物检验，分析判断确定可能的传播途径，并据此制定相应的感染控制措施。例如，鲍曼不动杆菌常为 ICU 环境污染，经医务人员手导致传播和暴发，对其有效的感染控制方法包括严格执行手卫生标准、增加相关医疗物品和 ICU 环境的消毒次数、隔离和积极治疗患者，必要时暂停接收新患者。

2. ICU 三大导管监测流程

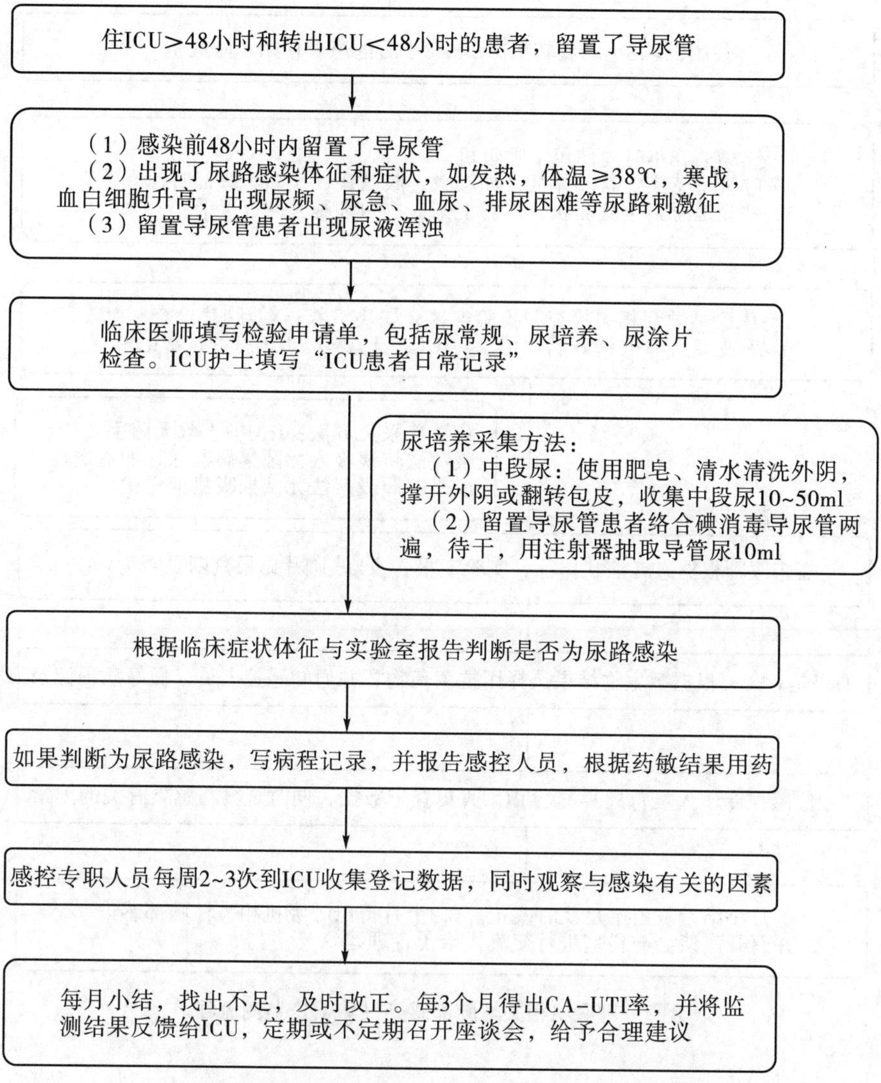

住ICU>48小时和转出ICU<48小时的患者，留置了导尿管

（1）感染前48小时内留置了导尿管
（2）出现了尿路感染体征和症状，如发热，体温≥38℃，寒战，血白细胞升高，出现尿频、尿急、血尿、排尿困难等尿路刺激征
（3）留置导尿管患者出现尿液浑浊

临床医师填写检验申请单，包括尿常规、尿培养、尿涂片检查。ICU护士填写"ICU患者日常记录"

尿培养采集方法：
（1）中段尿：使用肥皂、清水清洗外阴，撑开外阴或翻转包皮，收集中段尿10~50ml
（2）留置导尿管患者络合碘消毒导尿管两遍，待干，用注射器抽取导管尿10ml

根据临床症状体征与实验室报告判断是否为尿路感染

如果判断为尿路感染，写病程记录，并报告感控人员，根据药敏结果用药

感控专职人员每周2~3次到ICU收集登记数据，同时观察与感染有关的因素

每月小结，找出不足，及时改正。每3个月得出CA-UTI率，并将监测结果反馈给ICU，定期或不定期召开座谈会，给予合理建议

图1　导尿管相关尿路感染（CA-UTI）监测程序

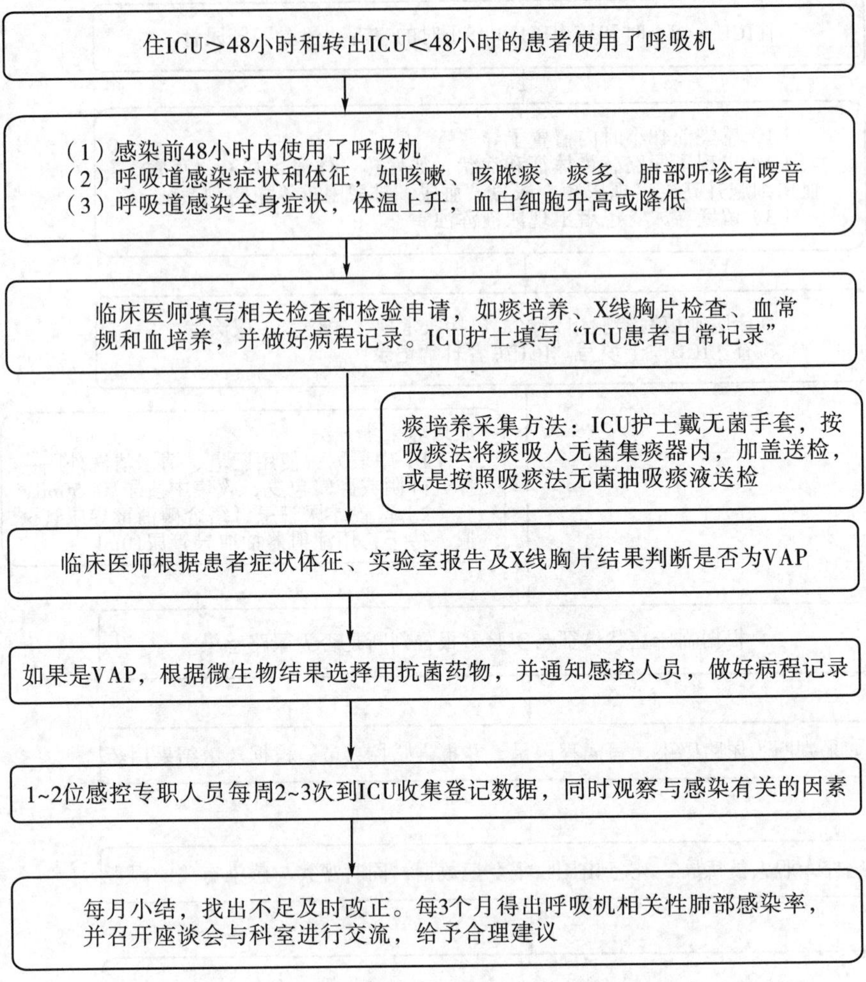

住ICU>48小时和转出ICU<48小时的患者使用了呼吸机

（1）感染前48小时内使用了呼吸机
（2）呼吸道感染症状和体征，如咳嗽、咳脓痰、痰多、肺部听诊有啰音
（3）呼吸道感染全身症状，体温上升，血白细胞升高或降低

临床医师填写相关检查和检验申请，如痰培养、X线胸片检查、血常规和血培养，并做好病程记录。ICU护士填写"ICU患者日常记录"

痰培养采集方法：ICU护士戴无菌手套，按吸痰法将痰吸入无菌集痰器内，加盖送检，或是按照吸痰法无菌抽吸痰液送检

临床医师根据患者症状体征、实验室报告及X线胸片结果判断是否为VAP

如果是VAP，根据微生物结果选择用抗菌药物，并通知感控人员，做好病程记录

1~2位感控专职人员每周2~3次到ICU收集登记数据，同时观察与感染有关的因素

每月小结，找出不足及时改正。每3个月得出呼吸机相关性肺部感染率，并召开座谈会与科室进行交流，给予合理建议

图2　呼吸机相关性肺部感染（VAP）监测流程

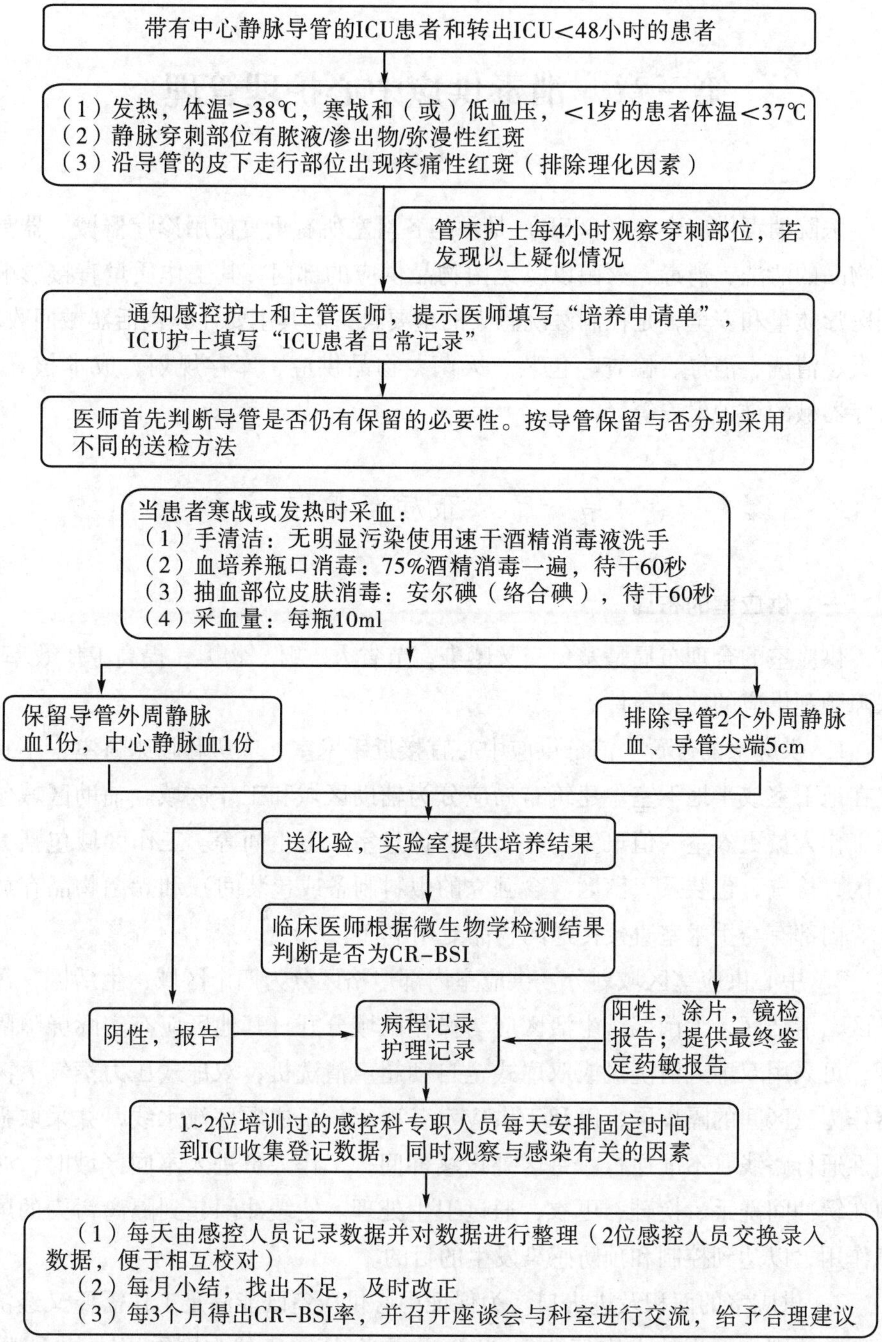

带有中心静脉导管的ICU患者和转出ICU<48小时的患者

（1）发热，体温≥38℃，寒战和（或）低血压，<1岁的患者体温<37℃
（2）静脉穿刺部位有脓液/渗出物/弥漫性红斑
（3）沿导管的皮下走行部位出现疼痛性红斑（排除理化因素）

管床护士每4小时观察穿刺部位，若发现以上疑似情况

通知感控护士和主管医师，提示医师填写"培养申请单"，ICU护士填写"ICU患者日常记录"

医师首先判断导管是否仍有保留的必要性。按导管保留与否分别采用不同的送检方法

当患者寒战或发热时采血：
（1）手清洁：无明显污染使用速干酒精消毒液洗手
（2）血培养瓶口消毒：75%酒精消毒一遍，待干60秒
（3）抽血部位皮肤消毒：安尔碘（络合碘），待干60秒
（4）采血量：每瓶10ml

保留导管外周静脉血1份，中心静脉血1份

排除导管2个外周静脉血、导管尖端5cm

送化验，实验室提供培养结果

临床医师根据微生物学检测结果判断是否为CR-BSI

阴性，报告

病程记录护理记录

阳性，涂片，镜检报告；提供最终鉴定药敏报告

1~2位培训过的感控科专职人员每天安排固定时间到ICU收集登记数据，同时观察与感染有关的因素

（1）每天由感控人员记录数据并对数据进行整理（2位感控人员交换录入数据，便于相互校对）
（2）每月小结，找出不足，及时改正
（3）每3个月得出CR-BSI率，并召开座谈会与科室进行交流，给予合理建议

图3　中心静脉导管相关血流感染（CR-BSI）监测流程图

第三章　消毒供应中心护理管理

医院消毒供应中心（CSSD）是承担各科室所有重复使用诊疗器械、器具和物品的清洗、消毒、灭菌以及无菌物品供应的部门，其工作质量直接影响到医疗质量和安全，是控制医院感染的重要科室。其主要任务包括器械回收、分类、清洗、消毒、检查、包装、灭菌，物品供应、库存规划、成本核算、医疗器械的维护保养等。

第一节　布局与管理

一、供应室的布局

供应室的合理布局是避免交叉感染，节省人、财、物力，提高工作效率，保障顺利供应的前提条件。

1. 供应室的位置　消毒供应中心宜接近手术室、产房和临床科室，不宜建在地下室或半地下室。建筑布局应分为辅助区域和工作区域。辅助区域包括工作人员更衣室、值班室、办公室、休息室、卫生间等。工作区域包括去污区，检查、包装及灭菌区（含独立的敷料制备或包装间）和无菌物品存放区。内部有与手术室直接传递的物品专用电梯。

2. 中心供应室区域划分　供应室内部严格区分为四个区域：生活区，污染区，清洁区，无菌区。生活区应与操作区域分开，其他区应有实际屏障隔开，可采用双扉式清洗机或双扉式全自动超声清洗机，双扉式压力蒸气灭菌器作为三区间的隔离屏，以利于供应室各项工作组成顺序流水线，并采取强制性通行路线，不准逆行。每区外设缓冲间，工作人员进入不同区域时，必须在缓冲间洗手、换鞋、更衣，通过卫生处理。使缓冲间起到隔离污染的屏障作用，以达到控制和预防感染发生的目的。

3. 供应室的面积及进出口　为保证中心供应室既能满足工作需要又经济合理的原则，面积的设定值 0.7～0.9 平方米/床，床位少则乘以大的系数，床位在 500～600 张则乘以 0.8 的系数，床位在 600 张以上则乘以 0.7 的系数。

（1）四区所占总面积比例

1）污染区：28%~32%。

2）清洁区：36%~40%。

3）无菌区：20%~22%。

4）生活区：5%~6%。

（2）整个中心供应室应留五个口

1）污染物品入口：接收未经处理的污染物品。

2）清洁物品入口：接收待灭菌物品（科室自己打包物品）。

3）进货物品入口：进一次性无菌物品库、敷料库的库存物品。

4）工作人员入出口：供应室工作人员进出的通道。

5）无菌物品发放出口：进行无菌物品发放。

4. 供应室内部装修的要求　供应室工作间的同一区域内尽量减少小房间的设置，以利于集中注意力，提高工作效率。内部装修应选择易洗刷消毒、耐腐蚀的材料。墙壁及天花板应选择无裂痕、不落尘的新型材料。地面可选用光滑、易洗刷、防滑材料，且有一定的坡度，便于污水排放，地漏应采用新型密闭地漏。门窗应采用密封性能好的塑钢门窗。应配备清洁、通风、降温、除湿等设备。室内压力蒸气的供应要充足且使用方便。采光通风必须良好。有水处理系统，直接供应冷水、热水、蒸馏水或软化水。

5. 中心供应室的空气净化及气流设计　环境洁净度对提高无菌物品生产质量有着重要作用。近年来，在消毒隔离管理中，对空气和环境洁净度的控制愈加严格，消毒供应中心必须有空气调节与净化的设计和设备、空气消毒的措施和设备。空气消毒宜采用静电吸附式空气消毒器，可吸附空气中的尘埃和微生物。开机30分钟便可达到消毒要求，可用于有人在房间时空气消毒。

所用消毒器的循环风量（m^3/h）必须是房间体积的8倍，可采用正压送风，在各区的空气间形成压差，空气由洁净度高的区域向洁净度低的区域流动。无菌区压力10~15Pa，清洁区5~10Pa，污染区-5~0Pa，敷料间0~5Pa。

消毒供应室宜选用中央空调送风系统，新风量应为总风量的10%~30%，换气频率10~15次/小时，清洁区和污染区工作人员较多，应加大新风量供应。

环境的洁净度还与室内的温度、湿度条件相关联。美国供应室的标准规定温度 19～23℃，相对湿度为 45%～60%。

6. 供应室分类　目前，根据手术室与中心供应室所依赖的程度可大致分为集中分散式和集中式两大类。集中分散式的特点为既有中心供应室，又在手术室有专门消毒、灭菌手术器械及物品的手术室供应中心。集中式则是将医院所有需要消毒、灭菌的物品回收至中心供应室来处理。其优点在于清洗消毒、检查打包、灭菌、储存、监测、发放，均由有经验和经过培训的专业人员来完成，以减少污染扩散，便于管理和质量控制。

7. 人员管理　有了良好的建筑布局，还必须加强人员的管理。非本室人员，未经许可不得随意进入作业区；任何人不得随意在污染区、清洁区、灭菌区及无菌物品存放处之间来回穿行；患有皮肤伤口感染或传染病者另行调配适当的工作或调离。供应室的人员应有严肃认真的工作态度，必须经过培训并掌握相应的专业知识和操作技能，严格执行《消毒管理办法》《医院消毒技术规范》《医院感染管理规范》等规章中有关中心供应室的各项规定。

二、污染区的感染管理

污染区是进行污染物品接收和清洗消毒的区域，这个区域中的器械上存有大量致病微生物，因而对消毒隔离的要求最为严格。

1. 污染物品回收的管理　按规定由专人、专车回收使用过的污染物品及器具，在回收过程中注意不要污染周围环境。回收的物品在固定专用的房间里拆包、分类，送入清洗槽或清洗机。这一过程对人工清洗时防止污染扩散和保证洗涤者安全具有十分重要的意义。回收车必须专用，每次用后应清洗、消毒。朊毒体、气性坏疽等特殊污染的物品，在回收时应双层密闭封装，并做"污染"标记后再运输，先消毒后清洗。

2. 污染区物品清洗的管理　没有适当的清洁，大多数消毒和灭菌过程将失败。精细的清洁可降低 $10^3～10^4$ 细菌量。完全没有有机物和无机尘颗粒的表面是洁净无菌的。事实上，最理想的清洗过程也不能去除所有的颗粒。

（1）污染区设备要求

1）全自动清洗机：先用高压水冲洗、喷淋，然后加温到 90℃ 消毒。但这种机械清洗，不易冲洗干净凝固在器械齿槽内的陈旧性血污等有机物质。

2）超声波清洗机：整个过程可通过预浸，再超声清洗、冲洗。然后按煮沸消毒、挂油、烘干、初步灭菌等顺序完成。

3）清洗灭菌装置：适用于被传染性较强的血液或体液污染的器具的洗

涤和灭菌。装置内充满水和洗涤剂，通过从喷嘴口冲出的蒸气能量进行加温、搅拌来清洗灭菌。它不同于以清洗为目的的装置，处理过的器材还需作再次清洗。

4）流水工作台（冲洗池）：中心供应室必备的、最基本的设备。用于完成各种清洗、消毒和灭菌所需要的辅助操作，并应保证经处理的器材不再污染。

5）导管清洗器：适用于清洗各种管状导管等器材。用时把污染的导管连接在某一适宜的歧管的喷嘴口，以常水或温水对污染导管进行连续的冲洗，或使用高压水枪和高压气枪冲洗和干燥。

6）喷淋清洗装置：通过更换专用清洗筐或架来清洗钢制、玻璃制器具，以及导管类等各种器材。

7）烘干装置：为了防止已清洗的器材再次遭污染，必须对它们进行充分的烘干。烘干装置的型式各不相同，如专用于大量烘干的烘干箱。适用于不能高温处理器物的低温烘干器以及专门为烘干各种导管而设计的多歧型管的导管烘干装置等。

（2）清洗过程：洗涤操作不可与污物回收在一起。为达到灭菌要求，必须有严格的洗刷规程。物品使用后应立即清洗去污。

1）自来水清洗：可保持血等污染物潮湿，但对软化或去除干的污物无效；自来水只适用于污染较轻、无有机物污染、表面光滑物品的清洗。

2）清洁剂：可保持血液等污染物潮湿，松解干的污物，但需配合其他机械活动去除污物。应注意很多清洁剂尤其是家用洗涤剂有一定腐蚀性，使用时应防止对金属器械尤其是一些精密医疗仪器的破坏。

3）酶清洗剂：酶可有效地分解和去除干和湿润的污物；酶有单酶和多酶，前者只能分解污物中的蛋白质，后者可分解所有的有机污物。如配合使用自动清洗器、超声波等，则清洗效果更佳。酶主要用于污染较重，尤其是有机物污染、物品结构复杂表面不光滑物品的清洗。

4）酸、碱洗涤剂：pH<7 的洗涤剂主要用于无机污物的清洗；pH>7 的洗涤剂主要用于有机污物，如血、脂肪和粪便的清洗；金属器械主要选择弱碱性洗涤剂。

（3）清洗步骤：分类、浸泡、清洗、用自来水漂洗、用去离子水漂洗、干燥。

1）分类：最好使用完毕即进行分类，尽量不要直接用手进行分类；锐利物品必须放在防刺容器内进行运输；污物要保持湿润防止干燥，如不能于1~2小时及时清洗，必须将物品浸于冷水或含酶液体中。

2）浸泡：可防止污物变干和软化或去除污物；对于有大量有机物污染或污染物已干可先用酶洗涤剂浸泡至少2分钟以上。

3）清洗

手工清洗：对于无机器清洗设备或一些复杂物品，如各种内镜、导管等必须手工清洗。清洗人员必须注意自身保护，戴厚的橡胶手套，戴面罩以保护眼、鼻、口黏膜，穿防水衣服或穿围裙和袖套，头套完全遮盖头发。需有专门的清洗槽和清洗空间，清洗时应避免水的泼溅和气溶胶的形成。

机器清洗：有全自动和半自动清洗机和专用设备清洗机。这些清洗机一般包括冷水清洗、洗涤剂清洗、漂洗和最后热水消毒（水温为80~90℃，至少可达中等水平消毒）和干燥过程。因此，机器清洗勿需先预处理消毒。

超声波清洗：超声波主要是用于去除医疗器械内小的碎屑，为此超声清洗前必须先初步清洗以除去大的污物；在使用前应让机器运转5~10分钟以排除溶解的空气；机器内加酶可大大提高超声清洗的效率；清洗水至少每8小时更换1次。

自来水漂洗：手工清洗完毕可先用自来水漂洗，接着用去离子水漂洗。

干燥：漂洗完毕后，应尽快将湿的物品擦干或烘干。

（4）清洗的注意事项

1）保证每次清洗彻底，否则污物凝固影响以后清洗效果和破坏物品。

2）清洗前避免污物变干。

3）复杂物品必须手工清洗，有机物污染较重、污物已干、物品较复杂应预先用酶洗涤剂浸泡2分钟以上。

4）一般情况下主张先清洗，但必须注意自身保护；尽量不要直接用手对尖锐物分类和清洗；避免污物与身体的直接接触。

5）盛装清洗后物品的容器必须清洁而无污染。运送车辆应固定存放使用，使用前后均需清洗干净。

6）清洗后的清洁物品应尽快包装，灭菌，以免再遭污染。因故不能包装者，必须妥善地存放在清洁、干燥的柜橱内，并在包装前用蒸馏水再冲洗1次。

（5）工作人员防护要求：污染区工作人员应戴圆顶工作帽、口罩、手套及穿隔离衣、防水鞋。必要时戴防护镜。离开污染区时应脱去隔离衣，换鞋，并认真洗手。

第二节 工作人员岗位职责

一、主任（科护士长）岗位职责

1. 在医务部主任领导和护理部主任指导下，负责消毒供应中心业务、教学、科研和管理工作。

2. 负责本科室年度工作计划和质量监测控制方案的制定、实施、检查和总结。负责本科室护理人员排班。

3. 负责组织医疗器材的再生和敷料的制备、消毒、灭菌、供应及保管工作。定期检查高压灭菌器的效能和各种消毒液的浓度，并检查消毒、灭菌效果，发现异常，及时处理。

4. 负责医疗器材、敷料、洗涤消毒药品的请领、报废工作。

5. 组织本科室人员深入临床科室，实行下收下送，检查所供应器材、敷料的使用情况，征求意见，改进工作。

6. 督促检查本科室人员认真执行消毒、灭菌制度和技术操作常规，严防医院内感染和差错、事故。

7. 负责组织业务学习和技术考核，安排进修、实习护士的培训工作。组织开展新业务、新技术和科研工作，总结经验，撰写学术论文。

8. 掌握本科室人员思想，业务能力和工作表现，提出考核、晋升、奖惩和培养使用意见。

二、护士长岗位职责

1. 负责室内所有设备的监测管理，包括生物培养阅读器、超净台、干燥箱、冰箱等，每日擦拭1遍，保持机器设备性能良好，清洁无尘。

2. 负责压力蒸气灭菌器消毒效果的生物指示剂监测（每周1次）和植入性器械的消毒效果监测，过氧化氢等离子生物监测每天1次并详细记录监测结果。

3. 负责每月1次无菌包的抽样并送医院感染质控中心进行微生物培养。

4. 负责一次性无菌医疗用品的管理，进出库记录和监测报告的收集保存备案。

5. 负责每月空气培养采样标本的送检。

6. 负责整理所有监测资料并妥善保存备查。

7. 负责纯水电导率的测定并记录。

8. 负责各种材料、包装材料、清洗剂、润滑剂等的监测并记录。

9. 严格按操作规程进行各项监测，认真记录监测结果并按规定保存备案。

10. 负责抽检器械清洗质量。

11. 负责实习生和进修生的教学工作。

12. 负责科室各种器材物品的维护、检修和报损。

13. 协助科护士长做好科室管理工作。

三、护师、护士岗位职责

1. 在护士长领导下和护士长助理指导下进行工作。

2. 负责医疗器械的回收、清洗、消毒、干燥、检查、包装、灭菌、监测、储存、发放工作。服务热情周到及时。

3. 经常检查医疗器材质量，如有损坏应及时修好并向护士长报告。

4. 协助护士长完成教学任务。

5. 协助护士长进行各种医疗器材的请领、供应、清点及消耗成本统计。经常与临床科室联系，征求意见，改进工作。

6. 认真执行各项规章制度和技术操作规程、工作流程，积极开展技术革新，不断提高工作质量，严防差错事故发生。

7. 参与继续教育及业务训练，参与教学、科研工作。

8. 做好岗位卫生工作，协助监督环境清洁及安全。

9. 做好无菌物品的每日常规质量监控并登记备案。

10. 负责各组工作区之间的协调与联系。

11. 努力学习业务，不断提高技术水平。

12. 指导技术工人进行工作。

四、去污区护士岗位职责

1. 严格执行《CSSD 医院感染管理制度》《消毒隔离制度》和《去污区工作制度》。

2. 负责清洗机内腔、外表、滤网的清洁卫生及去污区台面、抽屉、水池的清洁卫生。检查清洗机内的多酶清洗液、器械润滑剂的使用情况，及时添加。配制化学消毒液及超声波清洗机内多酶清洗液并记录签名。

3. 负责所有污染物品的接收、清点，按各组回收的物品进行分类，上机清洗。

4. 清点物品时当面点清，登记各下收组回收器械的数量，核对计算机单上物品的名称、数量、日期、科室等项记录是否完整，确认无误后进行接收及计算机录入。认真检查发现器械物品是否齐全，是否损坏，并进行分类、清洗、消毒处理。

5. 负责所有医疗器械、盘、碗、穿刺针、导管、呼吸机、管道等物品的清洗、消毒工作，手工清洗时将处理好的清洁物品送入传递窗。

6. 负责清点污染布类。

7. 使用全自动喷淋清洗机和超声清洗机洗涤物品时应严格遵守操作规程，不得擅自离开工作岗位，密切观察机器运转情况。发现异常，立即关闭电源，报告护士长处理。使用完毕，及时清理清洗槽内脏物，保持机器内外清洁干燥，关闭电源、水源。

8. 负责纯水机的加盐、加水。

9. 做好全自动喷淋清洗机等机器的日常维护及运行记录。

10. 在处理污染物品过程中应注意自身职业防护，必须戴防护手套、穿防水鞋、穿防护服、戴圆帽、口罩、防护面罩或护目镜等。

五、检查、包装区护士岗位职责

1. 严格执行《CSSD 医院感染管理制度》《消毒隔离制度》和《检查、包装及灭菌区工作制度》。

2. 打包前应先洗手或手消毒后再进行操作，以防止包装过程中微生物、热原及微粒的污染，同时做好自身职业防护。

3. 维护环境清洁整齐，操作前后擦拭台面、橱柜、抽屉等。

4. 严格按各类医疗器械的操作规程进行包装。负责所有器械的干燥、性能检查、保养、调配、包装。管腔类物品应注入 95% 乙醇，检查其是否通畅，并保持内腔干燥无水分。按各类诊疗包内物品规格数量调配齐全，经二人核对无误后打包，包外加条形码标签，标签内标明品名、包内容物及数量、灭菌日期、失效日期、灭菌标识、条形码、双签名。

5. 负责清洁布类的检查、折叠、整理、分类存放。负责棉球包、纱条包、纸塑包装物品、低温灭菌物品的包装，以及物品的交接。

6. 负责每日封口机性能测试并记录。

7. 帮工人打印换药包的条形码标签。

8. 下班前为次日准备好所需物品，如敷料、刀片、缝针、缝线等。

9. 每日工作结束后，整理工作台面。

六、无菌物品存放区护士岗位职责

1. 严格执行《CSSD 医院感染管理制度》《消毒隔离制度》和《无菌物品存放区工作制度》。

2. 进入无菌物品存放区须先洗手或手消毒、戴圆帽、戴口罩、更衣、换鞋。每日清点物品数量并记录，做到账物相符。

3. 检查所有无菌物品有效期，做到无过期物品。

4. 每日擦拭贮存架、传递窗内侧、台面、计算机桌、办公桌、治疗车，保持无菌间整洁卫生。

5. 负责下送物品的准备，在消毒供应中心信息管理系统选择发放科室、操作员，刷入条形码、确认保存。与下送工人当面清点核对无菌物品种类、数量。如有不符应立即查明原因，以免物品少送或多送。

6. 严格按规章制度进行物品发放。发放时先发近期，后发远期，做到"三查五对"，"三查"即放时查、存时查、发时查，"五对"即对品名数量、对科室、对日期、对灭菌标识、对计算机条码。

7. 无菌物品存放区内的物品应严格归类定点放置，所有无菌物品应距地面 20cm 以上，距天花板 50cm 以上，距墙 5cm 以上。

8. 负责每日灭菌物品抽样检查，项目包括湿包情况、灭菌标识、包外化学指示剂变色情况、有效期、包布完整性等，并记录检查结果。保证做到不发湿包、过期包、落地包。

9. 负责在当班期间压力蒸气灭菌完成时，与灭菌员共同认真核对灭菌后化学指示剂变色情况，并将查对结果记录备案，双方签名。如发现化学指示剂变色没有达到标准黑色，应立即查找原因，物品未重新灭菌不得发放。

10. 临床科室借物时，须严格履行借还手续。急救物品超过 3 天，普通物品超过 1 周未归还者，应电话催还。

11. 负责每月 1 次总结账目，做好各科总成本记录并交护士长。负责每月工作量统计。

12. 热情接待来换物品的科室人员，无特殊情况无菌物品存放区护士一律不得外出。

13. 下班前关闭计算机，关好传递窗，确保安全。

七、环氧乙烷灭菌器灭菌护士岗位职责

1. 严格遵守《环氧乙烷灭菌器操作规程》。

2. 负责各科室送交的需进行 100% 环氧乙烷灭菌器灭菌的医疗器材的检

查、包装和灭菌，如高分子材料（注射器、输液器、采血器、采尿袋、导管等）、光学内镜、人工晶体、心脏起搏器等。

3. 环氧乙烷灭菌器灭菌包内须注明灭菌批号、有效期、灭菌方式。灭菌标识应清晰，并有责任人签名。

4. 严格遵守环氧乙烷灭菌器操作规程，做好安全防护。密切观察灭菌过程中灭菌器的运行情况，并详细记录。

5. 负责环氧乙烷灭菌器、灭菌室、推车、搁架的清洁卫生。定期进行保养，保证灭菌器性能良好。

6. 负责环氧乙烷灭菌器的物理、化学、生物监测记录。

7. 灭菌结束，关闭电源。

八、过氧化氢等离子低温灭菌护士岗位职责

1. 严格遵守《过氧化氢等离子低温灭菌操作规程》。

2. 负责各科送交的需进行过氧化氢等离子低温灭菌的医疗器材的打包和灭菌，如心导管、植入物、电刀等。

3. 过氧化氢等离子低温灭菌包内需注明灭菌批号、有效期、灭菌方式。灭菌标识应清晰，并有责任人签名。

4. 严格遵守过氧化氢等离子低温灭菌器操作规程，做好安全防护。密切观察灭菌过程中灭菌器的运行情况，并详细记录。

5. 负责过氧化氢等离子低温灭菌器、推车、搁架等的清洁卫生。定期进行保养，保证灭菌器性能良好。

6. 负责过氧化氢等离子低温灭菌器的物理、化学、生物监测并记录。

7. 灭菌结束，关闭电源。

九、灭菌班岗位职责

1. 在护士长领导及本科主管护师、护师的指导下进行工作。

2. 严格执行《CSSD 医院感染管理制度》《消毒隔离制度》和《灭菌区工作制度》。

3. 严格执行各项规章制度、技术操作规程、工作流程，完成各类医疗器械的灭菌工作，灭菌合格率100%。

4. 已灭菌物品与未灭菌物品应严格分开，定点放置，不得混放。

5. 每日灭菌前后对压力蒸气灭菌器和等离子低温灭菌器进行认真检查，清洁保养维护，做好灭菌前的准备工作。

6. 熟练掌握灭菌器性能，认真观察灭菌器运转情况，及时发现故障，不

得擅离职守。

7. 灭菌前在消毒供应中心信息管理系统灭菌界面选择操作员，对每一个待灭菌的物品包刷条形码，确认保存。

8. 每锅压力蒸气灭菌和低温灭菌完成时，与无菌间护士共同认真核对灭菌后化学指示剂变色情况，并将查对结果记录备案，双方签名。如发现化学指示剂变色没有达到标准黑色或黄色，应立即查找原因，物品未重新灭菌不得发放。

9. 负责做好灭菌效果监测工作　包括高温灭菌每晨第一锅做 B-D 试验，每锅均有物理监测、每包化学监测、每周 1 次生物指示剂监测、每锅次批量化学监测并记录，保留监测结果备案。外来器械每日下午 16：00 进延长干燥时间的灭菌器，每锅次进行生物监测，并快速生物培养 3 小时，发现培养阳性，立即召回，并上报护士长及相关部门。低温灭菌每锅次物理监测、化学监测、生物监测，并做好灭菌的各种记录。

10. 参加继续教育、灭菌员岗位职能培训及业务考核。

11. 负责全院灭菌物品的接收、清点、装卸、记录。

12. 掌握停水、停电、停压缩空气、遇冷空气团等应急情况的处理。

13. 维护环境清洁整齐及安全，每日灭菌前擦拭灭菌器内外及搁架，清洗过滤网，检查安全阀。

14. 负责指导灭菌协助员的工作，指导麻醉科手术室所有灭菌包的运送，灭菌后的无菌包需在待凉区冷却 30 分钟，在消毒供应中心信息管理系统刷条形码，确认保存，运送。

15. 认真做好灭菌后的安全检查，灭菌结束后关闭水源、电源、气源、空调，检查所有门窗开关。

十、护理质量督导员岗位职责

1. 在护理部领导及本科护士长的指导下进行质量管理工作。

2. 重点协助护士长抓好科室的护理质量工作。

3. 负责对临床科室满意度、临床科室反馈情况的收集处理。对器械清洗质量、器械及敷料打包质量、物品灭菌质量、物品发放数量、各组工作环节质量等进行检查监督。

4. 督促本科工作人员认真执行工作流程和各项规章制度，对违规者进行批评教育，并详细记录于质量检查登记本内，必要时向护士长报告。每周用 1～2 个半天专门检查本科护理质量。

5. 对科室存在的质量问题进行整改，及时发现科室存在的不安全因素，协助护士长修订工作流程。

6. 参加每月1次的小组长会议，每季度1次的质量分析会，会前做好质量检查小结，会后传达并落实会议精神。

7. 定时下临床科室征求意见，了解各科室的反馈意见及建议，充分与科室护士、医师沟通，提出问题，解决问题，并做回访。填写临床科室意见表。

8. 根据各科室的实际需要更改物品基数单，对新增科室设立物品基数表，确认物品数量，由双方护士长签名备案，消毒供应中心对使用科室实行下收下送。

9. 协助护士长做好各种器械的检查、报损、更新。

十一、医院感染控制员岗位职责

1. 在护士长的领导下负责医院感染控制管理。

2. 负责无菌操作及无菌操作环境的检查管理。

3. 负责检查定期消毒和检测的落实情况。

4. 负责检查一次性医疗用品使用管理制度的落实情况。

5. 负责检查医院感染控制登记制度的落实情况，对全体工作人员进行预防医院内感染知识培训。

6. 负责对工作人员进行职业暴露防护的教育工作。

7. 负责检查全体工作人员的个人防护情况。

十二、教学负责人岗位职责

1. 在护士长的领导下负责组织本科护士的培训管理工作。

2. 负责组织本护理组人员的业务学习工作。

3. 组织护士参加继续教育及其他在职学习。

4. 协助护士长开展新业务、新技术及护理科研。指导护士撰写论文，总结经验，改进工作。

5. 指导护士进行各项护理操作训练及考核。

6. 负责检查和督促本科护士做好学习笔记。

7. 负责安排和指导带教护士对实习进修人员的带教工作。每周组织授课一次，组织理论考试与操作考试，并做好登记工作。督促带教护士及时完成实习鉴定，转科后1周内将手册交还实习学员。

8. 督促护士完成学历提升教育计划，如参加自学考试、函授教育等。

十三、换药包打包工人岗位职责

1. 负责换药包布的检查、整理。

2. 负责换药包岗位物品的准备，负责氧气湿化瓶和止血带的包装。

3. 负责所有换药包器械的检查、调配、保养及打包工作，注明灭菌日期、失效日期，签上工号以示负责，并协助包装护士进行器械打包。

4. 负责整理抽屉、台面、橱柜卫生，保持整洁。

十四、各班护士岗位职责

1. 整包组组长

（1）在科护士长的指导下，负责整包组的业务、教学和协调管理工作。认真完成护士长交办的工作。

（2）做好整包组的各项准备工作，协助护士长做临时调班，根据整包组的工作需要量每周一、周四请领耗材。

（3）督导该区的工作，指导工人做好器械包敷料的制备，认真查对，严防差错及纠纷。书写交接班记录。

（4）负责轮转护士、进修生的带教工作。

（5）掌握本区工作人员的思想动态、业务能力及工作表现。

（6）协调和配合麻醉科的工作。

（7）负责16：30～18：00手术室器械的查包工作。

2. 整包组护士1

（1）每天按规定时间上班。

（2）用消毒剂擦拭桌面。

（3）负责全院更换物品查包。

（4）与整包组护士2共同完成其他工作。

（5）负责备物。

（6）每天工作结束后，整理所有备用物品，保持环境清洁整齐，并用消毒剂擦拭桌面，放窗帘。

3. 整包组护士2

（1）每天按规定时间上班。

（2）用消毒剂擦拭桌面。

（3）将清洗机里的器械取出，并把部分未干的器械放入烘干机干燥。

（4）负责临床科室器械的打包，打印相应标签。

（5）与整包组护士1共同完成其他工作。

（6）每天工作结束后，整理所有备用物品，保持环境清洁整齐，并用消毒剂擦拭桌面。

4. **整包组护士 3**

（1）每天按规定时间上班。

（2）用消毒剂擦拭桌面。

（3）负责口腔、耳鼻、眼科器械的检查、包装工作。

（4）无整包组护士 1 的情况下负责查包。

（5）协助低温灭菌包的包装工作。

（6）每天工作结束后，整理所有备用物品，保持环境清洁整齐，并用消毒剂擦拭桌面。

5. **手术打包组护士 1**

（1）每天上班时间 9：30～17：00。

（2）负责所在工作台的环境卫生及备用物品的准备工作。

（3）检查敷料的数目与质量，完整无损后方可使用，并在布类敷料使用次数方格上打钩，以便统计使用次数。

（4）对装配好的器械按照条码标签进行核对，保证符合配置要求，再次检查器械的洁净度及功能。

（5）器械检查无误后，按规范方式包装，并贴上标签。

（6）每个包的大小和重量应符合灭菌设备要求。

（7）12：00 进午餐并适当休息，时间 30 分钟。

6. **手术打包组护士 2**

（1）每天上班时间 12：00～19：30。

（2）负责所在工作台的环境卫生及备用物品的准备工作。

（3）检查敷料的数目与质量，完整无损后方可使用，并在布类敷料使用次数方格上打钩，以便统计使用次数。

（4）对装配好的器械按照条码标签进行核对，保证符合配置要求，再次检查器械的洁净度及功能。

（5）器械检查无误后，按规范方式包装，并贴上标签。

（6）无纺布包装应备好无纺布，每个包的大小和重量应符合灭菌设备要求。

（7）18：00 进晚餐并适当休息，时间 30 分钟。

（8）每天工作结束后，整理所有备用物品，保持环境清洁整齐，并用消毒剂擦拭桌面。

7. 手术打包组护士 3

（1）每天上班时间 9：30～17：00。

（2）负责所在工作台的环境卫生及备用物品的准备工作。

（3）负责手术室器械包的检查，对装配好的器械按照条码标签进行核对，包装材料根据标签的有效期来选择，保证符合配置，再次检查器械的洁净度及功能。

（4）检查敷料的数目与质量包装，完整无损后方可封包。

（5）器械检查无误后，按规范方式打包，并贴上标签。

（6）每个包的大小和重量应符合灭菌设备要求。

（7）12：00 进午餐并适当休息，时间 30 分钟。

（8）每天工作结束后，将所有备用物品放回橱内，保持环境清洁整齐，并用消毒剂擦拭桌面。

8. 发放组组长

（1）在护士长的指导下，负责发放组的业务、教学和协调管理工作。认真完成护士长交办的工作。

（2）负责无菌间的发放管理工作，负责发放组人员的调配和工作安排。

（3）进入无菌间之前，必须先穿工作服、工作鞋，戴帽子、口罩。

（4）负责无菌间灭菌物品的管理和发放，所有的灭菌包发送时都须刷条码，计算机确认保存。

（5）进无菌间之前，先开中心层净化设备，达到 1 万级，保证无菌物品贮存，保持正压，保持新鲜空气的清洁度，保持温度在 18～25℃ 为宜，湿度 <60%。

（6）负责灭菌后物品接收和储存，并按无菌物品项目将不同物品按顺序放在架子上，摆放整齐。

（7）每日清点各类物品数量，并进行登记，发现过期的物品及时送到去污区，重新清洗上油，包装，灭菌。

（8）发放物品的名称、数量应与计算机交换单的显示相符，物品应在有效期内发放，并与下送工人查对。

（9）每日上班前先将传递窗擦拭干净，传递窗两侧门不能同时打开，防止外部空气对室内的污染。

（10）临床科室如需要特殊物品应及时联系，以便准备。借用物品应详细填写借据，急救物品 24 小时归还，一般物品 3 天归还，并详细登记签字，以免发生差错，各类器械包的失效时间为失效日期当日晨零时。

（11）保持无菌间的清洁整齐，物品架用湿巾擦时不得有水迹，地面湿拖每日 2 次。

（12）负责低温灭菌物品条码的打印、消毒物品条码打印与粘贴。

（13）所有的灭菌包发放时刷条形码，并确认保存。

9．库管员护士 1

（1）按计划定时领物入库。

（2）对入库的一次性使用的无菌物品进行质量验收。验收每箱产品的检验合格证、生产日期、消毒或灭菌日期及产品标识和失效期等。进口的一次性使用的无菌物品应具有灭菌日期和失效日期等中文标识。物品外包装清洁，标记清楚。没有污渍、水渍、破损、变形、霉变。

（3）每批次入库物品，记录项目应详细，包括入库日期、生产厂家、供货单位、产品名称、数量、规格、单价、产品批号、灭菌日期、失效日期、出厂日期、供需双方经办人姓名。

（4）一次性物品存放于专用库房中，环境清洁、阴凉、干燥、通风良好。温度控制在 18～25℃，湿度 60% 左右。

（5）物品的框架必须离地高 20～50cm，离天花板 50cm 以上，离墙远 5cm 以上处。

（6）物品在大库房储存时，以大包装形式存放。

（7）物品应分类放置，固定摆放位置，并与标识牌相符。

（8）与其他库管员共同完成其他工作。

10．库管员护士 2

（1）每日进入一次性物品存放间之前，必须先穿工作服、工作鞋，戴帽子。

（2）负责每日科室发送申请的提取、打印、核对、发放、记账。

（3）负责每日科室返回清单的签名、确认、整理。

（4）负责一次性物品暂存间物品的补充、摆放。

（5）与其他库管员协调完成其他工作。

11．去污区组长职责

（1）在护士长指导下工作，负责去污区的业务、教学和协调管理工作。认真完成护士长交办的其他工作。

（2）协助护士长进行临时调班，检查去污区所有设备是否正常运行，并做好记录。

（3）负责回收物品的计算机输入，对物品出入账有误的科室进行协调，与无菌间及时沟通。记录为临床科室代消毒物品的病区、物品名称、数量、规格，注明标识，做好交接班。

（4）督促去污区工作人员认真执行清洗、消毒隔离制度和技术操作常规，严防医院感染和差错、事故发生。督促去污区工作人员做好个人防护。

（5）坚持各项检查制度，确保工作安全，做好化学消毒液及水处理电导率的监测，填写各类使用记录。

（6）每周一、周四根据需求请领耗材等物品。

（7）负责组织新业务、新技术学习，总结经验。

（8）负责去污区工作人员的培训工作，实习生带教工作。

（9）落实职业暴露的报告制度。

（10）每周对去污区环境进行清洁保养。

（11）掌握去污区工作人员思想动态、业务能力和工作表现等。

12. 清洗班护士 1

（1）8：00～15：30 上班。参加早会，交接班后按规定着装。负责物品的清点，清洗机内腔、外部表面、滤网清洁卫生及污染区台面、抽屉、水池清洁卫生，检查清洗机内的多酶清洗液、器械润滑剂的耗用情况，及时添加。配置消毒液及超声波清洗机使用的多酶清洗液并记录签名。

（2）负责所有污染物品的清点，录入计算机登记并将数量报包装护士，按各组回收的物品进行分类，上机清洗。使用 1 号分类台。

（3）负责手术室器械分类上机清洗工作。

（4）负责呼吸机管道和穿刺针的清洗消毒。

（5）负责临时物品回收和布类物品清点。

（6）工作中及工作结束后及时将物品归位并保持整洁。

（7）做好个人防护，职业暴露后向上级报告。

13. 清洗班护士 2

（1）9：30～17：00 上班。工作时戴帽子、口罩，着防护服、工作鞋，戴手套，必要时戴面罩。

（2）负责所有污染物品的清点录入，计算机登记并将数量报包装护士，按各组回收的物品进行分类，上机清洗。使用 2 号分类台。

（3）负责手术室器械清点、分类、浸泡、上机清洗工作。

（4）负责呼吸机管道和穿刺针的清洗消毒。

（5）做好与清洗班护士3的交接工作。

14．清洗班护士3

（1）12：00～19：30上班。工作时戴帽子、口罩，着防护服、工作鞋、戴手套，必要时戴面罩。

（2）负责所有污染物品的清点录入，计算机登记并将数量报包装护士，按各组回收的物品进行分类，上机清洗。

（3）负责手术室器械清点、分类、浸泡、上机清洗工作。

（4）负责呼吸机管道和穿刺针的清洗消毒。

（5）负责临时物品回收。

（6）负责布类清点。

（7）每天工作结束后，保持环境清洁整齐。

（8）下班前检查去污区所有门窗、水电设备开关是否关闭。

15．灭菌班护士1

（1）按规定时间准时上岗，上班时间8：00～14：00。

（2）每日擦拭灭菌器及办公桌。

（3）每周一对预真空压力蒸气灭菌器进行生物监测。

（4）负责接收代灭菌物品，严禁接收液状石蜡等液体和滑石粉等粉类物品，接收时注意查看物品的名称及时间是否正确，发现错误及时退回重写。接收结束后做好科室物品数量登记。

（5）灭菌器使用前检查性能是否完好，包括压力表是否处在"零"的位置、记录打印装置是否处在备用状态、柜内壁是否清洁、柜门密封圈是否平整无损、冷凝水排出口是否通畅、电源、水源、蒸气、压缩空气等运行条件符合设备要求。

（6）预真空压力蒸气灭菌器每日第一锅做B-D测试，做好B-D测试记录。

（7）将待灭菌物品按消毒规范要求摆放在灭菌器内。

（8）做好待灭菌物品名称及数量的登记。

（9）根据灭菌物品的类别选择不同的灭菌程序。

（10）灭菌过程中随时观察各项参数（时间、温度、压力），发现问题及时处理。记录每个灭菌周期的关键数据。

（11）检查指示胶带的变色情况，遇有不合格者必须查找原因后重新灭菌。

（12）11：30~12：00进工作餐。

（13）灭菌物品从专用无菌电梯送至麻醉科后，及时打电话通知麻醉科护士接包。

（14）负责低温等离子的临时灭菌工作。

（15）做好与灭菌班护士2的交接工作。

16．灭菌班护士2

（1）按规定时间准时上岗，上班时间14：00至灭菌结束。

（2）与灭菌班护士1做好交接工作。

（3）负责接收代消毒物品，液状石蜡等液体和滑石粉等粉类物品严禁接收。接收时注意查看物品的名称及时间是否正确，发现错误及时退回重写。接收结束后做好科室物品数量登记。

（4）将待灭菌物品按消毒规范要求摆放在灭菌器内。

（5）做好待灭菌物品名称及数量的登记、统计工作。

（6）根据灭菌物品的类别选择不同的灭菌程序。

（7）灭菌过程中随时观察各项参数（时间、温度、压力），发现问题及时解决；记录每个灭菌周期的关键数据。

（8）检查指示胶带的变色情况，遇有不合格者必须查找原因后重新灭菌。

（9）外来器械每日下午16：00进延长干燥时间的灭菌器，每锅次进行生物监测，并快速生物培养3小时，发现培养阳性，立即召回，并上报护士长及相关部门。

（10）过氧化氢低温等离子灭菌的所有准备工作应该在17：30之前完成，灭菌过程中做好每个循环周期的观察，发现问题及时解决。灭菌循环结束后应及时做生物监测，保存好打印记录。低温灭菌器须保持24小时通电，开关切勿关闭。

（11）进无菌间卸包，从灭菌器卸载取出的物品冷却30分钟后方可搬动，所有的灭菌包发送时都须刷条码，计算机确认保存。

（12）灭菌物品从专用无菌电梯送至手术室后，应及时打电话通知手术室护士接包。灭菌工作结束后，所有装载车须送回无菌间方可关闭电梯。灭菌好的手术包及低温物品必须当天全部送至手术室。

（13）统计当天所有灭菌物品的数量，做好记录。

（14）在交班本上记录灭菌及卸包结束时间。

（15）做好当天仪器使用管理登记。

（16）关闭灭菌器电源、排风机开关、水处理系统以及空调。下班前应巡视各个工作间的门窗是否关好。

十五、各岗位工人岗位职责

1. 保洁工人

（1）在护士长的领导及护士的指导下进行工作。

（2）每日提前上班，穿工作服、工作鞋、工作帽。

（3）定期对消毒供应中心各区域的门、窗、墙壁、地面、公共设施等进行清洁处理，保持干净整洁。

（4）保洁用具、拖把专区专用，用后清洁、悬挂晾干。

（5）负责所有擦手巾的清洗、折叠、周转。

（6）负责工作人员工作服的清洗、烘干、折叠、归位。

2. 回收工人1

（1）进工作间须穿工作服、工作鞋、工作帽、口罩、手套、防护服。

（2）协助清洗班护士整理清洗机内腔、外部表面、滤网清洁卫生及去污区台面、抽屉、水池清洁卫生。将回收密闭盒清洗消毒干净。

（3）上午9：15后与回收工人2共同完成全院临床科室的下收工作，与本组工人共同回收所有污染物品。

（4）下午15：15后与回收工人2共同完成全院临床科室的下收工作，与本组工人共同回收所有污染物品。

（5）协助护士做好污染物品的清洗，负责氧气湿化瓶、呼吸螺纹、止血带的清洗消毒。

（6）做好污染拖鞋的清洗消毒工作。

（7）负责每日2次回收车的清洗消毒，每周一下午上油保养，干燥存放。

（8）做好个人防护，发生职业暴露及时上报组长。

3. 回收工人2

（1）进工作间须穿工作服、工作鞋、工作帽、口罩、手套、防护服。

（2）每日送洗污染工作服，取回清洁工作服。

（3）上午9：15后与回收工人1共同完成全院临床科室的下收工作，与本组工人共同回收所有污染物品。

（4）下午15：15后与回收工人1共同完成全院临床科室的下收工作，与本组工人共同回收所有污染物品。

（5）协助做好手术室低温灭菌物品的清洗、整理工作。

（6）与洗涤公司做好敷料回收的清点核对工作，并记录。

（7）负责每日2次回收车的清洗消毒，每周一下午上油保养，干燥存放。

4．回收工人3

（1）工作时须戴帽子、口罩，穿防护服，穿工作鞋，戴手套。

（2）负责手术室污染器械的随时运送。

（3）手术室回收密闭盒的清洗、消毒。

（4）手术归还器械、报废器械的传递更换。

（5）工作结束前负责低温灭菌物品的清洗。

5．下送工人1

（1）工作时须穿工作服、工作鞋，戴帽子、口罩，洗手。

（2）8：00～9：00负责纱球的折叠、针包的准备工作。

（3）负责内科、急诊、门诊、眼科、体检中心无菌物品及一次性物品的下送工作。

（4）按科室物品更换单的物品名称、数量、规格清点接收无菌物品，下送至科室，并与科室做好交接。

（5）运送过程中注意无菌物品的存放，避免污染。运送中如物品掉落地面，要重新消毒灭菌。

（6）下送返回后与无菌间的护士再次核对下送物品。

（7）协助护士请领各种医疗器械、敷料、一次性医疗用品、药品等。

（8）负责下送车的清洗消毒，上油保养，干燥存放。

6．下送工人2

（1）工作时须穿工作服、工作鞋，戴帽子、口罩，洗手。

（2）8：00～9：00负责纱球的制作和针包的准备。

（3）负责外科无菌物品及一次性物品的下送工作。

（4）按科室物品更换单的物品名称、数量、规格清点接收无菌物品，下送至科室，并与科室做好交接。

（5）运送过程中注意无菌物品的存放，避免污染。运送中如物品掉落地面，要重新消毒灭菌。

（6）下送返回后与无菌间的护士再次核对下送物品。

（7）协助护士请领各种医疗器械、敷料、一次性医疗用品、药品等。

（8）负责下送车的清洗消毒，上油保养，干燥存放。

7．库房工人

（1）工作时须穿工作服、工作鞋，戴帽子。

（2）负责每周一、周四一次性物品存放间物品的拆箱上架。

（3）协助库管员搬运敷料及发放工作。

（4）协助一次性物品到货时的搬运。

（5）每周一、周四下午下送化学消毒液到临床科室。

8．协助灭菌工人

（1）9：00～17：00上岗，工作时须穿工作服、工作鞋，戴帽子。

（2）协助灭菌员接收麻醉科及临床科室的代消毒物品，液状石蜡等液体、滑石粉等粉类物品严禁接收。接收时注意查看物品的名称及时间是否正确，发现错误及时退回临床科室重写。接收结束后做好临床科室物品数量登记。

（3）协助灭菌员将待灭菌物品按消毒规范要求摆放在灭菌器内。

（4）中午11：00进工作餐，时间30分钟。

（5）协助无菌间工作人员做好卸包工作。进入无菌间卸包，从灭菌器取出的物品，冷却30分钟后方可搬动。

（6）灭菌物品从专用无菌电梯送至手术室后，应及时打电话通知手术室护士接包。所有的灭菌包发放时刷条形码，并确认保存。

9．敷料工人1

（1）工作时须穿工作服、工作鞋，戴帽子、口罩。

（2）负责上午8：00，下午17：00和敷料工人2一同与洗涤公司的人员清点前日所送洗的敷料，并及时上架、入柜、登记签名，确保数量正确。

（3）负责敷料打包间橱柜、台面、车架的卫生，每日擦拭1～2次。工作结束后整理岗位卫生，保持清洁。

（4）负责敷料的检查折叠，确保无破损。

（5）负责清点破损敷料，将数量填写好交护士长助理，及时报损补充。

（6）负责手术室敷料打包，每个敷料包上有化学指示物、灭菌日期、失效日期、打包人签名。

（7）负责敷料的制备。

10．敷料工人 2

（1）工作时须穿工作服、工作鞋，戴帽子、口罩。

（2）负责上午 8：00，下午 17：00 和敷料工人 1 一同与洗涤公司的人员清点前日所送洗的敷料，并及时上架、入柜、登记签名，确保数量正确。

（3）负责敷料打包间橱柜、台面、车架的卫生，每日擦拭 1～2 次。工作结束后整理岗位卫生，保持清洁。

（4）负责敷料的检查折叠，确保无破损。

（5）负责清点破损敷料，将数量填写好交护士长助理，及时报损补充。

（6）负责手术室敷料的打包，每个敷料包上有化学指示物、灭菌日期、失效日期、打包人签名。

（7）负责敷料的制备。

第三节　管理制度

一、日常管理制度

1．CSSD 工作人员必须严格遵守岗位职责、各项规章制度、操作规程和工作流程，掌握有关消毒灭菌知识。

2．当日工作当日完成，根据医院各科室需要配备各类器材的基数，及时供应医疗器材、敷料，并保证无菌，由 CSSD 每日定时下送 2 次。

3．已灭菌物品与未灭菌物品应严格分开放置，以免混淆。供应的无菌物品外包装应有标识，内容包括物品名称、检查包装者姓名或编号、灭菌器编号、批次号、灭菌日期、失效日期。无菌物品超过有效期或封口已被拆开一律不能再用。

4．凡准备的各种器材、敷料均应按要求达到标准。

5．根据物品的材质采用压力蒸气灭菌、过氧化氢等离子灭菌方法，并须严格掌握灭菌的操作程序和时间。

6．清洗机每日运行前常规进行清洁维护，包括内腔、过滤网、喷水臂等，每次运行记录各项参数。

7．压力蒸气灭菌每日运行前进行日常检查维护，每次均应有效果检测，每锅物理监测并进行详细登记（压力、温度、时间、装载物品、检测结果及操作者姓名），每包化学监测，每周生物监测及有植入性器械灭菌时每锅监测，脉动预真空压力蒸气灭菌器每日进行 B-D 试验。

8．过氧化氢等离子灭菌每锅物理监测、每包化学监测、每日生物监测。

9．一次性医疗用品应统一发放，使用后按当地卫生行政部门的规定进行无害化处理。

10．各班人员负责工作期间的消毒供应，并做好各项安全工作。

11．做好财产、各项文件记录，备案存档。

二、医院内感染控制管理制度

1．建筑布局合理，分为辅助区域和工作区域。工作区域分为去污区，检查、包装及灭菌区（含独立的辅料制备或包装间）和无菌物品存放区。各区域之间应设实际屏障。物品由污到洁，不交叉，不逆流。空气流向由洁到污；去污区保持相对负压，检查、包装及灭菌区保持相对正压。

2．有物品回收、分类、清洗、消毒、干燥、检查保养、包装、灭菌、存储、发放全过程所需要的设备和条件。根据工作场所的需要，配备相应的个人防护用品，包括圆帽、口罩、隔离衣或防水围裙、手套、专用鞋、护目镜、面罩等。去污区应配置洗眼装置。不应在诊疗场所对污染物品进行清点，采用密闭式回收，回收工具每次使用后进行清洗、消毒、干燥备用。专车专用，回收物品和无菌物品严格分开运送。

3．工作人员进入工作区内，应衣帽整洁，严格执行操作规程。工作人员按区域要求着装，去污区着粉红色防护服，更换专用鞋、帽子、口罩，并按要求穿戴防护用品。无菌物品存放区着绿色隔离服，更换专用鞋。

4．预真空压力蒸气灭菌器，应每天做 B-D 监测，每周做生物监测，每锅进行工艺监测，每包进行化学监测，物品监测合格后方可使用。

5．一次性使用无菌医疗用品由专人监管，入库前检查检验合格证，外包装是否符合要求，标记是否清晰，包装是否清洁，是否有污渍、水渍、霉变，包装是否有破损、变形，并记录入库日期、产品名称、规格、数量、生产厂家、生产批号、灭菌日期、失效日期等。进入一次性物品暂存区的物品应去除外包装。

6．有明确的质量管理和监测措施，对购进的原材料、消毒洗涤剂、试剂、设备、一次性使用无菌医疗用品等进行质量监督，杜绝不合格产品进入消毒供应中心；对消毒剂的浓度、洗涤用水的质量进行监测；对工作环境的洁净程度和清洗、包装、灭菌、存储等环节的工作质量有监控措施；对灭菌后成品的包装、外观和内在质量有检测措施。

7．认真执行检查制度，无菌物品要求包装规范，包布完好无损，包内放置化学指示卡，包外贴有灭菌标识的可追溯条形码标签，标明物品名称、检查打包者姓名、灭菌日期和失效日期，灭菌后物品应分类、分架存放在无菌物品存放区。由专人负责，定期检查，过期予以重新处理。

8．无菌物品从灭菌器卸载取出后冷却时间要>30分钟方可移动。接触无菌物品前应先洗手或进行手消毒。存储前应检查物品名称、有效期、化学指示剂变色情况，包装是否完好，是否湿包、散包，不符合规定者一律视为非无菌物品。无菌物品在存储或搬运过程中一旦掉落地面或变潮，应视为已被污染，要重新灭菌处理。

9．无菌物品发放时应遵循先进先出的原则，确认其有效性。植入物及侵入性手术器械应经生物监测合格后方可发放。发放记录应具有可追溯性。应记录一次性使用无菌医疗用品出库日期、产品名称、规格、数量、生产厂家、生产批号、灭菌日期、失效日期等。

10．凡传染患者或可疑感染患者使用过的医疗器械，送消毒供应中心先用快速清洗消毒机清洗后再按常规清洗灭菌处理。

11．工作区每周一次大扫除，每天专人负责擦拭，每月做好各项监测。定期对无菌物品抽样细菌培养，空气、环境、工作人员手、物体表面进行微生物监测；压力蒸气灭菌器、过氧化氢低温等离子灭菌器按《消毒技术规范》要求进行物理、化学和生物监测。

三、消毒隔离制度

1．消毒供应中心布局按辅助区域、去污区、检查包装及灭菌区、无菌物品存放区严格划分，符合由污到洁，强制通过，不得逆行。人流、物流、气流符合规定。

2．严格按各区域要求着装和规范洗手。工作人员衣帽整洁，进入无菌区应更换专用鞋、帽及服装，戴口罩，手清洁干燥。

3．所有重复使用的污染物品均应清洗消毒处理后方能进入检查包装及灭菌区。

4．使用中的消毒液必须保持其有效浓度。

5．严格执行压力蒸气灭菌器操作规程，进行物理、化学、生物学监测，符合要求并做好记录。并要定期检查，发现故障或未达到灭菌效果时，应找出原因及时维修，对维修工作要有记录。

6．灭菌物品发放前严格检查灭菌效果、有效时间、包装是否符合要求，方可发放并做好发放记录。

7. 包装前后及取放无菌物品前洗手。

8. 特殊感染（如气性坏疽、朊毒体及突发原因不明的传染病等）患者用过的器械应严格按照特殊处理流程进行处理。

9. 污染车与无菌车用后必须对车辆进行清洗消毒处理并分开放置。

10. 清洗用具每天用后应清洗消毒干燥后备用。

11. 医疗废物按国家要求规范处理。

12. 三区空气、物表菌落数应符合要求，各室台面、地面每日清洁擦拭，每月大扫除 1 次，三区每日紫外线照射消毒 1 小时。

13. 每月根据规定对空气、物表、手进行卫生学监测。

四、查对制度

1. 物品回收查对制度　五查，即查品名、查数量、查性能、查规格、查清洁情况。

2. 物品包装查对制度　六查，即查洗涤质量、查物品性能规格、查数量、查品名、查日期、查签名。抢救包必须经两人查对并签名后方能封包。

3. 消毒灭菌查对制度　装锅前查数量查规格、查装载及灭菌方法。装锅后查压力、查温度、查时间。下锅时查湿包、查化学指示带变色情况。

4. 物品发放查对制度　三查，即物品放时查、发时查、发后查。六对，即对品名、对灭菌日期、对灭菌标识、对签名、对数量、对科室。

5. 物资入库出库查对制度　五查，即查厂家批号、查有效期、查品名、查规格、查数量。

五、交接班制度

1. 各班人员必须坚守岗位，履行岗位职责，保证各项工作准确及时进行。

2. 由护士长主持晨间集体交接班，包括传达医院周会、护士长会议精神，业务学习，提问及示教，布置当天工作及注意事项等，一般不超过 30 分钟。未参加晨间交班者应阅读会议记录并签全名。

3. 每班必须按时交接，接班者提前 5~10 分钟到科室进行物品清点交接，并登记在物品交班本上，做到账物相符。在接班者未接清楚之前，交班者不得离开岗位。

4. 夜班人员必须在交班前完成本班的各项工作，填写好本班各项文件记录。遇到特殊情况应详细交代，与接班者共同以书面形式做好交接班工作方可离开。

5. 各班人员应维持环境整洁卫生，发现脏乱现象不予接班。

6. 每月各工作岗位轮转。各班交接要求做到物品准备充分，岗位责任明确，交班内容记录完整清晰。

7. 各工作区域物品交接以书面形式为准，做好各记录本的书写。

六、去污区管理制度

1. 进入去污区必须穿隔离衣、戴口罩、帽子及手套，穿防水胶鞋，必要时戴眼罩及面罩，不得随意到其他区域走动。

2. 去污区域回收、分类、清洗、消毒（包括运送器具的清洗消毒等）、干燥、处理重复使用的诊疗器械、器具和物品。

3. 盛装清洗后物品的容器及传递车辆应专用，严禁与污染容器及车辆混装。

4. 去污区车辆、容器等用物也应有相对洁污标识。

5. 去污区人员离开此区应洗手、更衣、换鞋。

6. 去污区人员应严格执行职业防护制度及消毒隔离制度，防止交叉感染。

七、无菌物品存放区管理制度

1. 无菌物品存放区域内存放、保管、发放无菌物品，严禁一切非无菌物品进入该区。凡发出的灭菌包，即使未使用过，也一律不得再放回该区。

2. 无菌物品存放区工作人员相对固定，由专人管理，其他无关人员不得入内。

3. 工作人员进入无菌物品存放区，必须换鞋、戴帽子及口罩，穿专用服装，严禁到其他区域走动。

4. 注意手的卫生，取放无菌物品前后应洗手。

5. 认真执行灭菌物品卸载、存放的操作流程。

6. 严格查对相应包装材质的规定有效期。

7. 发放时应严格遵循先进先出原则，发放时应确认无菌物品的有效性。植入物及植入性手术器械应在生物监测合格后，方可发放。

8. 确保各类常规物品及抢救物品的基数以保证随时供应。

9. 从库房领取的一次性无菌用品，均需先拆除外包装后方可进入无菌物品存放区。

10. 保持环境的清洁整齐，确保环境符合国家卫生学要求。

八、差错、事故登记报告制度

1. 科室建立差错、事故登记本。

2. 发现差错事故，当事人或区域组长应立即向护士长汇报，护士长及时向护理部汇报差错事故的原因、经过、后果，按规定及时、如实进行登记并妥善保管相关材料，不得擅自涂改或销毁，以备鉴定。

3. 发生差错事故后，要积极采取补救措施，以减少或消除由于差错、事故造成的不良后果，将损害降到最低限度。

4. 差错、事故发生后，按其性质与情节组织科室护理人员进行讨论、分析发生原因，提高认识，吸取教训，改进工作。根据差错的情节及对患者造成的影响，确定性质，提出处理意见。

5. 发生差错、事故的集体或个人如不按规定报告，有意隐瞒，事后经护士长或他人发现，须按情节严肃处理。

6. 护士长应制定预防差错事故预案，提出防范措施，改进工作流程，不断提高工作质量。

九、检查、包装及灭菌管理制度

1. 进入检查包装及灭菌区的工作人员必须按要求着装（或经风淋室实施风淋除菌），必要时戴口罩，严禁到其他区域走动。

2. 检查包装及灭菌区对去污后的诊疗器械、器具和物品进行检查、装配、包装及灭菌（包括特殊敷料制作）。

3. 严禁一切与工作无关的物品进入检查包装及灭菌区。

4. 随时保持该区环境、物体表面及人员手表清洁干净，确保空气、物表、手表符合国家卫生学要求。

5. 非检查包装及灭菌区使用车辆不得随意出入该区，必须进入者需进行处理后方能进入。

6. 认真执行物品检查包装操作流程，确保灭菌质量。

十、环氧乙烷灭菌器灭菌管理制度

1. 严格遵守《环氧乙烷灭菌器操作规程》，100% 环氧乙烷灭菌器须专人管理，工作人员须经过专业培训。每次灭菌前应对灭菌器内外进行清洁处理。

2. 工作人员必须熟练掌握 100% 环氧乙烷灭菌器灭菌的有关知识，如100% 环氧乙烷灭菌器的特性、灭菌要素、适用范围、灭菌方法、安全注意事项等。灭菌过程中应密切观察设备运转情况和各项参数，如压力、温度、真空度、灭菌时间、湿度等，及时发现故障。如灭菌过程中发生机器故障，不能打开柜门，应请维修人员处理。

3. 需经 100% 环氧乙烷灭菌器灭菌的物品须先彻底清洗及干燥。经 100% 环氧乙烷灭菌器灭菌后的物品，外包装袋上应有明显标识，包括灭菌方式、灭菌日期、失效日期、责任人签名、化学指示剂变色情况。纸塑包装袋装放时应纸面贴塑料面垂直竖放。

4. 常规使用时每一灭菌周期采用 1 个生物指示剂进行检测，并保留资料，包括运行记录表、化学指示剂、物品名称数量及所属科室等。

5. 操作室和贮藏室严禁吸烟，同时也应避免电灯开关和静电发生的火花，不得有明火。

6. 非本科室工作人员严禁入灭菌现场。

7. 保持 100% 环氧乙烷灭菌器室内清洁卫生，每日湿式清扫 2 次。

十一、过氧化氢等离子灭菌管理制度

1. 严格遵守《过氧化氢等离子低温灭菌器操作规程》，过氧化氢等离子灭菌柜须专人管理，工作人员须经过专业培训。每次灭菌前应对灭菌器内外进行清洁。

2. 工作人员必须熟练掌握过氧化氢等离子灭菌的有关知识，如过氧化氢等离子的特性，灭菌要素、使用范围、灭菌方法、安全注意事项等。灭菌过程中应密切观察设备运转情况和各项参数，如舱内压力、温度、过氧化氢的浓度、灭菌时间、湿度等，及时发现故障。如灭菌过程中发生机器故障，不能打开柜门，应请维修人员前来处理。

3. 需要过氧化氢等离子灭菌的物品须先经彻底清洗及干燥。经过氧化氢等离子灭菌后的物品，外包装袋内应有明显标识，包括灭菌方式、灭菌日期、失效日期、责任人签名、化学指示剂变色情况。纸塑包装装放时应纸面贴塑料面垂直竖放。

4. 常规使用时每一灭菌周期采用 1 个生物指示剂进行检测，并保存各种资料，包括运行记录表、化学指示剂、物品名称数量及所属科室等。

5. 操作室和贮藏室严禁吸烟，同时也应避免电灯开关和静电发生的火花，不得有明火。

6. 非本室工作人员严禁进入灭菌现场。

7. 保持过氧化氢等离子灭菌室内清洁卫生，每日湿式清扫 2 次。

十二、压力蒸气灭菌管理制度

1. 每日灭菌前应擦拭灭菌器内外和运送车，清洗过滤网。记录运行前检查维护结果。

2. 严格遵守灭菌操作流程，按照灭菌器各项有关操作规程进行操作。

3. 灭菌人员应熟练掌握灭菌器性能，认真观察整个灭菌过程的设备运转情况和各项参数，如压力、温度、时间，灭菌前应对灭菌器进行认真检查，包括水电气压、安全阀、密封圈、减压阀等，对灭菌器进行预热，做好灭菌前的准备工作，及时发现故障，不得擅自离开岗位。中途若出现压力或温度下降应重新计时。

4. 已灭菌物品和未灭菌物品应严格分开放置，以免造成交叉感染。

5. 严格按《消毒技术规范》要求进行装载物品。

6. 确保灭菌质量，做好灭菌效果监测，包括每天第一锅做 B-D 试验，每锅均有物理监测（压力、温度、时间、装载物品名称数量、监测效果及操作者姓名）、每包化学监测、常规每周一次和植入性器械每锅有生物指示剂监测，记录监测结果，按规定保存记录备案。

7. 各科室送交的待灭菌物品及已灭菌物品数量应详细记录，防止差错发生。

8. 做好灭菌后物品的处理，包括观察灭菌器装置打印表，了解灭菌器运作过程的温度、压力、时间是否达到要求并在监测表上签名，与当班护士共同核对灭菌后化学指示剂变色情况，并记录备案。然后按物品类别、日期放置于无菌物品存放架上。

9. 认真做好灭菌后的安全检查工作，关闭电源、气源、水源。

十三、一次性医疗器具存放间管理制度

1. 购买一次性医疗用品，必须由采购部门统一集中采购进货，货物必须同时具备卫生部门颁发的卫生许可证、产品质量合格证、生产许可证，具备医药局及工商部门的产品准销证和批准文号、批准日期、使用期限，方可使用。

2. 严格执行卫生部对一次性医疗用品使用的规定，购入的一次性医疗用品做到不合格不购入，过期的不发放。

3. 一次性医疗用品使用前应检查内包装和用品有无破裂、杂质、污染情况，发现问题不得使用。

4. 一次性医疗用品购入后及发放时要检查有效期及包装是否完整。

5. 一次性医疗用品使用完后，按《医疗废物处理条例》执行，防止流入社会。

6. 严格控制一次性医疗器具存放室内的温湿度、换气次数，保持室内温度在 18～22℃，相对湿度 30%～60%，换气次数≥10 次/小时。

7. 认真记录每次入库和出库量，一次性使用无菌物品进入灭菌物品暂发放间，应去除外包装，建立入库和发放登记，记录物品入库日期、产品名称、规格、数量、生产厂家、生产批号、灭菌日期、失效日期等。每月统计一次，做到账物相符。不同种类、不同型号分别放置，按有效期先后顺序摆放，及时准确掌握各类、各型号器具的供应量和有效期。

十四、一次性使用无菌医疗用品管理制度

1. 医院所用一次性使用无菌医疗用品必须由器材管理部门统一集中采购。使用科室不得自行购入。

2. 医院采购一次性使用无菌医疗用品，必须从取得省级以上药品监督管理部门颁发《医疗器械生产企业许可证》《工业产品生产许可证》《医疗器械产品注册证》和卫生行政部门颁发卫生许可批件的生产企业或取得《医疗器械经营企业许可证》的经营企业购进合格产品。进口的一次性导管等无菌医疗用品应具有国务院药品监督管理部门颁发的《医疗器械产品注册证》。

3. 每次购置，采购部门必须进行质量验收，订货合同、发货地点及贷款汇寄账号应与生产企业/经营企业相一致，并查验每箱（包）产品的检验合格证。核对生产日期、消毒或灭菌日期及产品标识和失效期等。进口的一次性导管等无菌医疗用品应具灭菌日期和失效期等中文标识。

4. 医院保管部门专人负责建立登记账册，记录每次订货与到货的时间、生产厂家、供货单位、产品名称、数量、规格、单价、产品批号、消毒或灭菌日期、失效期、出厂日期、卫生许可证号、供需双方经办人姓名等。

5. 物品存放于阴凉干燥、通风良好的物架上，距地面≥20cm，距墙壁≥5cm，距离天花板≥50cm，保持室内温度在 18～22℃，相对湿度 50%～60%，换气次数≥10 次/小时，不得将包装破损、失效、霉变的产品发放至使用科室。

6. 科室使用前应检查小包装有无破损、失效，产品有无不洁净等。

7. 使用时若发生热原反应、感染或其他异常情况，必须及时留取样本送检，按规定详细记录，报告医院感染管理科、药学科和器材科。

8. 医院发现不合格产品或质量可疑产品时，应立即停止使用，并及时报

告当地药品监督管理部门，不得自行作退货、换货处理。

9. 一次性使用无菌医疗用品用后，须按卫生行政部门的规定进行无害化处理，禁止重复使用和回流市场。

10. 医院感染管理科应履行对一次性使用无菌医疗用品采购、管理和回收处理的监督检查职责。

十五、外来医疗器械及植入物清洗消毒灭菌管理制度

1. 定义

（1）外来医疗器械：由医疗器械生产厂家、公司租借或免费提供给医院可重复使用的医疗器械，包括租借物、租赁器械，如特殊器械、动力工具、植入物等。

（2）植入物：放置于外科操作造成的或者生理存在的体腔中，留存时间为 30 天或以上的可植入型物品。

2. 外来医疗器械特点　①规格因人而异；②品种复杂；③专用性强；④更新迅速；⑤价格昂贵，很难相互替代；⑥只能采用租用方式；⑦主要用于骨科等植入手术。

3. 准入制度　根据临床需要，植入物及租借手术器械实行集中招标制度，中标的代理商应向院医务部和器材科提供所有证件进行备案，包括生产厂家及总代理的资质、产品注册证、代理商证件及质量承诺书（医疗器械生产企业许可证、医疗器械经营许可证、医疗器械产品注册证，如为国外进口应有医疗器械进口注册证）。另外，必须有产品合格证或出厂检验合格单、产品报价单、业务员的委托书和身份证复印件。

4. 外来医疗器械及植入物的管理

（1）凡在医院手术中使用的植入物（未经工业灭菌的）及租借手术器械，必须经过消毒供应中心统一进行清洗、包装及灭菌处理。

（2）厂方必须明确提供再处理方法，包括如何清洗、灭菌参数、干燥参数、超重的处理等。

（3）常规器械采用固定存放一定基数在手术部，特殊器械加强环节管理。

（4）对外来医疗器械双方应当面接收和清点签收。除急诊外，要求供货商术前每日下午 4 点须将器械送到消毒供应中心去污区，双方清点签名。

（5）所有外来器械都视为污染，需在医院 CSSD 进行重新清洗消毒灭菌。CSSD 应有专职人员负责清洗消毒。咨询厂商，建立清洗方法。按照手术器械

分类清洗消毒，可采用全自动清洗机或超声清洗机清洗。可拆卸的器械必须拆卸，裸露植入物装于专用清洗篮筐，耐水器械采用机械清洗，不耐水电动工具采用手工清洗，器械盒应每次清洗。

（6）外来医疗器械检查和包装

1）按器械清单整理器械。

2）检查清洗效果和器械功能。

3）选择合适包装材料进行包装。

4）每层放第 5 类包内化学指示卡（爬行卡），如为多层容器，每层对角放两个第 5 类包内化学指示卡，硬质容器内于对角放两个第 5 类包内化学指示卡（爬行卡）。

5）大小和重量应符合《医院消毒中心第 2 部分：清洗消毒及灭菌技术操作规范》要求。

（7）外来医疗器械的灭菌

1）根据厂商提供的灭菌方式和灭菌循环参数进行灭菌，首选压力蒸气灭菌。

2）对于超重、超大的外来医疗器械，必须延长灭菌和干燥时间。

3）每天下午集中所有植入物及租借手术器械在同一灭菌器内进行灭菌。

4）对有植入物的灭菌过程进行快速生物学监测，合格后放行。

5）注意快速灭菌和等离子灭菌不能用于植入物灭菌。

（8）外来医疗器械的放行

1）确定灭菌合格，包裹无潮湿、无污染、无松散后方可放行。

2）每一循环均应做物理监测，每一包裹外部和内部均应做化学监测，每一锅次均应做生物监测并等生物监测结果阴性后方能放行，相关的手术器械也应按植入物处理。

（9）紧急情况下植入物及外来器械的放行

1）紧急情况，如突发性创伤性患者需要骨钉/骨板植入型灭菌器械，在生物 PCD 中加入 5 类化学指示物。5 类化学指示物合格可作为提前放行的标志，生物监测的结果应及时通报使用部门，并应记录在案。特别注意，记录应保证完全的可追溯性。在生物监测结果出来前的植入物放行应视为特例，而不是操作常规。必须分析提前放行原因和填写改进措施，以便日后改进。若快速生物学监测出现阳性结果应立即通知手术医师，采取补救措施（如使用抗感染药物等）。

2）急诊特殊手术放行须明确手术名称、审批者和器械处理的时间和程序。

（10）植入物放行记录表信息：记录表内容至少应包括放行植入物名称、患者姓名、术者姓名、是否为提前放行、提前放行原因、生物监测结果、放行者姓名（签名）、改进方法、灭菌参数、实现患者追溯的信息等。

十六、医疗器械管理制度

1. 医疗器械统一由医院器材科统一采购、管理和维修。

2. 科室根据使用和储备情况编制采购计划，报器材科主任批准并采购。

3. 1万元以上贵重器械与有关科室人员从可行性、必要性、科学性、实用性等方面进行社会效益和经济效益调研后方可确定是否申请购买。同时填写论证表，交器材科审核后统一招标采购。

4. 凡购入的器械、卫生材料等，必须履行严格的出入库手续。

5. 新购进的仪器设备和贵重器械，在使用前由器材科主任和消毒供应中心护士长共同参加验收、调试、安装，然后入库建账立卡，建立器械技术档案。认真检查保养，保持良好状态，并保证账、卡、物相符。消毒供应中心及时组织科室专业人员进行操作使用管理培训，使用人员应了解医疗器械的构造、性能、工作原理和使用维护方法，方可独立使用。凡初次操作者，必须在熟悉该器械仪器的人员指导下进行。在未熟悉该仪器的操作前，不得连接电源和随意拆卸，以免造成损坏。

6. 器械仪器使用人员要严格按照器械仪器的技术标准、说明书和操作规程进行操作。使用前，应检查其技术状态，使用后应将所有开关调到规定位置。使用过程中操作人员不得擅自离开，发现器械仪器运转异常时，应立即查找原因，及时排除故障，严禁带故障和超负荷使用。

7. 消毒供应中心设专人进行医疗器械请领和保管，严格使用管理。各类器械按照器械的性质分类保管，要求账物相符，要注意通风防潮，保持整洁，防止损坏丢失。贵重仪器应指定专人使用，定期维护保养。

8. 临床科室使用CSSD提供的灭菌诊疗器械，应由科室护士长或负责人提出申请并建立基数，同时加强器械的管理，以免损坏和丢失。使用者应将重复使用的诊疗器械、器具与一次性使用物品分开放置。重复使用的诊疗器械、器具和物品直接置于封闭的容器中，由CSSD集中回收处理。

9. CSSD应根据器械物品材质、精密程度等进行分类处理，严格检查保养，确保器械性能良好。并定期到各使用科室进行核对，保障临床使用。

10. 失去效能的各种器械，按医院和器材科规定办理报废手续，贵重仪器的报废、报损，由科室填写申请单，经院器材科和院领导或上级主管部门批准。

十七、仪器设备管理制度

1. 设专人负责仪器设备的管理工作。建立仪器设备管理登记制度，对所有仪器设备由医院器材科进行统一登记、编号。

2. 根据科室实际情况做好仪器设备的申请购置工作。所有仪器必须登记入账，定期（每季度一次）清点，做到账物相符。发现损坏、丢失，立即查原因，及时登记、上报。

3. 新购进仪器设备要保管好有关说明书及操作规程，对使用人员及时进行培训，以保证仪器设备的正常使用及运作。工作人员必须严格按操作规程使用仪器设备。

4. 建立仪器设备维修登记本，仪器设备必须定期进行维修保养并做好记录。检查仪器设备配件是否齐全，性能是否完好，设备使用完好率达到100％。物品登记本必须认真填写，签全名备查。

5. 按照国家仪器设备检测法，做好仪器设备计量检测工作。根据不同的定检时间进行检测。压力蒸气灭菌器应严格实行使用证制度，每年对压力表和安全阀进行检测校验。每年检测清洗消毒器的主要性能参数。检测结果应符合生产厂家的使用说明或指导手册的要求。

6. 对反复维修不能正常应用的仪器设备应及时按医院有关规定做好报废工作。

十八、灭菌物品召回制度

1. 生物监测不合格时，应通知使用部门停止使用，并召回上次监测合格以来尚未使用的所有灭菌物品，重新处理。同时书面报告护理部、医务部、医院感染质控中心、器材科等相关部门，说明召回的原因。相关部门应通知使用单位对已使用该期间无菌物品的患者进行密切观察。同时检查灭菌过程的各个环节，查找分析灭菌失败的可能原因，并采取相应的改进措施后，重新进行 B-D 试验和生物监测，连续3次合格后该灭菌器方可正常使用。消毒供应中心应对该事件的处理情况进行总结，并向上级相关管理部门汇报。

2. 无菌物品培养不合格，首先要分析原因，是灭菌器还是无菌物品本身的问题。如果是灭菌器的问题，即生物监测不合格，需要召回同批次的灭菌物品。然后查找原因，是灭菌器设备因素还是人为因素造成的。如果是灭菌器设备问题则要联系厂家维修，修好或更换新灭菌器后连续进行 3 次 B-D 试验和生物监测，结果均为阴性方能继续使用。如果灭菌器生物监测不合格，则需要从灭菌物品的清洗或包装方面寻找原因，如果是器械的锈迹、污渍或血迹未完全清洗彻底引起的监测不合格，需加强清洗质量的管理。

3. 临床科室有投诉或反馈产品质量问题时，消毒供应中心应在接到反馈或投诉的第一时间，派相关人员携带相关灭菌物品到达使用科室给予更换并召回问题产品，保证临床的正常使用。

4. 对召回的物品和对异常情况的处理结果均应做好详细记录，并注明物品名称、灭菌日期、失效日期、批号、数量、操作者、召回原因、处理日期、最终处理方式及防止再次发生的措施。每季度对记录进行统计、分析，以改进工作。

十九、压力蒸气灭菌效果监测制度

1. 物理监测 脉动预真空压力蒸气灭菌压力 0.21MPa，温度 132 ~ 134℃，时间 4 ~ 6 分钟，容量≤90%，灭菌包体积≤30cm×30cm×50cm。灭菌包重量：敷料类≤5 千克/包，金属类≤7 千克/包。

2. 化学监测 每个灭菌物品包内常规放置包内化学指示卡，包外用具有化学指示标识的条形码标签粘贴，用封包胶带封口，灭菌后标签上的化学指示标识由米黄色条变为纯黑色为合格。脉动预真空压力蒸气灭菌器每晨第一锅做 B-D 试验，以监测冷空气排除情况。

3. 生物指示剂监测 常规每周进行一次。新安装、移位、故障、大修后和灭菌失败，采用新的包装材料和方法均应进行生物监测，空负荷连续监测 3 次，培养合格后方可使用。植入型器械应每批次进行生物监测。

4. 灭菌包从灭菌器中卸载时，应至少先冷却 30 分钟，待温度降至室温时才能触摸和移动。保持干燥，包裹水分含量不得超过 3%（手感干燥），超过者列为湿包，应视为未灭菌，不可作为无菌物品使用，并予重新处理。

5. 灭菌结束后与无菌室护士共同检查包外化学指示物的变色情况，并记录签名。

二十、压力蒸气灭菌器保养维修制度

1. 消毒员每日工作前应对脉动预真空压力蒸气灭菌器进行常规检查，检查内容包括以下各项：

（1）设备的密闭性与抽气机的效能。启动真空泵，抽出柜室内空气使压力达 2.0 ~ 2.7kPa（排出柜室内空气 98% 左右）。

（2）每一次灭菌循环完毕以后，应检查记录仪图表是否正常。

（3）查看柜门的密封圈是否完好，发现破碎或严重变形时应予更换。

（4）监视灭菌柜在完成自动循环时所通过的每一个阶段，均须保证所有的指示灯和仪表的状态正常。如发现指示灯不亮应及时更换。

2. 内腔过滤网应每日清洗检查，保持通畅。

3. 每日灭菌前后，应擦洗各部件，保持灭菌器内外清洁。

4. 在使用过程中，若灭菌器出现异常情况，如压力表、温度表不上升或漏气等，应立即停止使用，报告护士长，请修理室派人前来维修。

5. 修理室维修人员每月常规对灭菌器及所属管道进行一次检查，发现故障及时维修。

6. 每次维修情况应有详细记录，内容包括维修时间、灭菌器编号、故障情况、更换零部件名称、维修人员签名等。

7. 对灭菌器压力表每半年向院器材科申请检测一次。

8. 对灭菌器安全阀、减压阀每年向院器材科申请检测一次。

二十一、下收、下送管理制度

1. 下收管理制度

（1）下收工作人员必须热爱本职工作，主动热情为全院各科室服务，着装整齐、举止端庄、语言文明、态度和蔼。

（2）回收物品与发放物品应分车分人进行，以防止交叉感染。

（3）回收者应戴橡胶手套，污染的手不得触及无菌物品和病区的一切物品。

（4）回收物品时不应在医疗场所清点，应采用密闭运输的方式收回至CSSD去污区进行清点分类。如物品数量不符或有损坏应报告组长并及时与相关科室联系，查明原因。

（5）科室在换物前应先计算机提交需更换物品名称、数量、业务方式。

（6）每日下收完毕，运送车、容器应进行清洗消毒处理后存放于存车间备用。

2. 下送管理制度

（1）下送工作人员必须热爱本职工作，主动热情为全院各科室服务，着装整齐、举止端庄、语言文明、态度和蔼。

（2）下送物品前，应先将送物车擦拭干净。

（3）下送人员与无菌物品存放区工作人员要当面清点物品数量，与接收科室做好交接，双方签字，做到收发账物相符。

（4）发无菌物品者下送前应清洁双手或手消毒，保持手部卫生。

（5）取放物品时，应轻拿轻放，小心谨慎，并将物品分类放置，不得随便乱放。

（6）发无菌物品时，应认真做好"三查五对"，禁止发放过期包、湿包、落地包。

（7）每日下送完毕，运送车、容器应进行清洗消毒处理后存放于存车间备用。

二十二、护理人员考勤制度

1. 科室考勤按《综合目标管理规定》执行，设专人负责考勤。

2. 根据医院有关规章制度，对护理人员实事求是地做好考勤记录，对因各种原因不能出勤者，要查明情况，坚持按规定办理手续。

3. 考勤月报表按当月出勤实际情况，逐项填写清楚，于下月 5 日前交院成本核算办，病假者将病假条交护理部和人力资源办。

4. 凡执行考勤制度不认真，报表不按规定填写，虚报、漏报者，扣除当月护士长奖金，严重者给予纪律处分。

5. 调出人员、辞职人员，必须持人力资源办、护理部通知方可离开科室，擅自不上班者，按旷工处理。

6. 护士各种假期，应按有关规定执行，未按规定办理请假手续擅自不上班、离岗者，按旷工处理。

7. 请假、销假规定

（1）护士有病、有事应事先向所在科室提出请假，病假须经诊断医师提出病休建议，持保健科病假条到科室备案，如遇意外情况或本人急病不能亲自来院请假的，应及时打电话或委托亲友来院请假，事后及时补办相关手续。

（2）护士享受的各种休假应由护士长在不影响科室工作的情况下安排。各种休假应分别按审批权限报批。假期原则上不能跨年度享用。

（3）护士长在非行政休息日不在岗时，须先向护理部说明去向及原因，休假须到护理部办理休假手续后方可离岗。

（4）护士病、事假等凡休 1 周以上者须由护士长报护理部备案，假满上班时向护理部销假。

二十三、休假、请假、排班制度

1. 护士长根据工作需要做好科学分工，周五排班，工作忙时适当增配人员。

2. 各种班次，上班时间相对固定，特殊情况需调整班次应报护理部批准。

3. 正常情况下，保证每位护士每周法定休息时间，累积公休不超过3天，并在年内休完，不得跨年度。欠休天数在排班表上注明。

4. 护士妊娠满7个月，可不上夜班。哺乳期一年内不上夜班，每天哺乳时间为1小时，不可累积使用。

5. 排班表上应写工作人员全名，应有护士长的班次，工作分工不要用符号表示，每周五下班前交下一周的排班表一式两份到护理部备查。

6. 护士长必须严格遵守护理排班制度，不得擅行其事，除公差外，凡排班表注明的班次，包括学习例会等都要到岗兑现。员工不准自行更改排班和私自调班，否则按旷工处理。若遇特殊情况应经护士长同意后方可更换。

7. 有班次特殊需求者，需于周四前在"排班需求本"上注明。

8. 休假严格按医院人力资源办规定执行。休假应先向护士长请示，在科室人员安排许可的情况下由护士长安排休假。

9. 病假须由院保健科出示诊断证明及休息建议，经护士长批准后方可休息。

10. 休息时间安排　上班一天不享受双休；上班一天半，享受休息半天；上班两天半至四天半享受休息一天；上班五天，享受休息两天。

二十四、医疗废物管理制度

1. 清洁人员在收集废物时应戴口罩、帽子，穿工作服，戴防护手套。

2. 医疗废物应分类存放，加警示标识，黑色袋装生活垃圾，黄色袋装医用性废物，红色袋装放射性废物。

3. 损伤性废物，如针头、刀片等应与一般感染性垃圾分开，用锐器盒盛装，容量不超过2/3。

4. 过氧化氢低温等离子灭菌使用后的卡匣直接放入医疗垃圾桶。

5. 生物监测产生的嗜热脂肪芽胞杆菌和枯草芽胞杆菌放入灭菌器内灭菌后，再放入医疗垃圾桶。

6. 洗涤防护使用后的手套、口罩、围裙等一次性物品一律放入医疗垃圾桶。

7. 认真执行医疗废物管理制度，禁止转让、买卖医疗废物。

二十五、物资借用管理制度

1. 凡向 CSSD 借用物品，均要详细准确填写"借物申请单"，计算机提交申请。进修或实习的医护人员借物时，应经所在科室护士长同意，并签带教老师全名，无菌间护士填写借物登记表并签名。

2. 借用急救物品 3 日内归还，普通物品 7 日内归还。归还前应将物品做初步清洁处理，归还时双方当面点清。

3. 借用物品只限住院患者和急诊科使用。院外借用者，应办理外借手续。

4. 患者需要借用医院物品辅助治疗时（如气管套管），由病房主管医护人员与 CSSD 联系，按规定办理借物手续。

二十六、参观接待制度

1. 凡参观者一律先与医院护理部联系，批准后方予接待。

2. 进入 CSSD 须换鞋，戴帽子，穿隔离衣，按规定路线参观。具体线路：辅助区域→检查、包装及灭菌区→无菌物品存放区（缓冲区）→污染区。未经许可，不得随意穿行，以避免交叉污染。

3. 对来访者，热情接待，详细讲解，耐心解答。

4. 来访者未经许可不得将 CSSD 资料带出及复印。

5. 记录来访者的姓名、人数、工作单位。

二十七、护理会议制度

1. 护士长参加医院组织的院周会。

2. 护士长参加护理部主任主持的每周护士长例会，主要内容为布置工作、介绍经验、缺陷分析、传递信息、分析存在问题，提出改进措施，各区护士长必须签到，不得无故缺席。

3. 护士长主持科室护士会议与护士长例会同步，传达周会及护士长例会会议情况，讨论和解决本科事务，做好会议记录，没参加会议的人员要阅读会议记录，全体人员签名。

4. 全院护士大会每年一次。

5. 全院护理学术论文报告会每年一次。

6. 全院性护理教学查房每季度一次。

7. 全院性护理骨干培训班每年一次。

8. 护理质控组会议每季度一次，科室全体人员会议每月一次，必要时随时召开。所有会议均按严格的程序进行，有记录、有反馈、保证会议的有效性。

二十八、教学管理制度

1. 凡到 CSSD 进修、实习，须经护理部批准，时间由护理部统一安排。

2. 学员必须严格遵守医院和 CSSD 各项规章制度，按教学计划安排跟组轮转，周末对本周目标掌握情况进行检查和提问，出科须经过考核。

3. 实习生每周安排一次科内讲座，参加一次外科听课。

4. CSSD 工作人员都有带教的责任，应对教学工作认真负责，严于律己，以身作则，做到放手不放眼。

5. 带教负责人要认真及时检查学生掌握知识情况，及时记录。出科时对每位学员进行公正评价，填写实习鉴定。同时对每位学员发放教学反馈表和讲课反馈表，由学员填写后收集整理备案。对存在问题进行分析整改，做到持续质量改进。

二十九、安全工作管理制度

1. 必须加强 CSSD 工作人员安全消防事故的教育和消防安全知识培训。

2. CSSD 工作人员应熟悉有关的消毒剂、压力蒸气灭菌器、过氧化氢低温等离子灭菌器操作规程，严格遵守工作程序，注意安全。

3. 各区工作人员操作各类仪器设备时，应认真阅读使用说明书，严格遵守操作规程，定期检查维修，保持性能良好，以防意外发生。掌握注意事项，正确操作，使用过程中如发现异常，应立即停止使用，请维修人员检查。

4. 消防通道应保持通畅，不得堆物堵塞封闭或加锁。消防器材应保持性能良好。

5. 工作场所限制人员流动，不得会客，禁止吸烟及使用明火。

6. 紧急停水、停电、停蒸气时应立即关闭电源及相关机器。

7. 化学消毒剂专柜存放，操作时轻拿轻放，避免溅入眼内及灼伤皮肤，如不慎溅入眼内应立即用洗眼器冲洗，必要时就诊。玻璃制品破损后谨防外伤，切忌徒手处理碎玻璃。

8. CSSD 工作人员应严格遵守工作程序和质量标准，保证所供应的灭菌器材和敷料符合标准。

9. CSSD 布局要求分辅助区域和工作区域，工作区域又分为去污区，检查、包装及灭菌区，无菌物品存放区，区域之间有实际屏障。各工作流程安排合理，防止交叉感染。

10. 应备有急救器材，保持一定机动数量，保证随时供应。

11. 定期对各类机器进行清洁保养，每日擦拭一次，保证机器性能良好。

12. 下班前应检查各工作间门、窗、空调及各种机器是否关好，电源是否已切断。

13. 值班人员应遵守各项规章制度，坚守岗位，不得擅离职守，保证安全。

三十、职业防护管理制度

1. 职业防护应纳入科室继续教育。

2. 去污区工作人员应遵守标准预防的原则，严格执行正规操作程序。

3. 凡是操作高温消毒灭菌器时，应戴隔热手套，防止烫伤。

4. 凡是发生传染病时，应按医院相关应急处理程序进行报告及处理。

第四节　消毒与灭菌

一、医院内器材和用品的分类

医疗器械和用品，根据污染后危险的程度分为三类，即高度危险品、中度危险品和低度危险品。

1. 高度危险性物品　高度危险性物品是指被微生物污染后可造成严重危害的诊疗器材和用品，这类物品是穿过皮肤或黏膜而进入无菌的组织或器官内部的器材，或与破损的组织、皮肤黏膜密切接触的器材和用品，例如，手术器械和用品、穿刺针、输血器材、输液器材、注射的药物和液体、透析器和透析液、血液和血液制品、导尿管、膀胱镜、腹腔镜、脏器移植物和活体组织钳等。

2. 中度危险性物品　中度危险性物品是受微生物污染后可造成中等程度危害的诊疗用品。这类物品仅与皮肤黏膜相接触，而不进入无菌的组织内。例如，体温表、呼吸机、胃肠道内镜、麻醉机、压舌板、喉镜。

3. 低度危险性物品　低度危险性物品是指虽有微生物污染，但一般情况下无害，只有当受到致病菌大量污染时才造成危害的物品。这类物品和器材仅直接或间接地与健康无损的皮肤黏膜相接触。例如，生活卫生用品和患者、医护人员生活和工作环境中的物品，包括毛巾、脸盆、便器、餐具、茶具、痰盂（杯）、地面、墙面、桌面、床面、被褥、一般诊断用品（听诊器、血压计等）等。

二、选择消毒、灭菌方法的原则

1. 根据物品污染后的危害程度选择消毒、灭菌方法

（1）凡是高度危险的物品，必须选用灭菌法（灭菌剂或灭菌器）灭菌，使灭菌指数达到 10^6。换言之，灭菌后 100 万件物品中，只允许有一件有活的微生物存在。

（2）凡中度危险性物品，一般情况下达到消毒即可，可选用中效消毒法或高效消毒法，要求杀菌指数达到 10^3 以上，即对试验微生物的杀灭率99.90％，对自然污染的微生物杀灭率 90％。但中度危险性物品的消毒要求并不相同，有些要求严格，如内镜、体温表等必须达到高效消毒，需采用高效消毒方法消毒。而另一些则要求低一些，如便器、卫生洁具等用中效消毒方法即可。

（3）凡低度危险性物品，一般可用低效消毒方法，或只做一般的清洁处理即可，仅在特殊情况下，才作特殊的消毒要求。例如，当传染病病原体污染时，必须针对污染微生物的种类选用有效的消毒方法。

根据消毒对象，选用合适的消毒方法。尽量防止和减少消毒过程对物品的损害。

2. 根据污染微生物的种类和数量选择消毒、灭菌方法和使用剂量

（1）对受到致病性芽胞菌、真菌孢子和抵抗力强、危险程度高的病毒污染的物品，选用高效消毒法或灭菌法。

（2）对受到致病性细菌和真菌、亲水病毒、螺旋体、支原体、衣原体污染的物体，选用中效以上的消毒法。

（3）对受到一般细菌和亲脂病毒污染的物品，可选用中效或低效消毒法。

（4）杀灭被有机物保护的微生物时，应加大消毒因子的使用剂量。

（5）消毒物品上微生物污染特别严重时，应加大处理剂量和延长消毒时间。

3. 根据消毒物品的性质选择消毒方法　选择消毒方法的原则，一是要保护消毒物品不受损坏，二是使消毒方法易于发挥作用。

（1）耐高温、耐湿物品和器材，应首选压力蒸气灭菌或干热灭菌。

（2）怕热、忌湿和贵重物品，应选择环氧乙烷气体消毒、灭菌。

（3）器械的浸泡灭菌，应选择对金属腐蚀性小的灭菌剂。

（4）选择表面消毒方法，应考虑表面性质：光滑表面应选择紫外线消毒

器近距离照射，或液体消毒剂擦拭。多孔材料表面可采用喷雾消毒法。

三、诊疗器械、器具和物品的消毒

1. 清洗后的器械、器具和物品应进行消毒处理。方法首选机械热力消毒，也可采用75%乙醇溶液、酸性氧化电位水或取得国务院卫生行政部门卫生许可批件的消毒药械进行消毒。

2. 湿热消毒方法的温度、时间应参照表3-1的要求。消毒后直接使用的诊疗器械、器具和物品，湿热消毒温度应≥90℃，时间≥5分钟，或 A_0 值≥3000；消毒后继续灭菌处理的，其湿热消毒温度应≥90℃，时间≥1分钟，或 A_0 值≥600。

表3-1　湿热消毒的温度与时间

温度（℃）	消毒时间（min）	温度（℃）	消毒时间（min）
90	≥1	75	≥30
80	≥10	70	≥100

四、诊疗器械、器具和物品的灭菌

1. 压力蒸气灭菌

（1）适用于耐湿、耐热的器械、器具和物品的灭菌。

（2）包括下排气式和预真空压力蒸气灭菌，根据待灭菌物品选择适宜的压力蒸气灭菌器和灭菌程序。灭菌器操作方法遵循生产厂家的使用说明或指导手册。

（3）压力蒸气灭菌器灭菌参数见表3-2，硬质容器和超重的组合式手术器械，应由供应商提供灭菌参数。

表3-2　压力蒸气灭菌器灭菌参数

设备类别	物品类别	温度（℃）	所需最短时间（min）	压力（kPa）
下排气式	敷料	121	30	102.9
	器械	121	20	102.9
预真空式	器械、敷料	132～134	4	205.8

（4）压力蒸气灭菌器操作程序包括灭菌前准备、灭菌物品装载、灭菌操作、无菌物品卸载和灭菌效果的监测等步骤。

1）灭菌前按以下要求进行准备：①每天设备运行前应进行安全检查，包括灭菌器压力表处在"零"的位置；记录打印装置处于备用状态；灭菌器柜门密封圈平整无损坏，柜门安全锁扣灵活、安全有效；灭菌柜内冷凝水排出口通畅，柜内壁清洁；电源、水源、蒸气、压缩空气等运行条件符合设备要求；②进行灭菌器的预热；③预真空灭菌器应在每日开始灭菌进行前空载进行 B-D 试验。

2）灭菌物品按以下要求进行装载：①应使用专用灭菌架或篮筐装载灭菌物品。灭菌包之间应留间隙，利于灭菌介质的穿透；②宜将同类材质的器械、器具和物品，置于同一批次进行灭菌；③材质不相同时，纺织物品应放置于上层、竖放，金属器械类放置于下层；④手术器械包、硬式容器应平放；盆、盘、碗类物品应斜放，包内容器开口朝向一致；玻璃瓶等底部无孔的器皿类物品应倒立或侧放；纸袋、纸塑包装应侧放；利于蒸气进入和冷空气排出；⑤下排气压力蒸气灭菌器中，大包宜摆放于上层，小包宜摆放于下层；⑥下排气压力蒸气灭菌器的装载量不应超过柜室容积 80%。预真空和脉动真空压力蒸气灭菌器的装载量不应超过柜室容积的 90%；同时不应小于柜室容积的 10% 和 5%。

3）按以下要求进行灭菌操作：①应观测并记录灭菌时的温度、压力和时间等灭菌参数及设备运行状况；②灭菌过程的监测应符合 WS310.3 中相关规定。

4）无菌物品按以下要求进行卸载：①从灭菌器卸载取出的物品，待温度降至室温时方可移动，冷却时间应大于 30 分钟；②每批次应确认灭菌过程合格，包外、包内化学指示物合格；检查有无湿包现象，防止无菌物品损坏和污染。无菌包掉落地上或误放到不洁处应视为被污染。

2. 快速压力蒸气灭菌

（1）适用于对裸露物品的灭菌，灭菌时间见表 3-3。

表3-3　快速压力蒸气灭菌（132℃）所需最短时间

物品种类	灭菌时间（min）	
	下排气	预真空
不带孔物品	3	3
带孔物品	10	4
不带孔+带孔物品	10	4

（2）注意事项

1）宜使用卡式盒或专用灭菌容器盛放裸露物品。

2）快速压力蒸气灭菌方法可不包括干燥程序；运输时避免污染；4小时内使用，不能储存。

3．干热灭菌

（1）适用于耐热、不耐湿、蒸气或气体不能穿透物品的灭菌，如玻璃、油脂、粉剂等物品的灭菌。灭菌参数见表3-4。

表3-4　干热灭菌参数

灭菌温度（℃）	所需最短灭菌时间（h）	灭菌温度（℃）	所需最短灭菌时间（min）
160	2	180	30
170	1		

（2）注意事项

1）灭菌物品包体积不应超过10cm×10cm×20cm，油剂、粉剂的厚度不应超过0.6cm，凡士林纱布条厚度不应超过1.3cm，装载高度不应超过灭菌器内腔高度的2/3，物品间应留有充分的空间。

2）灭菌时不应与灭菌器内腔底部及四壁接触，灭菌后温度降到40℃以下再开灭菌器。

3）有机物品灭菌时，温度应≤170℃。

4）灭菌温度达到要求时，应打开进风柜体的排风装置。

4．环氧乙烷灭菌

（1）适用于不耐高温、湿热，如电子仪器、光学仪器等诊疗器械的灭菌。100%纯环氧乙烷的小型灭菌器,灭菌参数见表3-5。其他类型环氧乙烷灭菌器灭菌参数应符合《消毒技术规范》的规定。

表 3-5　小型环氧乙烷灭菌器灭菌参数

环氧乙烷作用浓度 （mg/L）	灭菌温度 （℃）	相对湿度 （%）	灭菌时间 （h）
450～1200	37～63	40～80	1～6

（2）注意事项

1）金属和玻璃材质的器械,灭菌后可立即使用。

2）残留环氧乙烷排放应遵循生产厂家的使用说明或指导手册,设置专用的排气系统,并保证足够的时间进行灭菌后的通风换气。

3）环氧乙烷灭菌器及气瓶或气罐应远离火源和静电。气罐不应存放在冰箱中。

5. 过氧化氢等离子体低温灭菌

（1）适用于不耐高温、湿热,如电子仪器、光学仪器等诊疗器械的灭菌。灭菌参数见表3-6。

表 3-6　过氧化氢等离子体低温灭菌参数

过氧化氢作用浓度（mg/L）	灭菌腔壁温度（℃）	灭菌周期（min）
>6	45～65	28～75

（2）注意事项

1）灭菌前物品应充分干燥。

2）灭菌物品应使用专用包装材料和容器。

3）灭菌物品及包装材料不应含植物性纤维材质,如纸、海绵、棉布、木质类、油类、粉剂类等。

6. 低温甲醛蒸气灭菌

（1）适用于不耐高温医疗器械的灭菌。灭菌参数见表3-7。

表 3-7　低温甲醛蒸气灭菌参数

气体甲醛作用浓度 （mg/L）	灭菌温度 （℃）	相对湿度 （%）	灭菌时间 （min）
3 ~ 11	50 ~ 80	80 ~ 90	30 ~ 60

（2）注意事项

1）应使用甲醛灭菌器进行灭菌，不应采用自然挥发的灭菌方法。

2）甲醛残留气体排放应遵循生产厂家的使用说明或指导手册，设置专用的排气系统。

第五节　消毒与灭菌过程监测

一、监测通用要求

1. 应专人负责质量监测工作。

2. 应定期对清洁剂、消毒剂、洗涤用水、润滑剂、包装材料等进行质量检查，检查结果应符合 WS310.1 的要求。

3. 应定期进行监测材料的质量检查，包括抽查卫生部消毒产品卫生许可批件及有效期等，检查结果应符合要求。自制测试标准包应符合《消毒技术规范》的有关要求。

4. 设备的维护与保养应遵循生产厂家的使用说明或指导手册，对清洗消毒器、灭菌器进行日常清洁和检查。

5. 按照以下要求进行设备的检测与验证

（1）清洗消毒器应遵循生产厂家的使用说明或指导手册进行验证。

（2）压力蒸气灭菌器应每年对压力和安全阀进行检测校验。

（3）干热灭菌器应每年用多点温度检测仪对灭菌器各层内、中、外各点的温度进行物理监测。

（4）低温灭菌器应遵循生产厂家的使用说明或指导手册进行验证。

二、清洗质量的监测

1. 器械、器具和物品清洗质量的监测

（1）日常监测：在检查包装时进行，应目测和（或）借助带光源放大镜检查。清洗后的器械表面及其关节、齿牙应光洁，无血渍、污渍、水垢等残留物质和锈斑。

（2）定期抽查：每月应至少随机抽查 3 ~ 5 个待灭菌包内全部物品的清洗质量，检查的内容同日常监测，并记录监测结果。

2. 清洗消毒器及其质量的监测

（1）日常监测：应每批次监测清洗消毒器的物理参数及运转情况，并记录。

（2）定期监测

1）对清洗消毒器的清洗效果可每年采用清洗效果测试指示物进行监测。当清洗物品或清洗程序发生改变时，也可采用清洗效果测试指示物进行清洗效果的监测。

2）监测方法应遵循生产厂家的使用说明或指导手册；监测结果不符合要求，清洗消毒器应停止使用。清洗效果测试指示物应符合有关标准的要求。

（3）清洗消毒器新安装、更新、大修、更换清洗剂、消毒方法、改变装载方法等时，应遵循生产厂家的使用说明或指导手册进行检测，清洗消毒质量检测合格后，清洗消毒器方可使用。

三、消毒质量的监测

1. 湿热消毒

（1）应监测、记录每次消毒的温度与时间或 A_0 值。监测结果应符合WS310.2 的要求。

（2）应每年检测清洗消毒器的主要性能参数。检测结果应符合生产厂家的使用说明或指导手册的要求。

2. 化学消毒　应根据消毒剂的种类特点，定期监测消毒剂的浓度、消毒时间和消毒时的温度，并记录，结果应符合该消毒剂的规定。

3. 消毒效果监测　消毒后直接使用物品应每季度进行监测，监测方法及监测结果符合 GB 15982 的要求。每次检测 3 ~ 5 件有代表性的物品。

四、灭菌质量监测的通用要求

1. 对灭菌质量采用物理监测法、化学监测法和生物监测法进行，监测结果应符合本标准的要求。

2. 物理监测不合格的灭菌物品不得发放，并应分析原因进行改进，直至监测结果符合要求。

3. 包外化学监测不合格的灭菌物品不得发放，包内化学监测不合格的灭菌物品不得使用。并应分析原因进行改进,直至监测结果符合要求。

4. 生物监测不合格时,应尽快召回上次生物监测合格以来所有尚未使用的灭菌物品,重新处理;并应分析不合格的原因,改进后,生物监测连续3次合格后方可使用。

5. 灭菌植入型器械应每批次进行生物监测。生物监测合格后,方可发放。

6. 按照灭菌装载物品的种类,可选择具有代表性的PCD进行灭菌效果的监测。

五、压力蒸气灭菌的监测

1. 物理监测法 每次灭菌应连续监测并记录灭菌时的温度、压力和时间等灭菌参数。温度波动范围在+3℃以内,时间满足最低灭菌时间的要求,同时应记录所有临界点的时间、温度与压力值,结果应符合灭菌的要求。

2. 化学监测法

(1) 应进行包外、包内化学指示物监测。具体要求为灭菌包包外应有化学指示物,高度危险性物品包内应放置包内化学指示物,置于最难灭菌的部位。如果透过包装材料可直接观察包内化学指示物的颜色变化,则不必放置包外化学指示物。通过观察化学指示物颜色的变化,判定是否达到灭菌合格要求。

(2) 采用快速压力蒸气灭菌程序灭菌时,应直接将一片包内化学指示物置于待灭菌物品旁边进行化学监测。

3. 生物监测法

(1) 应每周监测1次,监测方法如下:

1) 按照《消毒技术规范》的规定,将嗜热脂肪杆菌芽胞菌片制成标准生物测试包或生物PCD,或使用一次性标准生物测试包,对灭菌器的灭菌质量进行生物监测。标准生物监测包置于灭菌器排气口的上方或生产厂家建议的灭菌器内最难灭菌的部位,并设阳性对照和阴性对照。如果一天内进行多次生物监测,且生物指示剂为同一批号,则只设一次阳性对照即可。

2) 具体监测方法:将生物指示物置于标准试验包的中心部位。标准试验包由16条41cm×66cm的全棉手术巾制成。制作方法:将每条手术巾的长边先折成3层,短边折成2层,然后叠放,制成23cm×23cm×15cm大小的测试包。经一个灭菌周期后,在无菌条件下取出标准试验包的指示菌片,投入溴甲酚紫葡萄糖蛋白胨水培养基中,经56℃±1℃培养7天(自含式生物指示物按产品说明书执行），观察培养结果。

3）结果判定：阳性对照组培养阳性，阴性对照组培养阴性，试验组培养阴性，判定为灭菌合格。阳性对照组培养阳性，阴性对照组培养阴性，试验组培养阳性，则灭菌不合格；同时应进一步鉴定试验组阳性的细菌是否为指示菌或是污染所致。

（2）紧急情况灭菌植入型器械时，可在生物 PCD 中加用五类化学指示物。五类化学指示物合格可作为提前放行的标志，生物监测的结果应及时通报使用部门。

（3）采用新的包装材料和方法进行灭菌时应进行生物监测。

（4）小型压力蒸气灭菌器因一般无标准生物监测包，应选择灭菌器常用的、有代表性的灭菌包制作生物测试包或生物 PCD，置于灭菌器最难灭菌的部位，且灭菌器应处于满载状态。生物测试包或生物 PCD 应侧放，体积大时可平放。

（5）采用快速压力蒸气灭菌程序灭菌时，应直接将一支生物指示物置于空载的灭菌器内，经一个灭菌周期后取出，规定条件下培养，观察结果。

（6）生物监测不合格时，应尽快召回上次生物监测合格以来所有尚未使用的灭菌物品，重新处理；并应分析不合格的原因，改进后，生物监测连续3次合格后方可使用。

4．B-D 试验　预真空（包括脉动真空）压力蒸气灭菌器应每日开始灭菌运行前进行 B-D 试验，B-D 试验合格后，灭菌器方可使用。B-D 测试失败，应及时查找原因进行改进，监测合格后，灭菌器方可使用。

5．灭菌器新安装、移位和大修后的监测　应进行物理监测、化学监测和生物监测。物理监测、化学监测通过后，生物监测应空载连续监测 3 次，合格后灭菌器方可使用，监测方法应符合 GB 18278 的有关要求。对于小型压力蒸气灭菌器，生物监测应满载连续监测 3 次，合格后灭菌器方可使用。预真空（包括脉动真空）压力蒸气灭菌器应进行 B-D 测试并重复 3 次，连续监测合格后，灭菌器方可使用。

六、干热灭菌的监测

1．物理监测法　每灭菌批次应进行物理监测。监测方法为将多点温度检测仪的多个探头分别放于灭菌器各层内、中、外各点，关好柜门，引出导线，由记录仪中观察温度上升与持续时间。温度在设定时间内均达到预置温度，则物理监测合格。

2. 化学监测法　每一灭菌包外应使用包外化学指示物，每一灭菌包内应使用包内化学指示物，并置于最难灭菌的部位。对于未打包的物品，应使用一个或者多个包内化学指示物，放在待灭菌物品附近进行监测。经过一个灭菌周期后取出，据其颜色的改变判断是否达到灭菌要求。

3. 生物监测法　应每周监测 1 次，监测方法如下：

（1）按照《消毒技术规范》的规定，采用枯草杆菌黑色变种芽胞菌片，制成标准生物测试包，置于灭菌器最难灭菌的部位，对灭菌器的灭菌质量进行生物监测，并设阳性对照和阴性对照。

（2）具体监测方法：将枯草杆菌芽胞菌片分别装入超负荷运转试管内（1 片/管）。灭菌器与每层门把手对角线内、外角处放置 2 个含菌片的试管，试管帽置于试管旁，关好柜门，经一个灭菌周期后，待温度降至 80℃时，加盖试管帽后取出试管。在无菌条件下，加入普通营养肉汤培养基（5 毫升/管），36℃±1℃培养 48 小时，观察初步结果，无菌生长管继续培养至第 7 日。

（3）结果判定：阳性对照组培养阳性，阴性对照组培养阴性，若每个指示菌片接种的肉汤均澄清，判为灭菌合格；若阳性对照组培养阳性，阴性对照组培养阴性，而指示菌片之一接种的肉汤管混浊，判为不合格；对难以判定的肉汤管，取 0.1ml 接种于营养琼脂平板，同灭菌 L 棒或接种环涂匀，置 36℃±1℃培养 48 小时，观察菌落形态，并做涂片染色镜检，判断是否有指示菌生长，若有指示菌生长，判为灭菌不合格；若无指示菌生长，判为灭菌合格。

4. 新安装、移位和大修后，应进行物理监测法、化学监测法和生物监测法监测（重复 3 次），监测合格后，灭菌器方可使用。

七、低温灭菌的监测

低温灭菌方法包括环氧乙烷灭菌法、过氧化氢等离子灭菌法和低温甲醛蒸气灭菌法等。

1. 通用要求　新安装、移位、大修、灭菌失败、包装材料或被灭菌物品改变，应对灭菌效果进行重新评价，包括采用物理监测法、化学监测法和生物监测法进行监测（重复 3 次），监测合格后，灭菌器方可使用。

2. 环氧乙烷灭菌的监测

（1）物理监测法：每次灭菌应连续监测并记录灭菌时的温度、压力和时间等灭菌参数。灭菌参数符合灭菌器的使用说明或操作手册的要求。

（2）化学监测法：每个灭菌物品包外应使用包外化学指示物，作为灭菌过程的标识；每包内最难灭菌位置放置包内化学指示物，通过观察其颜色变化，判定其是否达到灭菌合格要求。

（3）生物监测法：每灭菌批次应进行生物监测，监测方法如下：

1）用枯草杆菌黑色变种芽胞置于常规生物测试包内，对灭菌器的灭菌质量进行监测。常规生物测试包放在灭菌器最难灭菌的部位（整个装载灭菌包的中心部位）。灭菌周期完成后应立即将生物指示物从被灭菌物品中取出，36℃±1℃培养 7 天（自含式生物指示物应遵循产品说明），观察培养基颜色变化。同时设阳性对照和阴性对照。

2）常规生物测试包的制备：取一个 20ml 无菌注射器，去掉针头，拔出针栓，将生物指示剂放入针筒内，带孔的塑料帽应朝向针头处，再将注射器的针栓插回针筒（注意不要碰及生物指示物），之后用一条全棉小毛巾两层包裹，置于纸塑包装袋中，封装。

3）结果判定：阳性对照组培养阳性，阴性对照组培养阴性，试验组培养阴性，判定为灭菌合格。阳性对照组培养阳性，阴性对照组培养阴性，试验组培养阳性，则灭菌不合格；同时应进一步鉴定试验组阳性的细菌是否为指示菌或是污染所致。

3. 过氧化氢等离子灭菌的监测

（1）物理监测法：每次灭菌应连续监测并记录每个灭菌周期的临界参数，如舱内压、温度、过氧化氢的浓度、电源输入和灭菌时间等灭菌参数。灭菌参数符合灭菌器的使用说明或操作手册的要求。

（2）化学监测法：每个灭菌物品包外应使用包外化学指示物，作为灭菌过程的标识；每包内最难灭菌位置放置包内化学指示物，通过观察其颜色变化，判定其是否达到灭菌合格要求。

（3）生物监测法：应每天至少进行一次灭菌循环的生物监测，监测方法应符合国家的有关规定。

4. 低温甲醛蒸气灭菌的监测

（1）物理监测法：每灭菌批次应进行物理监测。详细记录灭菌过程的参数，包括灭菌温度、湿度、压力与时间。灭菌参数符合灭菌器的使用说明或操作手册的要求。

（2）化学监测法：每个灭菌物品包外应使用包外化学指示物，作为灭菌过程的标识；每包内最难灭菌位置放置包内化学指示物，通过观察其颜色变化，判定其是否达到灭菌合格要求。

（3）生物监测法：应每周监测 1 次，监测方法应符合国家的有关规定。

5. 其他低温灭菌方法的监测要求及方法应符合国家有关标准的规定。

八、质量控制过程的记录与可追溯要求

1. 应建立清洗、消毒、灭菌操作的过程记录，内容包括：

（1）应留存清洗消毒器和灭菌器运行参数打印资料或记录。

（2）应记录灭菌器每次运行情况，包括灭菌日期、灭菌器编号、批次号、装载的主要物品、灭菌程序号、主要运行参数、操作员签名或代号及灭菌质量的监测结果等，并存档。

2. 应对清洗、消毒、灭菌质量的日常监测和定期监测进行记录。

3. 记录应具有可追溯性，清洗、消毒监测资料和记录的保存期应≥6 个月，灭菌质量监测资料和记录的保留期应≥3 年。

4. 灭菌标识的要求

（1）灭菌包外应有标识，内容包括物品名称、检查打包者姓名或编号、灭菌器编号、批次号、灭菌日期和失效日期。

（2）使用者应检查并确认包内化学指示物是否合格、器械干燥、洁净等，合格后方可使用，同时将包外标识留存或记录于手术护理记录单上。

5. 应建立持续质量改进制度及措施，发现问题及时处理，并应建立灭菌物品召回制度。

（1）生物监测不合格时，应通知使用部门停止使用，并召回上次监测合格以来尚未使用的所有灭菌物品，同时应书面报告相关管理部门，说明召回的原因。

（2）相关管理部门应通知使用部门对已使用该期间无菌物品的患者进行密切观察。

（3）检查灭菌过程的各个环节，查找灭菌失败的可能原因，并采取相应的改进措施后，重新进行生物监测，合格后该灭菌器方可正常使用。

（4）应对该事件的处理情况进行总结，并向相关管理部门汇报。

第六节 安全防护

一、医院标准预防制度

认定患者的血液、体液、分泌物、排泄物均具有传染性，必须进行隔离，

不论是否有明显的血迹污染或是否接触不完整的皮肤与黏膜，接触上述物质者，必须采取防护措施。其基本特点为：

（1）既要防止血源性疾病的传播，也要防止非血源性疾病的传播。

（2）强调双向防护，既防止疾病从患者传至医务人员，又防止疾病从医务人员传至患者。

（3）根据疾病的主要传播途径，采取相应的隔离措施，包括接触隔离、空气隔离和微粒隔离。

1．一级预防　一级预防适用于发热门（急）诊的医务人员。

（1）严格遵守标准预防的原则，遵守消毒、隔离的各项规章制度。

（2）工作时应穿工作服、隔离衣、戴工作帽和防护口罩，必要时戴乳胶手套。严格执行洗手与手消毒制度。

（3）下班时进行个人卫生处置，并注意呼吸道与黏膜的防护。

2．二级预防　二级预防适用于呼吸道传染性疾病的留观室、隔离区的医务人员。

（1）严格遵守标准预防的原则，根据传染性疾病的传播途径，采取相应的隔离措施，并严格遵守消毒、隔离的各项规章制度。

（2）进入隔离区和专门病区的医护人员必须戴防护口罩，穿工作服、防护服或隔离衣、鞋套、戴手套、工作帽。严格按照清洁区、半清洁区和污染区的划分，正确穿戴和脱摘防护用品，并注意呼吸道、口腔、鼻腔黏膜和眼的卫生与保护。

3．三级防护　三级防护适用于为患者实施吸痰、气管插管和气管切开的医护人员。除二级防护外，还应当加戴面罩或全面型呼吸防护器。

二、标准预防措施

1．洗手　接触血液、体液、排泄物、分泌物后可能污染时，脱手套后，要洗手或使用快速手消毒剂洗手。

2．手套　当接触血液、体液、排泄物、分泌物及破损的皮肤黏膜时应戴手套；手套可以防止医务人员把自身手上的菌群转移给患者的可能性；手套可以预防医务人员变成传染微生物时的媒介，即防止医务人员将从患者或环境中污染的病原体在人群中传播。在两个患者之间一定要更换手套；手套不能代替洗手。

3．面罩、护目镜和口罩　戴口罩及护目镜也可以减少患者的体液、血液、分泌物等液体的传染性物质飞溅到医护人员的眼、口腔及鼻腔黏膜。

4. 隔离衣　穿隔离衣为防止被传染性的血液、分泌物、渗出物、飞溅的水和大量的传染性材料污染时才使用。脱去隔离衣后应立即洗手，以避免污染其他患者和环境。

5. 可重复使用的设备

（1）可复用的医疗用品和医疗设备，在用于下一患者时根据需要进行消毒或灭菌处理。

（2）处理被血液、体液、分泌物、排泄物污染的仪器设备时，要防止工作人员皮肤和黏膜暴露，工作服的污染，以致将病原微生物传播给患者和污染环境。

（3）需重复使用的利器，应放在防刺的容器内，以便运输、处理和防止刺伤。

（4）一次性使用的利器，如针头等放置在防刺、防渗漏的容器内进行无害化处理。

6. 物体表面、环境、衣物与餐饮具的消毒

（1）对医院普通病房的环境、物体表面，包括床栏、床边、床头桌、椅、门把手等经常接触的物体表面定期清洁，遇污染时随时消毒。

（2）当处理和运输被血液、体液、分泌物、排泄物污染的被服、衣物时，要防止医务人员皮肤暴露、污染工作服和环境。

（3）可重复使用的餐饮具应清洗、消毒后再使用，对隔离患者尽可能使用一次性餐饮具。

（4）复用的衣服置于专用袋中，运输至指定地点进行清洗、消毒，并防止运输过程中的污染。

7. 简易通气装置　急救场所可能出现需要复苏时，用简易呼吸囊（复苏袋）或其他通气装置以代替口对口人工呼吸方法。

8. 医疗废物　医疗废物应按照国家颁布的《医疗废物管理条例》及其相关法律法规进行无害化处理。

三、感染隔离措施

医务人员和进入该环境的人员应使用呼吸道保护装置。如果患者确诊或可疑感染了经空气传播的疾病，如结核、流行性脑脊髓膜炎、腮腺炎、水痘、麻疹、肺鼠疫、肺出血热等，在标准预防的基础上还要采用空气传播的隔离预防，要采用以下隔离措施。

1. 患者的隔离

（1）患者应单间安置，加强通风，并注意风向。

（2）无条件时，相同病原微生物感染患者可同住一室。

（3）尽快转送到有条件收治的传染病院或卫生行政部门指定的医院，并注意转运过程中医务人员的防护；患者病情容许时，应戴医用防护口罩。

（4）限制传染患者的活动范围。

（5）做好空气的消毒。

2. 防护隔离

（1）医务人员进入确诊或可疑传染病患者房间时，应戴帽子、医用防护口罩。

（2）进行可能产生喷溅的诊疗操作时，应穿隔离衣。

（3）接触患者及其血液、体液、分泌物、排泄物等物质时必须戴手套。

3. 空气隔离　空气传播是指病原微生物经由悬浮在空气中的气溶胶微粒（粒径<5μm）来传播的方式，这种微粒能在空气中悬浮较长时间，并可随气流漂浮到较远处，所以可造成多人感染，甚至导致医院感染暴发流行。因此，患者所处的环境需要屏蔽，可使用单人房间、专门的空气处理系统和通风设备防止空气传播。

4. 飞沫隔离　飞沫传播是指经较大的飞沫气溶胶微粒（粒径>5μm）而传播的疾病。在空气中悬浮的时间不长，喷射的距离不过1m左右。

四、六步洗手法

第一步：掌心相对，手指合拢，相互摩擦。

第二步：右手掌盖住左手背，沿指缝相互搓擦，交替进行。

第三步：掌心相对，双手交叉沿指缝相互摩擦，双手交替进行。

第四步：手指相扣，相互摩擦，双手交替进行。

第五步：一手握另一手拇指旋转搓擦，清洁皱褶处，双手交替进行。

第六步：以右手指尖和拇指在左手掌内前后旋转摩擦，注意清洁皱褶处，双手交替进行。

第四章　血液净化中心护理管理

血液净化室（中心）是实施血液净化治疗的医疗场所。血液净化中心护理管理的加强和发展，可以提高护理专业技术水平，提高护理质量，保证高质量完成医疗护理任务，提高患者的生存质量。

第一节　布局与管理

一、血液透析室（中心）的布局要求

血液净化室（中心）的布局应依据血液透析治疗的特殊环境和流程要求进行设计，中心的选址应达到相对独立、周围无污染、与肾内科病房邻近、交通方便的位置。血液净化室（中心）一般应设有治疗区域、辅助治疗区域、非治疗区域及专用通道。新建者要达到此要求。当前血液净化室（中心）如不符合要求的应限期进行改造。

1. 治疗区域　包括透析间、治疗室、手术间。

2. 辅助治疗区域　包括水处理室、复用间、污物间、处置间、透析液配制间、耗材库房。

3. 非治疗区域　包括主任办公室、护士长办公室、医生办公室、护士站、候诊接诊区、工作人员更衣室、工作人员值班室、患者候诊更衣室、工作人员及患者专用卫生间。如采用血液净化信息管理系统可设置中心控制室。

4. 对乙型肝炎病毒、丙型肝炎病毒感染的患者设立独立的隔离治疗区。

5. 治疗区域与非治疗区域之间应有明显的间隔，可以设内走廊、内门等间隔。

6. 应分别设立病员通道、医护人员通道和物品通道。

血液净化室（中心）在布局设计中应充分考虑合理的人员流向、物流通道，以满足各区间的自然连接、节约人力以及符合院内感染的控制需要。相关区域及通道有明确的划分并标识清楚，可划分为清洁区、半清洁区和污染区。

二、腹膜透析室（中心）的布局要求

各腹膜透析中心应根据所属医院和科室的规模和发展、腹膜透析开展情况及门诊随访患者的拥有量来确立和调整中心的区域大小和布局，应做到与所属科室既整体一致又相对独立。

病区环境要求通风良好、光线充足、安全整洁，舒适美观。腹膜透析病区主要收治腹膜透析围手术期和再入院的腹膜透析患者，医护病床比应适当高于普通病室，每天须预留1~2张以上备用床位以备门诊随访患者急诊再入院观察抢救所需。

三、血液透析室（中心）的结构布局

血液透析室（中心）应该合理布局，清洁区、半清洁区、污染区及其通道必须划分明确。

清洁区：医护人员办公室和生活区、水处理间、配液间、清洁库房。

半清洁区：透析准备室（治疗室）。

污染区：透析治疗室、候诊室、污物处理室等。

有条件的中心还应设置专用手术室、更衣室、接诊室、独立卫生间等。区域的划分不具有严格性，在使用中应注意因地制宜，在观念上严格明确。

1. 候诊室　患者候诊室大小可根据透析室（中心）的实际患者数量决定，以不拥挤、舒适为宜。患者更换拖鞋后方能进入接诊区和透析治疗室。

2. 更衣室　工作人员在更衣区更换工作服和工作鞋后方可进入透析治疗间和治疗室。工作人员与患者更衣区要分开，患者更衣区的大小可根据血液净化室（中心）的实际患者数量决定。

患者更衣区应设置椅子（沙发）、更衣柜及血液净化室（中心）为其准备的拖鞋等，患者需更换拖鞋后才能进入透析治疗间。

3. 接诊区　接诊区用于患者称量体重、医务人员分配透析单元、测血压和脉搏、确定患者本次透析的治疗方案及开具药品处方、化验单等。

4. 透析间

（1）透析间应达到《医院消毒卫生标准》（GB 15982-2012）中规定的Ⅲ类环境，并保持安静，光线充足。应具备空气消毒装置、空调等。保持空气清新，必要时应当使用空气净化器。透析间地面应使用防水、防酸碱材料，并设置地漏。

（2）一台透析机与一张床（或透析用椅）称为一个透析单元，每个血液透析室应当设置5个以上透析单元。透析单元间距按床间距计算不能小于

0.8m，实际占地面积不小于 3.2m²。每一个透析单元应设有电源插座组、反渗水供给接口、废透析液排水接口、供氧装置、中心负压接口或可移动负压抽吸装置等。

根据环境条件，可配备有线电视接口、网络接口、耳机或呼叫系统等。新建血液净化室（中心），透析间的人机数应控制在 20 人机/间之内，推荐4～12 人机/间。

（3）护士站应设在便于观察和处理病情及设备运行的地方。备有治疗车（内含血液透析操作必备物品及药品）、抢救车（内含必备抢救物品及药品）及抢救设备（如心电监护仪、除颤仪、简易呼吸器等）。

5. 透析治疗室

（1）治疗室应达到《医院消毒卫生标准》（GB 15982-2012）中规定的Ⅲ类环境的要求。

（2）配制透析中需要使用的药品，如促红细胞生成素、肝素盐水、鱼精蛋白、抗生素等。

（3）储存备用的消毒物品，如缝合包、静脉切开包、无菌纱布等。

（4）可用于存放透析器、管路、穿刺针等耗材等，以上物品也可以在符合《医院消毒卫生标准》（GB 15982-2012）中规定的其他Ⅲ类环境中存放。

6. 专用手术室　是否设置专用手术室可根据医院实际情况决定。

（1）手术室管理常规同医院手术室。

（2）达到医院手术室常规要求，可进行自体动脉-静脉内瘘成形术和血管旁路移植造瘘术。

（3）达不到医院手术室常规要求，仅能进行中心静脉导管置管、拔管、换药和拆线等操作。

7. 水处理间

（1）水处理间面积应为水处理装置占地面积的 1.5 倍以上；地面承重应符合设备要求；地面应进行防水处理并设置地漏。

（2）水处理间应维持合适的室温，并有良好的隔音和通风条件。水处理设备应避免日光直射，放置处应有水槽。

（3）水处理机的自来水供给量应满足要求，入口处安装压力表，压力应符合设备要求。

8. 库房　透析器、管路、穿刺针等耗材应该在库房存放，库房应符合《医院消毒卫生标准》（GB 15982-2012）中规定的Ⅲ类环境。

9. 污物处理室　污物处理室用来暂时存放生活垃圾和医疗废弃品，垃圾需分开存放，按相关部门要求分别处理。

10. 医务人员办公及生活用房　可根据实际情况设置，如办公室、用餐室、卫生间、值班室等。

11. 水电供应要求

（1）血液净化室（中心）源头供水应为符合饮用水标准的自来水，供电应为双回路电力供应。

（2）水处理机的自来水供给量应满足要求，入口处安装压力表，且压力应符合设备要求。透析机供水管路和排水系统应选用无毒材料制成，保证管路通畅不逆流，同时避免卫生死区滋生细菌。血液净化室（中心）应尽量配置废弃透析液专用下水管。

（3）透析治疗间如果没有双回路电力供应，停电时，血液透析机应具备相应的安全装置（蓄电池），确保将体外循环的血液回输至患者体内。

四、腹膜透析室（中心）的结构布局

同血液透析相比，腹膜透析具有许多优点，如所需设备简单、治疗场地和治疗时间灵活、操作容易掌握、治疗费用较低等。因此，腹膜透析不仅便于在基层医疗单位开展，同时也已成为患者家庭透析的普及方式。

1. 腹膜透析室（中心）的功能分区及设施要求

（1）治疗室

1）环境要求：治疗室是用于完成腹膜透析治疗及各项无菌技术操作和操作准备的场所，包括药液配制、无菌消毒物品准备等。其面积应大于 $10m^2$，根据腹膜透析中心的规模可适当增加面积。要求有相应空气消毒设备，每日进行空气消毒达到《医院消毒卫生标准》（GB15982-2012）中规定的 II 类环境要求。

2）配套设施要求：配置储备无菌物品的无菌柜、操作台、液体架、恒温箱及药品柜等。

无菌柜：根据腹膜透析中心的病区规模应配置两个或两个以上的无菌储物柜，以便分类放置无菌物品与消毒物品。位置摆放应与操作台邻近，以方便操作时取用。

操作台：一般应保证一个独立的操作台，以满足无菌操作的需要。

治疗车：一般应具有三层结构，在使用中分层存放无菌物品、清洁物品以及污染物品。

冰箱：用于储存腹膜透析患者使用的药品，主要包括红细胞生成素、糖尿病患者使用的胰岛素制剂及其他生物制剂。

恒温箱：用于腹膜透析液的加温，其容积、规格根据病区患者数量掌握，要求温控性能良好可靠。

（2）培训室

1）环境要求：培训室主要用于完成患者操作培训和理论培训。要求空间宽敞明亮、环境安静舒适。能相对分为操作培训区和理论培训区两大功能区，有相应空气消毒设备，空气质量达到《医院消毒卫生标准》（GB15982-2012）中规定的Ⅲ类环境要求。

2）配套设施要求：配备理论培训和操作培训所需的相应设施，如电视机、DVD 机、操作台、洗手池、体重秤等。

操作培训区：要求布局接近家居环境，操作台、洗手池、座椅的设计和摆放应尽量模拟居家环境条件。另外，还须配备输液架、体重秤、磅秤（称量透析液）、挂钟等。

理论培训区：区域空间占培训室一半大小为宜，能同时容纳 2～5 人集体培训。培训设施包括电视机、DVD 机、书写板、教学用人体模型、课桌椅等。

（3）资料室

1）环境要求：资料室主要是资料存放和记录查阅的场所。要求通风透气，明亮整洁。分为电子资料库区、文本资料库区和阅览办公区三部分。

2）配套设施要求：计算机、计算机桌椅、打印机、办公桌椅、资料柜（资料架）等。

（4）库房

1）环境要求：库房主要用于腹膜透析液、腹膜透析治疗相关用品的存放。要求通风干燥、清洁整齐、物品分类存放。

2）配套设施要求：陈列柜、液体架、储物柜等。

（5）接待室

1）环境要求：接待室主要用于接待门诊随访患者。要求最好位于病区入口附近，不要深入病区内部，以免增加病区内人员流动，影响病区安静和空气质量。也可以根据医院情况将接待室设在门诊部。

2）配套设施要求：办公桌椅、血压计、听诊器、体重计、诊疗床、洗手池等。

（6）污物处理室

1）环境要求：污物处理室用于腹膜透析液废液排放、废液袋处理及其他污染废物处理。要求与卫生间近邻，与污染废物清运专用通道相连，相对独立于中心病区及其他功能区。室内通风良好、无异味。

2）配套设施要求：洗手池、下水道水槽、量筒、磅秤、污物袋、污物桶等。

2．腹膜透析室（中心）专用手术室要求　是否设置专用手术室可根据医院实际情况决定。

（1）手术室为限制区，管理常规同医院手术室。

（2）腹膜透析置管手术包必须包括腹膜透析置管专用器械，如隧道针、导丝等。手术器械消毒应按医院相关消毒要求进行。

（3）配备相应抢救设备、抢救药品及物品。

（4）腹膜透析置管医师手术必须严格执行手术消毒灭菌规范，更换标准手术衣。

第二节　工作人员岗位职责

一、护士长岗位职责

1．透析室护士长在护理部领导下，在科主任的指示下，负责血液净化中心的护理管理工作，协助医师落实持续性质量改进计划。

2．负责制订血液净化中心各项规章制度、护理操作流程、护士的专业技能培训、进修护士的带教、护理教学及护理科研工作。

3．参加对患者的健康教育活动，掌握患者的动态情况，并对护理质量进行跟踪调查，及时作好患者意见的征询和反馈，增进护患关系。

4．负责护理人员排班和工作质量考核。

5．定期组织护理教学查房和护理学术讲座，解决护理中的疑难问题。

6．负责透析易耗器材的登记和请领，协助进行血液净化中心的成本核算和控制。

7．负责血液净化中心感染控制和管理。

8．参加医师查房，协调医护和有关部门的关系，与工程师加强工作联系及沟通。

9．督促、检查工勤人员做好清洁卫生和消毒隔离工作。

二、责任护士岗位职责

1. 在护士长领导下负责完成责任组患者血液透析等各项护理工作。

2. 严格遵守各项规章制度及操作规程，熟练掌握各类型血液净化机器操作技能。

3. 负责责任组患者透析医嘱的执行，并查对签字，防止差错发生。

4. 认真观察透析患者血液循环状态、机器运转情况、病情变化、定时监测生命体征、并做好透析记录。发现异常立即报告，及时处理。

5. 掌握各种透析并发症的护理及处理。

6. 负责责任组患者收费。

7. 指导护理员、卫生员工作，负责患者生活护理，并做好健康教育指导。

8. 参加业务学习，做好透析质量持续改进。

三、护理员岗位职责

1. 在护士长、责任护士指导下工作。

2. 担任患者生活护理和部分简单的基础护理。

3. 在护士指导下扫床、铺床、更换被服、协助自理困难的患者更换体位，但对危重患者不能单独操作。

4. 接 B 液，保证 A、B 液桶清洁卫生，定期消毒，保持水处理间清洁整齐。

5. 保管被服，每日清点、并做好记录。

6. 送临床化验标本，协助住院患者返回病房。

7. 清洗擦手毛巾、止血带套、擦机器毛巾。

8. 扶患者称体重、上床、下床、摇床、鞋上架、床单元整理好。及时巡视病房，协助患者进餐，看护重症患者。

9. 负责保管、刷洗、消毒便器及扫床用具。

10. 做好卫生宣教，协助病室管理。

四、卫生员岗位职责

1. 在护士长、责任护士指导下负责清洁卫生工作。

2. 按时打扫卫生，保持环境整洁，按要求定期消毒。

3. 规范处理医用垃圾及生活垃圾，医用垃圾随时清除，室内不得存放。

4. 每次患者上、下机以后清扫病房卫生，并保持整洁、地面无污渍。

5. 管理患者休息区，禁止吸烟。

6. 负责保管、清洗、消毒垃圾桶（医疗、生活），清扫用具，水桶。

7. 按时参加业务培训，保障工作质量。

五、处置班岗位职责

1. 在护士长领导下负责本单元的一切处置工作。

2. 认真执行各项规章制度和操作常规，严格执行无菌操作及"三查八对"，防止差错事故发生。

3. 负责无菌物品的准备和消毒工作。

4. 负责各种药品、器械的请领和保管，做到"五定"。

5. 严格执行消毒隔离制度，保持治疗室清洁整齐，每周大清扫，严格区分医用和生活垃圾。

6. 定期检查药品，及时清理过期、变质药品。

7. 负责空气细菌培养及登记工作。

六、工程师岗位职责

1. 负责水处理机器的运转，定期消毒冲洗。

2. 负责血液透析机的保养和维修后处理，保持正常运转。

3. 配置透析液，保持透析液供应及时，做好每批次透析液的检测。

4. 保持水处理房和工具房的整齐清洁。

5. 协助科室做好其他相关工作。

七、其他人员的资质标准与培养

1. 人员的资质标准　血液净化室（中心）必须配备具有资质的医师、护士。工作人员应通过专业培训达到从事血液透析的相关条件方可上岗。

（1）医师

1）血液净化室（中心）应由肾病专业的主治医师及以上的人员负责，由具有从业资质的医师从事日常医疗工作。

2）长期血管通路的建立手术必须由二级及以上医院、具有相应资质的医师进行。

（2）护士

1）血液净化室（中心）应当配置具有血液净化从业资质的护士长（或护士组长）和护士。护士配置应根据透析机和患者的数量等合理安排，每个护士最多同时负责5~6台透析机的操作及观察。

2）护士应严格执行操作规程，执行透析医嘱，熟练掌握透析机及各种血管通路的护理、操作；透析中定期巡视患者，定时监测生命体征变化，观察机器运转情况，做好透析记录。

（3）工作技术人员

1）20 台透析机以上的血液净化室（中心）应至少配置专职工作技术人员 1 名。20 台透析机以下的中心，可由所在单位工作技术人员兼任。

2）工程技术人员需要具有中专及以上学历。

3）工程技术人员应具备一定的医疗知识，熟悉血液净化室（中心）设备的性能，结构、工作原理和维修技术，并负责日常维护，保证正常运转；负责执行透析用水和透析液的质量监测，保障其符合相关质量的要求；负责所有设备运行情况的登记。

2. 人员的合理应用及培养

（1）一个血液净化中心可根据透析区域分组，设置护士长→透析组长→护士→辅助人员（卫生员，护理员）。护士与机器之比为 1：（3 ~ 5）。根据透析患者的数量、病情轻重安排好护士的工作。对护士的工作实施弹性派班制，护士在轮休时也要保持通信通畅，以便随时为急诊患者进行透析，抢救患者生命。

（2）净化中心护士长对净化中心进行全方位的管理，每日进行护理质量的检查，及时发现存在的问题并妥善处理，制定持续改进措施。

（3）各透析间或组实行组长负责制。大的透析专科中心 10 ~ 15 个透析单元设一个组长。组长应为年资较高、理论知识丰富、操作技术娴熟、责任心强的护士。每个组长负责检查自己组员的工作质量，并提供技术支持，指导护士工作。严格遵守各项规章制度，随时保持透析间的清洁、整齐。随时协助患者的生活护理。

（4）利用业余时间加强护士的继续教育与培训，满足患者的需要，包括专科业务知识、技能的培训和护士整体素质的训练，采取多种形式的培训方式，如参加国内外进修学习、专科知识讲座、自学考试、函授、护士相互授课等。

八、血液透析岗位培训

血液透析护士的专科技能水平直接影响透析治疗效果，影响终末期尿毒症患者的生存质量。血液透析技术不断发展，新技术、新理论不断出现，必须建立血液透析护士的持续培养计划，以适应临床护理工作的需要。血液透析中心应建立学习和培训制度，加强专业知识、操作技能的培训以及患者管理能力的培养，为患者提供优质的护理服务。

1. 任职资格

（1）透析辅助护士：护理专业专科及以上学历、2 年以上临床护理工作经历、3 个月以上的血液透析从业培训合格。

（2）透析责任护士：护理专业专科及以上学历、护师及以上职称、3 年以上血液透析辅助护士工作经验，通过骨干层护士岗位胜任评估。

（3）透析护理组长：护理专业本科及以上学历、主管护师及以上职称、5 年以上血液透析责任护士工作经历。

2. 岗位培训

（1）透析辅助护士

1）培训内容

基础知识与专科理论：掌握：①肾脏内科基本理论；②血液透析基本原理；③血液透析护理流程；④血管通路基本护理知识；⑤血液透析患者的基础护理要求；⑥透析器复用标准；⑦血液透析中心基本管理制度与实施。

基本技能：掌握：①心电监护仪的使用；②微泵、输液泵的使用；③透析患者的抢救配合等护理操作。

专科技能：掌握：①血液透析基本操作（管路冲洗、上机、下机）；②其他血液净化技术：血液透析滤过；③透析器复用技术；④血液透析观察要点及并发症的观察处理。

2）培训方法：①实施集中培训与带教老师负责制相结合的方法进行培训。由专门的培训护士根据辅助护士的知识、技能与能力要求制订培训计划；②实行专科操作考核制度，建立操作考核记录，带教老师每日检查、每周考核，考核表见 4-1。护士长不定期检查；③实行专题讲座与自学相结合的方式进行理论培训，以循序渐进的理论考核方式进行评价。

表 4-1　血液透析护理技术操作考核评分表

操 作 标 准	标分	评 分 细 则
一、准备质量标准	10	一项不符合要求扣 1 分
1. 着装整齐，洗手，戴口罩、手套	2	
2. 物品准备：透析器、透析管路、穿刺针、无菌治疗巾、生理盐水、碘伏和棉签等消毒物品、止血带、一次性手套、透析液	6	一项不符合要求扣 1 分
3. 核对 A、B 浓缩透析液，检查 A、B 透析液连接	2	

续　表

操 作 标 准	标分	评 分 细 则
二、操作质量标准	20	连错扣2分
1. 核对病志、机器、透析器、透析液		
2. 开机自检：检查透析机电源线连接是否正常；打开机器电源总开关；按要求进行机器自检	2	
3. 管路安装：检查透析器及透析管路有无破损、外包装是否完好；查看有效期、型号；按照无菌操作原则进行；管路安装顺序按照体外循环的血流方向依次安装	10	未预冲管路扣2分 未排尽空气扣3分 连错扣1分
4. 密闭式冲洗：启动血泵速度80～100ml/min，先用生理盐水排净透析血室和透析管路气体，生理盐水流向为动脉端→透析器→静脉端，不得逆向预冲。泵速调到200～300ml/min，连接透析液接头及透析器旁路，排净透析器透析液室气体。达到生理盐水预冲量后进行闭式循环。预冲生理盐水直接流入废液袋	8	
三、建立体外循环	50	漏项扣2分
1. 核对姓名、床号，解释目的、取得合作。测体重及生命体征，评估患者一般情况（液体出入量、有无出血、水肿、睡眠等）	8	
2. 洗手，戴口罩、手套	2	污染1处扣2分
3. 血管通路准备：检查血管通路有无红肿、渗出、硬结等。摸清血管走向和搏动。选择穿刺点，消毒穿刺部位。选择合适的穿刺针（根据血管粗细、血流量等要求）。采用阶梯式、纽扣式等方法，以合适角度穿刺血管，根据医嘱推注首剂肝素量	15	肝素量不准扣2分 步骤错扣1分 不熟练扣5分 完全未排尽扣3分
4. 设定参数	5	测量不及时扣2分
5. 设置血泵流速50～100ml/min，连接动脉管路→打开血泵→连接静脉端→进入治疗	5	未遵医嘱扣5分
6. 体外循环建立后，立即测量血压、脉搏，询问患者自我感觉	5	
7. 自我查对，依次查对体外循环管路系统各连接处和管路开口处，未使用的管路开口应处于加帽密封和夹闭管夹的双保险状态	5	
8. 根据医嘱查对机器治疗参数		
9. 整理用物，上好床挡	1	
10. 洗手，在治疗单上详细记录各数据	2	
11. 洗手，戴口罩、手套，进行下一位患者操作	2	

续　表

操　作　标　准	标分	评 分 细 则
四、透析结束 1. 洗手，戴口罩、手套 2. 调整血液流量至 50～100ml/min 3. 打开动脉端预冲侧管，用生理盐水将残留在动脉侧管内的血液回输到动脉壶 4. 闭血泵，靠重力将动脉侧管近心侧的血液回输入患者体内 5. 闭动脉管路夹子和动脉穿刺针处夹子 6. 开血泵，用生理盐水全程回血。回血过程中，可使用双手揉搓滤器，但不得用手挤压静脉端管路。当生理盐水回输至静脉壶、安全夹自动关闭后，停止继续回血。不宜将管路从安全夹中强制取出，将管路液体完全回输至患者体内（否则易发生凝血块入血或空气栓塞） 7. 闭静脉管路夹子和静脉穿刺针处夹子 8. 拔出动脉内瘘针，再拔出静脉内瘘针，压迫穿刺部位 2～3 分钟用弹力绷带或胶布加压包扎动脉、静脉穿刺部位 10～20 分钟后，检查动脉、静脉穿刺针部位无出血或渗血后松开包扎带 9. 整理用物，洗手 10. 测量生命体征，洗手，记录治疗单，签名 11. 治疗结束嘱患者平卧 10～20 分钟，生命体征平稳，穿刺部位无出血，听诊内瘘杂音良好 12. 向患者交代注意事项，送患者离开血净中心	20	漏 1 项扣 1 分 未交待注意事项扣 2 分

3）培训效果评价：通过培训使新从业护士能够胜任血液透析中心辅助护士工作。达到：①正确地进行血液净化管路及透析器重复使用前后的处理；②能识别透析机的各种报警装置，排除故障，使治疗顺利进行；③对血液透析的各类常见并发症进行密切观察和正确处理；④在上级护士的指导下配合开展抢救工作。

（2）透析责任护士

1）培训内容

专科理论：掌握：①血液透析中心相关护理管理核心制度；②血液透析

患者的健康教育内容；③血液透析常见并发症与处理原则；④抗凝技术与临床应用规范；⑤常见急性透析并发症的预防与处理；⑥危重患者的护理要点；⑦护理程序与应用原则。

专科技能：掌握：①各类常规血液净化技术；②正确的设备消毒和保养方法；③配合抢救工作。

2）培训方法：①实施在岗培训；②利用主持小讲课、护理查房的形式进行专科理论的培训；③专科技能：集中示范，操作督导，阶段考试；④以学分制的形式评价结果。

3）培训效果评价：通过培训，使专业技能进一步提高，能够在患者健康教育、辅助护士工作指导、透析并发症的预防与处理、透析质量持续改进、透析中心的专项管理方面得到提升，胜任责任护士。①能严格执行血液透析室的各项核心制度；②能运用护理程序的思维方法对常规血液透析患者进行整体护理；③能独立完成住院及门诊血液透析患者的健康教育和各项注意事项指导；④对血液透析过程中出现的急性并发症进行预防并及时处理。

（3）透析护理组长

1）培训内容

专科理论：掌握：①血液透析各项规章制度；②血液透析治疗发展趋势；③血液透析远期并发症预防；④透析质量控制与持续改进；⑤血液透析中心相关管理理论；⑥教学与科研技能。

专科技能：①专科技术：血液透析滤过、血液灌流、连续性血液净化、血浆置换、免疫吸附、内毒素吸附等；②特殊急救技术：心肺复苏技术、自动电除颤技术。

2）培训方法：如外出进修学习、专家院内讲座等形式进行培训。

3）培训效果评价：通过培训使其胜任血液透析护理组长。达到：①能进行血液透析中心的营运管理、实施院内感染环节控制；②能制订各层次护士的培训计划并负责实施；③能制订血液透析患者的培训计划并组织实施；④能够进行血液透析科研、评估护理实践、发表学术论文。

第三节 设备仪器管理

血液净化室（中心）主要设备包括血液透析机、连续性肾脏替代治疗机及血浆置换机、水处理系统、透析器（滤器）的复用设备，还有必备的辅助设备及医疗机构所必备的辅助设备等。

一、血液透析机管理

为确保患者治疗有效性、安全性，要求：

1. 血液透析机要有国家食品药品监督局颁发的注册证、生产许可证等。

2. 血液透析机属卫生部公布的Ⅲ类医疗器械（血液净化设备和血液净化器具编号6845-04）。

3. 血液净化室（中心）应为每一台透析仪建立独立的工作档案，内容包括透析机出厂信息（技术和操作信息）、使用和维修记录。

4. 对于拥有15台以上的透析机构，应预留急诊专用机器。

5. 乙型肝炎病毒、丙型肝炎病毒感染的患者须专机使用。

6. 血液透析机的日常维护和保养

（1）严格执行血液透析机的操作程序。

（2）每次透析前要核准透析机的工作参数，结束后按照厂家说明选择消毒方法和消毒液。

（3）做好日常运行记录，如有异常及时查看维修。

（4）每半年要对血透机进行技术参数核对，该项工作应由机器的生产厂家或本单位专业技师来完成。

（5）每次结束后应对机器进行清洁和消毒。

（6）每个月要对消毒剂的浓度和设备消毒剂的参与浓度进行检测。

二、连续性肾脏替代治疗机及血浆置换机的日常维护管理

1. 连续性肾脏替代治疗机及血浆置换机须有国家食品药品监督局颁发的注册证、生产许可证。

2. 为保证治疗效果，每隔12个月必须对机器进行技术安全性检查，其维护和维修应由厂家指定的专业工程师来完成，维护内容参见厂家相关的说明书。

3. 本单位专业技师可参与完成日常维护操作，建立独立的运行档案记录。但在对机器进行维护操作之前，必须要先切断电源供应。

三、机器的清洗与消毒管理

1. 为避免交叉感染和保证机器的正常运转，每次治疗结束后如没有肉眼可见的污染，应对机器外部进行初步的消毒，目前多采用500mg/L的含氯消毒剂或其他有效消毒剂擦拭消毒。

2. 如有血液污染，应立即用 1500mg/L 浓度的含氯消毒剂的一次性擦布擦去血迹后，再用 500mg/L 浓度的含氯消毒剂擦拭机器外部。

3. 禁止使用化学消毒剂或者化学清洗剂来擦拭机器的显示屏。

4. 每次透析结束后应按照机器说明书要求对机器内部管路进行消毒，消毒方法参照不同透析机使用说明书进行。

5. 如透析时发生透析器破膜、动脉和静脉传感器保护罩渗漏，在透析结束后应对机器立即消毒，处理后的机器方可再次使用。

6. 对不直接接触患者血液的机器内部器件，不需要进行消毒。

四、水处理系统的日常维护管理

1. 水处理设备要有国家食品药品监督局颁发的注册证、生产许可证等，方可投入临床使用。

2. 水处理间保持干燥通风，水、电分开。

3. 每一台水处理机要建立独立的工作档案，包括出厂信息（技术信息和操作信息）、记录运行状态（反渗水产水量、水质电导度、各工作点的压力范围、冲洗、消毒、维护等）。

4. 水处理设备的滤砂、活性炭、树脂、反渗膜等应按生产厂家要求或依据观察记录、水质监测结果进行处理更换或消毒。

5. 每天认真检查水处理设备并做维护保养记录、保证安全供水。

五、复用机使用管理

1. 全自动或半自动复用机必须持有国家食品药品监督局颁发的生产许可证、注册证方能投入临床使用。

2. 操作程序应按厂家产品说明书要求进行，内容包括血液透析中心要设立透析器和滤器复用手册，内容有复用的相关规定、复用程序、复用记录等。

复用器首次使用前应贴上透析器复用标签，包括患者姓名、性别、年龄、住院号、门诊号、透析器型号、复用日期、次数、操作人员姓名或编号。

每次复用机工作结束后应按厂家要求进行清洁消毒处理。

复用机的维护应遵循厂家和销售商建议，并与之制定书面维修程序及保养计划。

六、透析器和滤器的复用管理

1. 复用的透析器和滤器须有国家食品药品监督局颁发的生产许可证和注册证，并明确表明可复用字样。

2. 透析器和滤器是否复用由主管医师决定，医疗单位应对标准规范复用行为负责。

3. 由主管医师告知患者复用可能产生的风险，同时患者签署《透析器（滤器）复用知情同意书》。

4. 血液透析器（滤器）不可复用的情况　乙型肝炎病毒抗原、丙型肝炎病毒抗体标识物阳性者、艾滋病患者或艾滋病病毒携带者以及其他可能通过血液传播的传染病患者不能复用。

5. 复用滤器标签清楚，只能同一个患者使用，不能其他患者复用。

6. 复用滤器经测达标后，方能使用。

第四节　管理制度

一、基本工作制度

1. 以"患者至上"为宗旨，热忱为患者服务，不断提高服务质量。

2. 坚持岗位责任制，医师、护士、技师不得擅离职守。

3. 保持血液净化室环境整齐、清洁、安静及舒适。

4. 医师要严格掌握血液透析治疗的适应证、禁忌证，积极收治患者，组织血液透析治疗的实施和对危重患者的抢救。

5. 工作人员进入机房更换衣、鞋，戴好帽子、口罩。

6. 医师在透析前后应认真检查患者并且做好医疗文件的书写。

7. 非本室工作人员未经允许禁止进入透析间；需进入透析间者，应经过批准后须更鞋入内。

8. 严格查对制度，护士执行医嘱要"三查八对"，护士完成当日工作后须认真复查，并做好次日的工作准备，发现问题要及时报告。

9. 室内禁止吸烟、会客。

10. 工作时严肃认真，严格执行操作规程。

11. 定期检查急救器材、药品，确保抢救工作正常进行。

12. 未经专业培训，不准单独操作。

13. 在患者治疗期间，严禁非工作人员在场与探视。

14. 结束后，对机器、透析间进行整理、消毒，以免交叉感染。

15. 透析完成后向患者以及有关人员交待注意事项。

16. 要求患者及家属遵守医院以及血液净化中心的规章制度。

17. 加强学术交流，开展科研工作，不断提高专业水平，对新技术的开展要做到有指征、有把握、有准备。

18. 加强进修生的管理及培养，指定专人教学，不盲目放手。

二、护理人员工作制度

1. 坚守工作岗位，按时上下班，严格遵守各项规章制度。

2. 进入血液净化室必须着装整齐，仪表端庄，对患者态度和蔼，一视同仁，使用礼貌用语。

3. 患者透析前必须测量血压，听诊内瘘杂音，了解患者一般状况，待医师到岗后，方可开始透析。

4. 每项操作必须严格执行查对制度、消毒隔离制度，穿刺、接管和回血时要戴口罩、手套，透析后物品按规定处理。

5. 护士要有较高专业理论知识和操作技能，熟练掌握各种仪器性能及各项血液净化技术。

6. 及时准确书写好血透记录，所有操作均按医嘱执行，禁止执行口头医嘱，抢救除外，严防护理缺陷发生。

7. 备齐抢救物品及药品，定期检查、更换、补充，以备急用。

8. 及时收费，谨防漏费。

9. 患者按规定时间进出透析室。保持室内清洁，每班次开窗通风 2～3 次/日，紫外线消毒 2 次/日，并记录，每周日大扫除 1 次，每月空气培养 1 次，检测效果要记录。

三、查对制度

查对制度是确保护理质量的核心制度，是患者治疗安全的保障。当进行血液透析专科操作时一定要制订查对内容，每次操作时严格实施。

1. 血液透析操作——开始程序（上机）查对制度

（1）操作前查对——上机前查：在冲洗管路前应查对患者姓名、性别、年龄、住院号（透析号），透析器及管路的型号；检查一次性透析器及管路外包装是否完好，是否在有效期内，若有异常，禁止使用。复用透析器还需查对复用次数及消毒日期。

（2）操作中查对——穿刺前查：穿刺前应再次查对患者姓名、透析号、各项治疗参数，检查侧支管路是否夹闭及静脉夹、肝素夹是否打开。查对后执行者签名进行通路穿刺。

（3）操作后查——治疗开始后查：在治疗开始后应再次核对患者姓名、

透析号、复用透析器的复用次数、消毒日期、各项治疗参数及外管路的连接情况，查对后执行者签名。

2. 治疗结束（下机）前应查对检查治疗时间与超滤量的完成情况以及治疗期间医嘱的执行情况。

3. 医嘱要做到班班查对，包括患者的透析器型号、超滤量、肝素用量、采取何种透析方式等。透析开始前，应检查 A、B 液是否连接正确。复用透析器使用前应核对姓名、透析器型号、检查其消毒日期等。

4. 各项医嘱处理后，要查对并且签名。

5. 执行医嘱要严格执行"三查八对"制度。三查：备药后查，服药、注射、处置前查，服药、注射、处置后查。八对：对床号、姓名、药名、剂量、浓度、时间、用法、有效期。

6. 透析开始后应仔细查对各参数的设置是否正确。

7. 清点及使用药品时，应检查药品标签、批号和失效期，检查瓶盖以及药瓶有无松动与裂缝，安瓿有无裂痕，药液有无变色与沉淀，任何一项不符合标准，都不允许使用。

8. 麻醉药使用后应保留安瓿备查，同时在毒、麻醉药品管理记录本上登记并且签全名。

9. 输血前应经过两人查对（查对品种、采血日期，血液有无凝血、溶血现象，血袋有无泄漏，输血量、供血者与受血者的姓名与血型、交叉配血结果等），且在医嘱单、输血单上两人签名。输血过程中应注意输血反应，血液输完后应保留血袋 24 小时备查。

10. 使用无菌物品和一次性无菌用物时，应检查包装和容器是否严密、干燥、清洁，灭菌日期、有效日期及灭菌效果指示标记是否达到要求，包内有无异物等。

四、护理差错事故、意外登记报告制度

1. 发生护理差错事故、意外要立即通知医师采取积极的补救措施，以减轻或消除由于差错事故造成的不良后果。

2. 发生护理差错事故、意外时，当事人要向护士长作口头和书面报告，登记发生差错的原因、经过以及后果。

3. 一般差错、意外应由护士长详细填报登记表上交护理部，严重差错事故、意外要由护士长立即口头报告科主任、科护士长、护理部以及相关部门，并且在 24 小时内上报书面材料。

4. 护士长对所发生的差错事故、意外要及时组织讨论与总结，吸取教训，并提出防范措施。

五、危重患者抢救制度

1. 对于危重患者，要做到详细询问病史，准确掌握体征，密切观察病情变化，且及时进行抢救。

2. 抢救工作须由主治医师、护士长和（或）主管护士负责组织和指挥，对于重大抢救或者特殊情况（如查无姓名、地址者，无经济来源者）应立即报告医务科、护理部以及分管院长。

3. 在抢救过程中，须按规定做好各项抢救记录，抢救记录补记要在抢救结束后6小时内完成。

4. 抢救车以及抢救器械专人保管，做好急救、抢救药品、器械的准备工作，随时检查，及时补充。保证药品齐全、仪器性能完好，确保抢救工作的顺利进行。

5. 抢救时，护理人员应及时到位，按各种疾病的抢救程序进行工作。护士在医师未到以前，要根据病情，及时做好各种抢救措施的准备，例如，吸氧、吸痰、人工呼吸、建立静脉通道等。在抢救过程中，护士应在执行医师的口头医嘱时复述一遍，认真、仔细核对抢救药品的药名、剂量，抢救时所用药品的空瓶，经两人核对后才能弃去。抢救完毕立即督促医师据实补写医嘱。危重患者就地抢救，病情稳定后，才能移动。

6. 抢救时，非抢救人员以及患者家属一律不得进入抢救室或者抢救现场，以保持环境安静，忙而不乱。抢救完毕，整理抢救现场，清洗抢救器械，按照常规分别消毒以便备用，清点抢救药品，及时补充，急救物品完好率应达到100%。

7. 认真书写危重患者护理记录单，字迹应清晰、项目要齐全、内容要真实全面，能够体现疾病发生发展变化的过程，确保护理记录的连续性、真实性及完整性。

六、交接班制度

1. 值班护士必须严格遵守医院规定的工作时数与护士长的工作排班。

2. 值班护士一定要坚守岗位，严守劳动纪律，要做到"四轻"（即说话轻、走路轻、操作轻、开关门窗轻）、"十一不"（即不擅自离岗外出、不违反护士仪表规范、不带私人用物入工作场所、不在工作场所内吃东西、不做私事、不打瞌睡、不闲聊、不开手机、不与患者及探陪人员争吵、不接受患者馈赠、不利用工作之便谋私利）。

3. 接班者应提前15分钟到岗，了解每个患者透析情况、病情、各项透析参数是否设置正确或者正常，交接各项物品；交班者要提前做好交接准备工作并且按时交接班。在交接未清楚之前，交班者不能离开岗位。

4. 掌握患者的病情与心理状态，确保各项治疗护理工作准确、及时地完成。

5. 对患者实行逐个床头交接，接班时发现的问题要由交班者负责，接班后发现的问题要由接班者负责。

6. 交班内容

（1）所负责透析组患者的动态。

（2）患者的一般情况，医嘱执行情况，重症患者护理记录及各种检查标本采集，各种处置完成情况和尚待继续完成的各项工作。

（3）患者的透析情况：透析方式、透析时间、抗凝药的应用情况、超滤量，体外循环是否正常，例如，静脉压、动脉压、跨膜压是否处于稳定状态，穿刺处或者置管处是否有渗血及肿胀。

（4）患者生命体征以及神志等情况。

（5）抢救仪器以及物品的备用情况。

（6）环境的整洁与安静，各项物品的处置情况。

7. 交接班形式　采取集体交班（医护集中、分开、集中与分开交替等形式酌情选用）、床头交班、口头交班、书面交班。集体交班须限定在15～30分钟内完成。

七、患者管理制度

1. 患者首次透析前，护士要向其讲解血液透析的作用、风险、注意事项及血液净化室的规章制度。

2. 为了保护好医护人员及患者的自身利益，要求患者以及家属签好各种协议书。

3. 要为每个透析患者建立一个透析档案袋，主要包括患者的抽血检查项目（如肝肾功能、电解质、HIV 检测、肝炎全套、血常规、甲状旁腺激素的测定等），服用药物情况，促红细胞生成素使用情况及病程记录等。

4. 患者进入透析间须更换拖鞋，测量体重，医师为其评估干体重，决定超滤量；护士安排患者透析单元，乙型肝炎、丙型肝炎病毒感染的患者进行隔离透析。在透析过程中要求患者与医师、护士配合，保证透析顺利进行。

护士要严密观察患者生命体征、神志的变化，观察穿刺处是否有渗血、肿胀，观察体外循环血路是否正常以及各参数的设置是否正确。

5. 透析中和透析后应做好患者的健康宣教工作，如饮食宣教，内瘘保护宣教，深静脉置管宣教及临时性动脉、静脉穿刺后止血的宣教等。

6. 与患者建立良好的医患关系。净化中心的医护人员与患者是合作伙伴的关系，应多与患者进行良好的沟通，组织他们进行一些健康知识讲座、联谊活动等，创造一个患者与患者之间相互交流经验的场所，以便于互相鼓励。

八、病区管理制度

1. 保持病区整洁、安静、舒适、安全。避免噪音，做到四轻、四无。

2. 病房陈设统一，室内物品、机器及床位摆放整齐，位置固定。

3. 保持室内清洁卫生，空气清新，温湿度、光线适宜，开窗通风换气后按规定时间患者进入透析室。普通患者与经血源感染患者分区进行透析治疗。不同分区患者休息室、出入病室通道不能混淆。

4. 室内谢绝探视，禁用手机。

5. 医护人员入室要衣帽整洁，专用拖鞋，淡妆上岗，保持良好的精神状态。

6. 值班者要指导患者遵守医院规章制度，对患者及家属做好健康教育，以患者为中心，保障安全。

九、床旁血滤交接制度

1. 接到通知后，联系技师或总住院医，确定机器及型号。

2. 按机器型号备齐物品至所在科室。

3. 核对患者姓名、床号等。

4. 联系护士长或责任护士，自我介绍。

5. 请责任护士备齐血滤预冲需要物品，如治疗车、消毒物品、接线板、生理盐水、输液器、肝素。治疗需要物品，如配好的置换液（冬天预热）、碳酸氢钠溶液、无菌敷布。治疗结束需要物品，如无菌纱布、医用垃圾袋等。

6. 请责任护士按医嘱准备好采血化验单及试管、注射器，并说明采血时间，请责任护士联系送检（尤其是休息时间不要影响治疗）。

7. 请责任护士安排倾倒废液。

8. 吃饭时请责任护士安排好替换。

9. 血滤过程中任何事情请联系总住院医。

10. 负责收缴费用。

11. 血滤结束后整理好用物及治疗车，向责任护士交代结束时间、脱水量及注意事项等。

十、医疗废物管理制度

1. 透析中心要设立专门医疗废物存放处，凡是医疗废物都要装入加盖的污物桶内，并且做到垃圾袋每日定时更换，污物桶每天应定时清洁消毒。

2. 工作人员要对医疗废物进行分类放置，并且装入统一的专用垃圾袋，特殊危险医疗废物应使用红色垃圾袋、一般医疗废物应使用黄色垃圾袋、生活垃圾应使用黑色垃圾袋。

3. 工作人员将医疗废物分装处理完毕后，应由专人将医疗废物按收置时间、地点规定，送到指定的收置地点。

4. 中心运送垃圾的员工要与收置点工作人员作好交接、登记，双方签字，并保存记录 3 年。

十一、收费管理制度

1. 应严格执行国家物价政策，按照规定收费，不得巧立名目乱收费。

2. 当班责任护士应对所负责患者收费全部负责。

3. 收入的所有费用要纳入医院财务部门统一管理，并且向患者出具医院统一发票。

4. 要求尽可能在班内解决患者收费，特殊情况与医师协商收取押金，交与会计，并向患者出具收条，两人以上签字并保管。

5. 到其他科室做治疗（连续性血液净化，血液灌流，血浆置换等）治疗费用应由当班护士负责收取后上交。

6. 医保以及自费患者每次透析时收费，公费患者应每月月初收当月费用，防止拖欠费或者漏收费。

7. 治疗费用应与本人相符。每日一小结，每周一中结，每月一大结。

8. 每位责任护士负责一定数量的患者，月底清点当月费用，整理装订病志，上交。出现费用问题，应由该患者当日责任护士负责。

9. 护士长要每月核查患者收费情况。

十二、安全管理制度

1. 各级各类医护人员应实施岗前教育及继续教育。

2. 健全制度，保障医疗安全。

3. 建立质量安全管理委员会，并加强环节质量及终末质量控制，定期分析质量问题，及时提出整改意见，并实施反馈控制，有效地预防医疗事故的发生。

4. 加强患者的安全管理，且建立质量控制网络系统，应定期进行安全巡视，定期召开安全会议，评价及修正有关安全措施。

5. 病历质量严格把关，加强病历等医疗护理文书的书写及保管制度，不应伪造、隐匿、销毁。

6. 强化医护人员的伦理道德观念，且保护患者的隐私权，不便告知患者病情需由患者家属签字时，一定要有患者的指定授权委托书和签字。

7. 分两班（或者三班）透析时，各班护士应遵守交接班制度。

8. 工作时应严格执行消毒隔离制度，防止交叉感染；上、下机应严格按操作规程进行。

9. 不应擅自脱岗、串岗，若有事须离开，应向有关人员请假并告知去向，待替班人员到岗后方可离开。

十三、设备维修保养管理制度

1. 透析设备管理　血液透析中心的透析设备主要包括透析机、透析用水机、复用机。这些设备应在医院设备物资部的要求与指导下定期进行数量及完好率的评估。主要包括机器动用率、维修率的统计，设备消毒情况的记录等。

2. 一般医用设备　血液透析中心的一般医用设备主要包括病床（椅）、电力供应装置、氧气与吸引装置、操作台等。要安排专人定期对设备的性能、工作状态进行检测，确保适合透析治疗与抢救。

3. 透析专用耗材管理　应建立透析专用耗材管理制度，一般存放于库房的耗材要保留在原装盒中。打开硬质外包装后的耗材应存放于治疗室中。贵重耗材要专人负责，定期清点。每月对领用及使用物品数量有总结，异常情况要有分析。

4. 一般医用物资管理　可定基数管理一般医用耗材。应由专人负责检查使用情况并且定期补充消耗量。

5. 每日巡视透析机的工作情况，实施机器的消毒以及除钙。

6. 根据具体使用设备的环境及条件的情况，制定切实可行的维护及保养计划，确保设备正常运转。

7. 每次对设备进行维护及保养后，在维护保养日记上记录进行操作的日期及类型。

8. 根据设备的要求应定期对水处理系统进行冲洗、消毒并且登记，发现问题要及时处理。

9. 定期进行透析用水以及透析液的检测，保留原始资料及记录，确保其符合质量管理要求。

10. 抢救物资管理要根据血液透析患者的抢救特点进行抢救物品的配置与管理。

（1）透析室要备有除颤仪、监护仪、气管插管等心肺复苏的专用抢救设施。有条件的透析中心可以设抢救室，用以满足危重患者（如急性中毒、多器官功能障碍等）的抢救需要。

（2）抢救车配置要注意兼顾血液透析即刻并发症，如低血压、心律失常、过敏反应的急救处理的需要。

（3）专用抢救设施要定数量、定放置地点、定专人管理、定期检查维修。

（4）组成透析单元的电力供应、氧气及负压装置须随时保证使用。

十四、质量控制管理制度

1. 质量控制制度

（1）血液净化中心（室）要提高对质量管理重要性的认识，学习和了解国内外先进的透析质量管理经验。

（2）组建包括血液净化中心（室）主任、护士长、医师、护士、工程师参加的质控领导小组，并且进行有效地分工及合作。

（3）制订各种质控表格，主要包括患者异常情况、透析不适反应登记、透析慢性并发症登记、患者定期透析疗效指标记录以及患者满意度调查等。

（4）定期召开质控小组成员会议，并总结成绩，分析存在问题，且提出解决办法。

（5）在质量管理中，应体现以人为本的精神，不断改进服务，为患者创造安全、舒适、高效及个体化的透析服务。

（6）在质量管理中，须调动患者参与质量管理的积极性，经常走访患者，以了解他们对血液净化中心（室）进一步改进工作的建议。

2. 质量控制的主要措施

（1）完善各种规章制度：在血液透析治疗技术的发展过程中，我们建立了岗位责任制、消毒隔离制度、透析器复用制度、交接班制度、血液净化标准操作程序、水处理系统的消毒保养制度、设备的维修保养制度、抢救管理制度等。在质量控制中要根据实际情况，主动增加。

（2）成立质量控制小组：质量控制小组的核心是中心的护理管理者，但参与质量控制的成员要包括各个环节的护士，如辅助护士对基础护理质量的正确保持、院内感染监测护士对院内感染情况的定期监测、复用护士对复用质量的控制、专业护士对透析并发症的预防等。质控小组要根据透析各质量关键环节组织定期检查，定期召开质量控制会议，并建立提高质量的质量控制整改措施。

（3）成立风险管理小组：风险管理小组成员应由专科护士或者高年资专业护士组成，主要的工作内容是预见性的评估在透析治疗与护理过程中可能会存在的质量风险，如辅助护士独立操作可能出现的技术问题、危重患者透析过程中可能会出现的生命危险、透析中可能会出现的停电、停水及出现的透析液污染。风险管理小组成员要主动预警，提高透析中心的护理品质管理。

（4）建立反馈途径

1）交接班：交接班是确保治疗安全、提高透析质量的基本手段，如血管通路情况的交接、透析即刻并发症发生的可能性评估及患者的生活照顾需求等。该方法能够利用正反馈的手段不断地强化患者可能面临的质量问题，以便加强对透析患者的观察和及时解决问题。

2）例会制度与特殊案例讨论：提高整体质量控制的主要手段是例会制度与病案讨论。通过定期的例会讨论，可以了解质量控制的要求，以帮助医护人员自觉地实施质量控制。通过特殊案例讨论，可以让我们反思工作中的不足，集中集体优势解决问题，这是一种利用负反馈方法进行质量控制的手段。

3）与患者的沟通：与患者沟通是一种最直接的质量控制手段。通过沟通，可检查透析护士对透析患者的了解程度及主动质量控制效果。

4）血液透析护理管理考核：血液透析护理管理考核从环境质量管理、护理人员管理、药品管理及患者管理四个主要方面进行。

十五、物品管理制度

1. 固定资产的管理

（1）建立固定资产登记本，按名称、规格、数量、型号登记。由专人负责。

（2）凡固定资产的调配必须由科主任、护士长、相关负责人签字。

（3）对固定资产的调入、调出建立登记本，进行登记。

（4）透析机每日用毕，由透析室护士负责用 500mg/L 的含氯消毒剂擦拭、归位，登记，并由当班技师负责每日维护。

2．一次性消耗材料的管理

（1）建立一次性消耗物品登记本，管理同固定资产管理办法，由专人负责登记并请领。

（2）一次性消耗物品用后处理见透析室物品消毒。

十六、进修护士管理制度

血液净化中心是学习血液净化技术的基地，是进口透析机、透析耗材发展趋势的展示窗口，是学习维修、保养透析设备的课堂，对自愿前来进修的人士表示欢迎。希望能互相学习、共同提高。

1．凡到血液净化室进修必须递交申请书一份，得到血液净化室领导同意后方可办理进修手续。

2．在护士长领导下，按带教计划，进行业务培训。

3．尊重带教老师，遵守血液净化室各项规章制度。

4．有关操作在老师指导下进行，不可擅自操作。

十七、血液净化室输血制度

1．透析门诊患者输血　前一日准备好配血单，收费票交予处置班，第二日处置班至血库取血与血库核对无误后，交予责任护士，并与责任护士核对无误后双签字。责任护士负责输血（并按输血要求处置）。

2．病房患者输血　病房护士预约好，与透析室护士交班。处置班负责取血，并与责任护士核对无误后双签字。急诊透析，病房护士负责取血并与透析室护士核对无误后双签字方可输血。

3．急诊患者输血　如果情况紧急（找不到第二人），可以让护理员取血，护士必须严格查对双签字无误后方可输入。

十八、血液净化室一次性医疗用品使用管理制度

1．必须使用质量验证合格的一次性医疗卫生用品。

2．加强对一次性物品的管理，设专人管理，贵重物品签字领用。科室不超量存放，以防过期或污染。

3．物品需正确存放，防止受潮、破损、污染。

4．在使用一次性物品前，必须检查有效期及有无破损。

5. 一次性物品使用后，必须按要求放置，统一回收焚烧。

6. 所有一次性物品按规定使用，包装上显示一次性的不得重复使用。

十九、库房管理制度

1. 库房由专人负责，外部人员一律不准进入库房。

2. 严格物品验收入库手续，须清点数目，检验质量后，方可入库。

3. 各类物品须正确存放，防止受潮、破损。

4. 库房物品须每周核对、每月清点，如有不符，查明原因并登记。

5. 贵重物品（血滤器、透析器、灌流器）使用须有登记、签名。

6. 借出物品必须有登记、签名，贵重物品经护士长允许后方可借出。

7. 保持卫生，每日清扫1次，每周大扫除1次。

第五节　消毒隔离管理制度

一、基本消毒隔离制度

1. 血液净化中心一定要划分清洁区、半清洁区、污染区。

2. 工作人员进入透析区域应穿工作服，戴工作帽、口罩，换工作鞋。

3. 工作人员工作期间要严格执行标准预防。

4. 新患者首次血液透析前，应常规检查肝肾功能、血常规，测定肝炎标志物，包括乙型肝炎标志物（HBsAg、HBs-Ah、HBc-Ab、HBeAg、HBe-Ab）及丙型肝炎抗体（抗HCV），测定艾滋病病毒抗体以及梅毒螺旋体抗体。对于急诊透析患者没有做上述检测结果时，透析器及管路应该一次性使用。

5. 透析区要划分普通患者治疗区及隔离治疗区，感染患者实施分区或者分机透析，所用透析机及管路要严格进行消毒处置。

6. 严格医疗物品管理　无菌物品与非无菌物品应分开放置，标记醒目。消毒液定期更换。消毒物品要有消毒日期，并且在有效期内。

7. 严格患者及家属的管理

（1）患者以及家属进入透析室应换鞋或者穿鞋套。

（2）非患者用品不得带入室内。

（3）普通患者与经血源感染的患者要分区进行透析治疗。

（4）患者所用各类物品应严格按照要求处置。

（5）每次透析完毕应及时更换床单、被套、枕套。

（6）限制家属在透析治疗时随意进入透析室。

8. 严格物体表面的清洁、消毒 对于透析室内所有的物品表面以及地面进行消毒擦拭，明显被污染的物体表面要使用含有至少 500mg/L 的含氯消毒剂消毒。

9. 严格医务人员手消毒 医务人员在接触患者或者透析室任何设备之前、之后用肥皂或者杀菌洗手液洗手。当手部没有明显污染时可以用手消毒液洗手。医务人员在进行操作时要戴可废弃手套。对不同患者进行操作，一定要更换手套。离开透析室时要摘下手套。

10. 严格透析器的复用管理 应使用有可复用标记的透析器进行复用。重复使用透析器要严格判断透析器的类别，做到专人专用。最好选择全自动透析器复用机进行透析器的冲洗以及消毒处理，并且按照复用规范进行管理。防止透析管路的复用。

11. 透析室所有的医疗废水（包括排出的透析液）要排入医院污水处理系统。

12. 严格血液透析医疗废物的管理

（1）废弃的消耗品按照医疗废物分类处理。

（2）使用过的体外循环装置应有效地密封在不漏水的医疗垃圾袋或者防漏容器中，并且定时送到指定的医疗废物处理地点毁形，且有登记。

（3）透析过程中一次性器械要在每一名患者使用之后处理掉，非一次性器械须在每一名患者使用后消毒。

（4）药物以及其他辅助材料不得在患者之间移动。需共同使用一种稀释药液，要在治疗室或者准备间配置好后分配给每个患者。

（5）废弃的针头要放置在锐器盒或硬质容器内，且不得过度充满。

（6）透析管路预冲后应在 4 小时内使用，否则须重新预冲。

13. 按规定进行空气消毒或空气净化

（1）治疗室、复用透析器存放间、抢救室、透析室（厅）应安装空气消毒机。治疗室、复用透析器存放间、抢救室应进行每日 2 次常规消毒。透析室（厅）当日透析结束后应进行空气消毒。

（2）采用新风净化装置的透析中心，单位时间内新风输入量要不少于 40%，透析治疗期间，每小时换风频率要不低于 6 次。

（3）要有净化设备使用以及消毒处置记录。

14. 建立水电、消防安全巡查制度，及时汇报并且处理异常情况 血液净化中心因透析用水供应及透析设备的电力供应的特殊要求，水电使用安全保障等方面使消防巡查显得尤为重要。中心管理人员及透析护士要协助医院专职人员工作，积极地协助巡查，并且建立异常情况的处理预案。

15. 建立血液透析从业人员常规体检制度　中心的管理人员要每年组织工作人员体格检查，重点检测经血源感染的各项指标。必要时应注射预防疫苗。

16. 医院感染管理部门应每月对血液净化室的室内空气、物体表面、工作人员手、透析液、反渗水采样，还须对血液透析室的消毒隔离情况进行监测。血液净化室要保留监测结果，并且对异常结果进行分析、提出且上报整改结果。

二、血液净化室消毒隔离制度

1. 非工作人员不得入内。

2. 工作人员进入室内应着工作服，戴工作帽，操作时应戴口罩，严格执行无菌操作。

3. 严格执行操作规程，保持室内清洁。

4. 每班次透析治疗前及治疗后通风 30 分钟，紫外线照射 1 小时，并登记。空气净化器动态使用。

5. 地面每日于透析中、透析后湿式拖地各一次。拖帚与抹布专用，拖布消毒法为：用 500mg/L 的含氯消毒剂浸泡 30 分钟，清洗晾干（拖布用后不得放在病室内）。

6. 透析机、床、桌在每日透析结束后用 500mg/L 的含氯消毒剂擦拭一遍，毛巾专用。血液污染透析机用 1500mg/L 的含氯消毒剂一次性布擦拭去掉血迹后，再用 500mg/L 的含氯消毒剂擦拭机器外部。

7. 血压表、袖带、听诊器，每日紫外线照射消毒 1 次，每次 1 小时。止血钳每日用后用 75% 乙醇擦拭，有血污时清洗去污擦干，选择压力蒸气灭菌后使用。氧气湿化瓶在清洁的基础上用 500mg/L 的含氯消毒剂浸泡 30 分钟后清洗晾干备用，吸氧管每人一根，不可混用，体温计用 500mg/L 的含氯消毒剂浸泡 30 分钟清洗、擦干备用。

8. 床单、被套、枕套一人一次一更换，遇有特殊情况，随时更换。

9. 除每日的常规清洁工作并行有效的通风外，每周 1 次大扫除。

10. 每月空气培养 1 次，并做记录。

三、环境及空气消毒隔离管理制度

1. 血液净化中心（室）要保持空气清新，每日进行有效的通风，必要时应进行动态空气消毒（消毒方法参见 2002 年版《消毒技术规范》）。地面要保持清洁，每日湿式打扫，遇血液、体液等污染时应随时采用消毒剂消毒。各区域拖布要标识明显，分区专用，拖布用后消毒处理（500mg/L 含氯消毒剂浸泡 30 分钟或者热力消毒）。

2. 所有物体表面（含患者床单元）要保持清洁，遇血液、体液等污染时应随时采用消毒剂消毒。抹布用后应消毒处理（500mg/L 含氯消毒剂浸泡 30 分钟或热力消毒）。

3. 隔离区域地面、物体表面在清洁基础上应每天消毒，拖布等清洁工具要专用。

4. 要做到每班清场后清洁消毒。每次透析结束，对透析间内所有物品的表面以及地面进行消毒擦拭，应更换床单、被套、枕套等。

四、肝炎病室消毒隔离制度

1. 进入病室要求衣帽整洁，穿专用鞋，戴口罩、手套。

2. 严格执行无菌操作制度、隔离制度。

3. 严格遵守操作规程，操作前后要洗手。

4. 病室内要求保持安静，卫生，空气新鲜，光线、温度适中。

5. 病室内机器、床单及医用设备定点定位、摆放整齐、标记明显。

6. 所有透析患者（规律透析、临时透析）均有肝功化验单。规律性透析要定期复查。

7. 应用的一次性医疗器材、患者的一切污物及医用消耗品应分别装入医疗垃圾袋内，每日由专人送到指定地点处理。

8. 使用的听诊器、血压计、止血钳、消毒盘、水桶卫生用具必须有标识并固定地点，不得与其他病区混用。

9. 地面及各种患者接触的用品，医疗器材要用 500mg/L 的含氯清洁消毒剂浸泡或擦洗。

10. 患者的被服要每人次更换，污物不落地。室内每日 2 次空气消毒并登记，每次 1 小时，每月最后一周空气培养 1 次并登记监测效果。

11. 每人次机器表面用 1000mg/L 的含氯消毒剂擦洗。

12. 病区内治疗车上层为清洁区，下层为污染区，每日 2 次用 1000mg/L 的含氯消毒剂擦洗。

13. 每班次透析前后要开窗通风 30 分钟。

五、血源性传播疾病的管理制度

血源性传播疾病是指通过血液、体液传播的疾病。在血液透析患者中最常见的血液传播疾病是乙型肝炎及丙型肝炎，也可见梅毒患者或者艾滋病患者。从流行病学角度来看，病毒性肝炎是血液透析患者严重的感染并发症之一，亦是血液透析从业人员职业暴露的主要威胁。所以，严格的消毒隔离管理是避免血液传播性疾病的关键环节。

1. 建立经血源性感染患者预检分诊，应有专人负责预检分诊工作。

2. 医务人员接触患者时要实施标准防护。

3. 严格透析患者的感染档案管理，应每 6 个月监测患者输血前全套指标〔HBsAg（表面抗原）、Anti-HBs（表面抗体）、HBeAg（E 抗原）、Anti-HBe（E 抗体），Anti-HBc（核心抗体）、Ant-HCV（丙型肝炎抗体）、Anti-HIV（艾滋病抗体，初筛实验）、TP（梅毒螺旋体抗体）〕1 次。按照规定如实保留原始资料，及时上报有关传染病信息。

4. 肝炎标志物为阳性的患者应分区治疗。

5. 严格透析器的复用管理　首次急诊透析的患者及其他类型的血液传播性疾病要一次性使用透析耗材。

六、患者消毒隔离管理制度

1. 应制定严格的首诊负责制度。首次血液透析及接受新转来的患者，在开始透析前一定要进行乙肝、丙肝、梅毒、艾滋病相关检查。对发热的血液透析患者，首先排除感染性疾病，必要时应隔离透析，且上报医院有关部门。

2. 常规进行血液透析的患者要每半年进行 1 次乙肝、丙肝、梅毒以及艾滋病等感染的检查。血液透析患者在出现无法解释的丙氨酸氨基转移酶升高时，要立即进行 HBV-DNA 和 HCV-RNA 病毒检测。对于明确有传染性的乙型和丙型肝炎患者用隔离区域透析，艾滋病透析患者转专科医院透析。

3. 对于隔离透析或者分区透析的患者一定要由专门的医师、护士负责，各种治疗车、血压计等要专门使用，不可与阴性患者混用。

4. 每位患者透析前一定要使用清洗、清洁后未使用过或者一次性使用的床单、枕套等，应单独使用肝素生理盐水，每班之间对机器表面要进行消毒处理。

七、透析设备的消毒隔离管理制度

1. 透析机一定要有国家食品药品监督管理局颁发的注册证才能投入临床

使用。

2. 每次透析后按照生产厂家的要求进行消毒，化学消毒或热消毒。

3. A液、B液桶以及透析液接触的容器每日用透析用水清洗 1 次；每周用 500mg/L 含氯消毒剂消毒 1 次，并用测试纸确认无残留消毒液。消毒时在桶外悬挂"消毒中"指示牌。隔离治疗区 A、B 液桶为一次性使用。

4. 室内每班次紫外线消毒 1 次，每月应进行空气培养。

八、复用相关消毒隔离制度

1. 复用间要安装空气净化装置或者消毒设施、安装排气装置以确保空气流通，及时排除复用间的异味。应保持室温在 18℃。

2. 复用护士操作时一定要穿隔离衣或者穿塑料围裙和袖套、戴护目镜、穿专用鞋。

3. 严格执行复用操作规程，应保持室内清洁整齐，不应有血迹、污物。

4. 房间内每日用紫外线照射 2 小时并应有记录。每日用 500mg/L 含氯消毒剂擦拭桌面、柜内、地面 1 次，每月空气培养 1 次。

5. 应使用全自动复用设备。对半自动复用设备甚至手工复用的质量控制会存在相对的难度。

6. 乙型肝炎病毒标志物、丙型肝炎病毒标志物阳性患者、艾滋病病毒携带者或者艾滋病患者严禁复用透析器。

7. 复用透析器应专人专用。专门区域、固定放置消毒后的透析器。保存消毒透析器房间的温度最好在 10℃ 左右。保持透析器存储架应至少每周清洁消毒 1 次。

8. 患者使用过的透析器应用国家卫生部《血液透析器复用操作规范》中允许使用的消毒剂进行消毒备用。消毒剂使用浓度、时间、温度、有效期按说明书要求进行。

9. 每次使用前需要检查消毒液的有效浓度。

10. 患者使用过不再留用的透析器、管路应放入医用垃圾集中处理。

九、治疗室的消毒隔离制度

1. 进入治疗室要衣帽整洁、戴口罩、洗手、正规操作。

2. 每日紫外线消毒 2 小时，并专门登记使用时间，每月做空气培养 1 次。

3. 室内清洁区、无菌区有明显标记。

4. 无菌物品与非无菌物品分别放置，并位置固定，注明消毒日期及有效期，标记明显。

5. 每周二、五更换镊子罐、消毒液、碘酒、酒精，各无菌物品均有标签及消毒日期。

6. 治疗车上层为清洁区，下层为污染区。用完物品，车、盘清洁整齐。

7. 药柜内药品摆放有序，口服药、外用药分柜放置，标签明显。

8. 使用后的一次性注射器等用品，放入医用垃圾袋中，每日由卫生员封闭运送至供应室、集中处理。

9. 止血带一人一用，用后要在 500mg/L 的含氯消毒剂内浸泡 30 分钟，清洗、晾干备用。

10. 生活垃圾与医用垃圾严格分开，医用垃圾用黄塑料袋包装送焚烧炉焚烧。

注：本制度由各小组治疗班工作人员共同负责监督执行。

十、护士站消毒隔离制度

1. 进入室内应着专用服装。

2. 随时保持室内清洁整齐，物品摆放有序，用毕放回原处。

3. 桌面、地面每日擦拭 2 次，专用毛巾、拖布。

4. 冰箱内摆放药品，不能存放私人物品。

5. 轮椅每周用 500mg/L 的含氯消毒剂擦拭 1 次。

注：本制度由处置班护士负责监督执行。

十一、透析液配置室消毒隔离制度

1. 进入室内要着工作服、穿专用鞋。

2. 操作者要戴口罩，着专用的工作服，严格执行操作规范。

3. 透析液现配现用，配液用水要使用反渗水。

4. 应保持配液间空气的洁净，空气菌落不得超过 200cfu/m³。稀释透析液的容器要使用 500mg/L 含氯消毒剂每周至少消毒 1 次，消毒时容器外部须有标识。消毒后用测试纸测试无残留消毒液。

5. 每月应对透析液电解质情况、微生物进行抽查，每 3 个月应对透析液的内毒素进行监测。异常情况应分析、整改、复查。

6. 严格透析液的质量管理，透析液一定要由浓缩液加反渗水配制。

（1）购买的浓缩透析液及透析粉剂一定要有国家食品药品监督管理局颁发的注册证。

（2）由透析中心自行溶解购买透析粉剂时，一定要有专人负责，且有人员进行核查登记。

（3）配置好的 A 液（电解质液）不得超过 1 周，B 液（碳酸氢盐液）不得超过 24 小时。

（4）每月应进行 1 次透析液的微生物检测，每 3 个月应进行 1 次透析液内毒素检测。检测时要在透析液进入透析器的位置收集标本。监测的结果以细菌数不高于 200cfu/ml，内毒素不得超过 2EU/ml 为达标。注意结果的登记与保留。

（5）应定期进行透析液溶质浓度的检测，碳酸氢盐透析液的溶质浓度参见表 4-2。

表 4-2　碳酸氢盐透析液的溶质浓度

名称	浓度（mmol/L）
钠	135～145
钾	0～4.0
钙	1.25～1.75
镁	0.5～0.75
氯	100～115
醋酸根	2～4
碳酸氢根	30～40
葡萄糖	0～11
pH	7.1～7.3

十二、水处理系统的消毒隔离措施

1. 水处理设备一定要有国家监督管理部门颁发的注册证才能投入临床使用。新安装的水处理系统或者怀疑水处理系统有问题时要提高检测频度；若确定水处理设备存在问题而不能及时纠正，要停止使用。

2. 透析使用的透析用水应参照美国医疗器械协会（AAMI）对血液透析用水的要求管理。

3. 要根据设备的要求定期对水处理系统以及供水管路进行冲洗、消毒并登记。发现问题要及时处理并做好记录，保证水处理系统正常运转，每次消毒及冲洗后测定管路中消毒液残留量，确定在安全范围内（没有涉及的消毒剂请参照生产厂商的说明书）。

水路中消毒剂的最大允许残留浓度为：甲醛<10mg/L；过氧乙酸<1ppm；游离氯<0.5mg/L

4. 透析用水的化学污染物应每年至少测定 1 次，保证符合质量要求。

5. 每周应进行残留氯或者氯胺测定，游离氯<0.1mg/L。

6. 每月应进行透析用水细菌培养，在水路末端进入血液透析机的位置收集标本，细菌数不应超出 200cfu/ml，登记并且保留检验结果。

7. 每 3 个月应至少对透析用水进行内毒素检测 1 次，留取标本方法同细菌培养，内毒素不得超过 2EU/ml，登记并且保留检验结果。

8. 细菌数或者内毒素一项超标，一定要寻找原因，制定整改措施，直到检测合格才可使用。

9. 透析用水处理装置（包括管道）要每 3 个月消毒 1 次。

十三、透析液的消毒隔离措施

1. 每月应进行透析液的细菌培养，要在透析液进入透析器的位置或者透析液透析器出口处收集标本，细菌数不得高于 200cfu/ml，登记并且保留检验结果。

2. 每 3 个月应至少对透析液进行内毒素检测 1 次，留取标本方法同细菌培养，内毒素不得超过 2EU/ml，登记并且保留检验结果。

3. 细菌数或者内毒素一项超标，一定要寻找原因，制定整改措施，直到检测合格才可使用。

第六节　护理安全管理

一、标准预防

1. **洗手和手消毒**　患者在接受血液透析的治疗过程中，因为活动受限，护士予以患者的照护活动中手接触血液、体液、分泌物及其他污染物机会相对其他治疗更多，所以接触不同患者，对于同一患者从污染部位到清洁部位的操作，均要严格洗手或进行手消毒。

2. **正确使用防护用品**　进行血液透析操作时要备用的防护用品包括手套、护目镜或者面罩、围裙、防护服、靴或鞋套、帽子或者头发罩。护士要根据暴露风险选择防护用品。使用后的个人防护用品要放入相应的废物袋中，按照医疗废物分类进行处理。

（1）手套：进行管路冲洗、血液透析开始程序及血液透析结束程序、复用操作时均要分别戴手套。当接触血液、体液、分泌物、排泄物或者黏膜时须戴手套。分别接触患者须更换手套。

（2）面罩或者护目镜：当进行内瘘穿刺、复用透析器时要戴面罩或者护目镜。使用后要进行适当消毒处置。

（3）塑料围裙：冲洗管路或者透析器要使用塑料围裙以隔离血液、体液、分泌物、排泄物。可以重复使用的围裙，要按照《消毒技术规范》进行处置。不能够重复使用的围裙，要按照医疗废物进行处置。

（4）帽子、鞋套：进行内瘘穿刺或者复用透析器时要戴帽子。进入透析中心要更换专门的工作鞋或者穿鞋套。重复使用的帽子、鞋套，要按照《消毒技术规范》进行清洗及消毒。一次性使用的须按照医疗废物进行处理。

3. 正确处置患者使用后的设备及污染的布类　所有可以重复使用的设备及布类在患者使用后都要进行清洁和消毒处置才能够使用。

4. 预防针刺伤或者锐器伤　拔出内瘘穿刺针后要立即放入专门设置的锐器盒中，以防二次分离针头带来针刺伤的危险。使用后锐器须放于锐器盒内。禁止用后针头回帽或者弯曲毁形。

5. 透析后及时进行环境清洁及处理溢出物。

6. 正确处理医疗废物　按照《医疗机构医疗废物管理条例》进行管理。要避免长期贮存散在的医疗废物。

二、意外暴露后的处理

1. 皮肤意外接触到血液、体液，要立即用肥皂及清水冲洗。

2. 血液、体液意外进入眼、口腔，应立即用大量清水或者生理盐水冲洗。

3. 被血液、体液污染的针头刺伤后，应用肥皂和清水先冲洗伤口，挤出伤口的血液，然后用碘酒、乙醇消毒。

4. 意外暴露后一定要立即报告医院感染管理科，有条件要对患者的带病情况进行检查，尽早对被暴露者进行输血前的全套检查（通常不超过72小时）。在48小时内报告护理部且填写报表。

5. 可疑暴露于HBV感染的血液、体液时，要根据被暴露者的身体情况来进行防护

（1）医务人员HBsAg（＋）或者Anti-HBs（＋），不需要注射疫苗或者抗乙型肝炎病毒高效价抗体。

（2）医务人员 HBsAg（-）或者 Anti-HBs（-）未注射疫苗，24 小时内注射抗乙型肝炎病毒高效价抗体，并且补一剂疫苗。

（3）医务人员 HBsAg（-）、Anti-HBs（-），正在接受疫苗注射未产生抗体，24 小时内注射抗乙型肝炎病毒高效价抗体并且继续完成疫苗注射。

（4）暴露后的 6 个月、1 年应追踪 HBsAg、Anti-HBs。

6. 可疑暴露于 HIV 感染的血液、体液时，医务人员应抽血检查 Anti-HIV，可以先服用齐多夫定/拉米夫定片（双汰芝），暴露后的 1 个月、3 个月、6 个月、1 年应定期追踪 Anti-HIV。

7. 可疑暴露于 HCV 时，要首先对医务人员进行检测

（1）Anti-HCV（+），继续追踪肝功能。

（2）医务人员 Anti-HCV（-）暴露后的 3 个月、6 个月、9 个月、1 年应定期追踪肝功能、Anti-HCV。

8. 可疑暴露于梅毒感染者时，医务人员应预防注射长效青霉素，暴露后 3 个月追踪 TP。

第七节　操作技能管理

一、患者透析前的准备

1. 心理准备　患者透析前医护人员应充分做好宣教工作，介绍有关透析的知识，提高患者对血液透析的认识，能够接受血液透析并能主动配合。

2. 签署知情同意书　患者透析前应签署知情同意书，主要包括透析方式同意书、血液透析知情同意书、血管通路同意书、透析器选择同意书。

3. 建立血管通路　患者透析前应建立血管通路，如内瘘、临时血管通路等。

4. 透析前检查　患者透析前应抽血检查肝肾功能、血常规、电解质、肝炎免疫、HIV 等。根据患者的情况选择治疗区，制定透析处方。

5. 测量生命体征及体重　患者透析前应测量生命体征及体重，并了解患者透析间期病情变化，制定透析方案。

6. 患者换鞋进入血液净化中心（室）。

二、护士准备

1. 环境应清洁、整齐，地面干燥。

2. 护士应精神饱满，着装整洁，戴口罩、手套。

3. 护士应了解患者病情　阅读病历，了解患者的姓名、年龄、性别、诊断、药物等。

4. 物品准备　核对医嘱，根据医嘱准备相应的透析机、透析器、透析液、透析管路、心电监护仪、药物、抢救器材、生理盐水、止血带、一次性手套、穿刺物品及抗凝剂等。

5. 预冲透析器及管路后，注入肝素盐水 15 ~ 20ml，闭路循环。

6. 建立患者的血管通路　评估患者血管通路的功能，并且建立血管通路，如内瘘、临时血管通路，确保充足的血流量。

7. 严格无菌操作。

8. 根据医嘱正确留取各种标本。

三、内瘘穿刺工作流程和质量标准

1. 评估患者的内瘘功能，主要包括内瘘杂音，穿刺部位有无红、肿、热、痛，皮疹、淤青、硬结，内瘘的走向，选择穿刺的部位。

2. 在穿刺部位铺设治疗巾。

3. 在穿刺部位上 5cm 处扎止血带，松紧应适中，较充盈的内瘘穿刺可以不扎止血带。

4. 应消毒静脉穿刺部位 2 遍以上，向心方向穿刺静脉端，判断穿刺是否成功，并夹闭内瘘针夹。

5. 消毒动脉穿刺部位 2 遍以上，动脉端根据患者血管状况，可离心或向心方向穿刺，且判断穿刺是否成功，夹闭内瘘针夹，注意动脉穿刺点距吻合口的距离至少 3 ~ 5cm 以上，动脉、静脉穿刺点距离应大于 10cm。

6. 穿刺成功后应用胶布固定内瘘针，通常每根穿刺针贴 3 条胶布，防止松动或者滑脱，穿刺点覆盖创可贴。

7. 穿刺部位要轮流更换，切忌定点穿刺，可由远而近做绳梯状穿刺。

四、上机操作工作流程和质量标准

1. 核对　内容主要包括医嘱、血液透析方式、药品、物品准备、患者情况、透析器、血液透析机是否处于准备状态、透析器以及透析管路是否排尽空气并且充满预充液，体外循环管路系统各连接处连接是否紧密，安装是否正确，未使用的管路开口是否处于加帽密封和夹闭管夹的双保险状态。

2. 遵医嘱个体化使用普通肝素、低分子肝素或无肝素透析。

3. 将透析管路的动脉端与动脉穿刺针衔接好，透析管路的静脉端与无菌废液袋连接，打开动脉穿刺针夹子，启动血泵，血流量 50 ~ 100ml/min。

4. 当血液流至静脉储气壶时，停血泵，夹闭透析管路静脉端夹子，再将透析管路静脉端与患者血管通路静脉端连接，并打开静脉端夹子以及内瘘针夹，并开动血泵。

5. 逐渐调整血流量至 200 ~ 300ml/min，根据医嘱调整各项透析参数，并打开超滤键。

6. 再次核对各连接是否正确、紧密，未使用的管路开口是否关闭，机器运行是否正常，并且两人核对各项参数设定是否正确。

7. 向患者交代透析中注意事项，透析管路用血管钳妥善固定，以防扭曲、受压及滑脱。

8. 观察患者的病情变化，并准确记录透析记录单。

五、下机操作工作流程和质量标准（推荐密闭式回血）

1. 准备生理盐水 500ml。

2. 调整血流量 50 ~ 100ml/min。

3. 打开动脉端进液侧管，用生理盐水将残留在动脉进液侧管内的血液回输到动脉壶（避免血栓进入内瘘血管）。

4. 关闭血泵，靠重力将动脉进液侧管近心侧的血液回输入患者体内。

5. 夹闭动脉管路夹子和动脉穿刺针处夹子。

6. 打开血泵，用生理盐水全程回血。可用双手揉搓透析器，但不得用手挤压静脉管路。当生理盐水回输至静脉壶、安全夹自动关闭后，停止继续回血。不得将管路从安全夹中强制取出，将管路液体完全回输至患者体内。

7. 夹闭静脉管路夹子和静脉穿刺针夹子，先拔出动脉穿刺针，再拔出静脉穿刺针，压迫穿刺部位 2 ~ 3 分钟。

8. 动脉、静脉穿刺部位加压包扎 10 ~ 20 分钟后，检查穿刺部位无出血或渗血后松开包扎。

9. 整理用物。

10. 测量生命体征，记录治疗单，签名。

11. 更换透析单元用物，清洁、消毒物品、机器表面，开窗通风，空气消毒。

12. 对透析患者病情、机器运转情况等进行交班记录。

六、透析时的病情观察

1. 观察病情变化，并每小时测血压、脉搏，加强与患者的沟通，嘱其在透析过程中如有不适尽早告知，从而及早发现透析中急性并发症的早期症状，及时处理。

2. 观察血管穿刺处是否有渗血、肿胀、疼痛及管路固定情况。

3. 观察机器的运行情况，监视各种报警装置，出现异常及时处理或联系维修工程师，解除各种故障。

4. 观察患者的超滤情况，并判断超滤是否准确，是否达到目标超滤量。

5. 观察透析管路、透析器内血液的颜色及静脉压、跨膜压的情况，防止凝血。

6. 准确记录透析记录单。

七、透析后患者的护理

1. 根据医嘱正确留取各种透析后标本。

2. 妥善处理患者的血管通路，内瘘加压包扎，并且交代解除加压的时间（10~20 分钟）。临时深静脉留置导管有效封管，并且交代注意事项。

3. 待患者穿刺部位无出血，内瘘杂音良好，生命体征平稳后，方可起床，护士协助患者测量体重，并且判断超滤是否准确，准确记录。

4. 交代下次透析时间安排。

5. 做好透析间期患者自我护理的宣教工作，如饮食、饮水、动静脉内瘘、用药、干体重的正确评估等。

八、费森尤斯4008S型血液透析机操作常规

费森尤斯4008S型血液透析机操作常规见表4-3。

表 4-3 4008S 型血液透析机操作常规

屏幕显示	操作	要点、说明
On/Off	按此键，开启机器	将浓缩液吸管分别置于AB浓缩液中
Test	自检键，闪烁时按键开始自检	膜外快速接头待自检通过后方可连接
Start/Stop 血泵上	开始停止键，安装血路管	注意操作者手与泵轴保持安全距离
Prime	预冲键，预冲血路管	预冲血泵速率≤180ml/min 建议膜内气体排尽后连接膜外快速接头
Dialysate Menu	透析液菜单键，设定透析液相关参数	—

续　表

屏幕显示	操作	要点、说明
Conf	按确认键，确认已设定的参数	超滤量单位为毫升
UF Menu	超滤菜单键，设定超滤相关参数	–
Conf	按确认键，确认已设定的参数	–
▼肝素模组上	▼按此键，安装肝素注射器	光学传感器监测到血液时该键被限制使用
⏰	按此键，设定肝素泵运行	窗口数字闪烁时用▲/▼设定，单位h：min
⏰	按此键，确认已设定的运行时间	–
肝素模组上 Rate	速率键，设定肝素追加速率	窗口数字闪烁时用▲/▼设定，单位h：min
Rate	速率键，确认已设定的追加速率	–
血泵模组上 Start/Stop	开始/停止键，开启血泵引血	当血液流至静脉管路的 1/3～1/2 时，连接静脉针，当光学传感器检测到血液时，动脉、静脉压（TMP 稍滞后）报警界线自动设定，血泵停止转运并有报警音提示
Start/Reset	开始/重设键，开启血泵	调整血泵速率
肝素模组上 Start/Stop	开始/停止键，开启肝素泵	–
UF On/Off	超滤开关键，开启超滤	–
UF Goal reached	–	超滤目标已到：当超滤目标完成时，机器发出提示音，显示信息
Start/Reset	按此键，显示 Reinfusion?	是否回血

续　表

屏幕显示	操作	要点、说明
Conf	确认键，确认回血，泵停止	—
Start/Reset	按此键，开启血泵回血	当光学传感器检测到血色变浅，血泵停止，有提示声音
Start/Reset	按此键，开启血泵	继续回血，直至血液全部回输
血泵上 Start/Stop	开始/停止键，关闭血泵	拔除穿刺针，结束治疗
	透析结束，整理用物	

九、费森尤斯 4008S 型 ONLINEplus 在线预冲治疗操作常规

1. 准备标准　同血液透析。

2. 操作标准

（1）同血液透析。

（2）同血液透析。

（3）自检通过后安装透析器，管路，连接透析液快速接头至透析器膜外端（注意：不要按 Prime 键，连接 A、V 压力监测器）。

（4）在 ONLINEplus 显示器上操作见表4-4。

表4-4　在 ONLINEplus 显示器上操作表

屏幕显示	操作标准	要点、说明
Select mode HDF?	选择模式 HDF 按 Enter 确认所选治疗模式	按 ↑↓ 选择治疗模式
Connect Sub. tubing?	连接置换液管路？按 Enter	确认连接安全导管
Please wait!	请等待	—
Open sub. port!	打开置换液端口，提蓝点柄顺时针旋转 90°，安装置换液安全导管	—
Open Pump door	打开泵门，按住 Start/Stop 键导入安全导管	—

续　表

屏幕显示	操作标准	要点、说明
Connect Sub. tubing!	连接置换液管路，提蓝点柄顺时针旋转90°	固定置换液安全导管Y形管红夹子端接血路管动脉端，白夹子端接动脉壶（前稀释）/静脉端（后稀释）。红夹子打开，白夹子关闭
Open rinse Port!	打开冲洗端口，提灰点柄顺时针旋转90° 安装冲洗连接头，血路管静脉端与冲洗连接头侧口连接	－
Connect rinse connector!	连接冲洗连接头，提灰点柄顺时针旋转90°	固定冲洗连接头
Priming blood lines	预冲血路管，按 Prime 键，开始预冲	血流速 ≤ 180ml/min，不可 > 300ml/min，连接 A、V 压力监测
RinseVol：1000ml	显示已预冲的液体量	－
UFVol：500ml	显示已超滤的液体量	超滤开始时给予20mg的肝素注入血路
Terminate Rinse?	结束冲洗，按 Start/Stop，按 Enter 键	结束预冲
Remove Rinse connector?	移出冲洗连接头，提灰点柄逆时针旋转90°度	静脉管路与动脉管路连接，形成闭路循环，将 Y 形管红夹子关闭并盖好盖帽，白夹子打开
Close Rinse Port!	关闭冲洗端口，提灰点柄逆时针旋转90°	关闭冲洗端口
Enter Sub Volume!	输入置换液量，并确认	按 Volume（容量键） 按▲/▼键输入置换量 按 Enter 确认 置换速率必须与血流速率相匹配
Rate：50ml/min SubVol：12L	显示已设定置换量 －	－

续 表

屏幕显示	操作标准	要点、说明
Start HDF	开始透析滤过，按 Start/Stop 键，治疗开始	治疗开始，需先开启超滤
Rate：50ml/min	显示置换速率	—
SubVol：0.12L	显示已置换量	—
UF Goal reached	超滤目标已到	超滤目标完成时，机器发出提示音
Reinfusion?	按 Start/Rest 键，准备回血，按 Conf 键确认回血	关闭 Y 形管上的白夹子
	按 Start/Rest 键，开启血泵	血泵停止，降低血流量，拔除动脉针
	按 Start/Stop 键，关闭血泵	回抽动脉穿刺针内血液 断开穿刺针
Reinfusion Online?	按 Enter 键，确认在线回血	将动脉端与 Y 形管红夹子连接，打开红夹子
Reinfusion prepared?	按 Enter 键，已准备在线回血 按 Start/Stop 键	回血
SubVol：xxL	已置换总量	—
ReinfVol xxxmL	已用回血液体量	—
—	按 Start/Stop 键，关闭血泵回血完毕，拔除穿刺针，结束治疗	其他同血液透析要求

十、血液灌流（HP）操作常规

1. 准备标准

（1）护士操作前准备：同血液透析。

（2）物品准备：准备机器（可用专业血液灌流机或常规血透机或 CRRT 设备）灌流器、透析管路、穿刺针、无菌治疗巾、生理盐水、碘伏和棉签等消毒物品、止血带、一次性手套、接线板、肝素。

2. 操作准备

（1）核对患者、机器、灌流器及管路。

（2）开机：连接电源，打开电源开关，启动 BM25，POWER/ON。

（3）自检。

（4）管路安装：安装灌流器，安装动脉、静脉管路（先将动脉管路充满生理盐水后再与灌流器动脉端连接），再连接静脉端，静脉末端连接废液袋。

（5）预冲，密闭式冲洗。开启血泵，以 80～100ml/min 速度预冲，肝素生理盐水（按说明书配制）用量为 3000ml（灌流器静脉端向上，使盐水自下而上冲洗灌流器并排除气泡，操作者可用双手揉旋灌流器，以便盐水充分浸匀炭颗粒，将灌流器中的空气排尽）。

（6）预冲结束后，闭路循环 20～30 分钟（灌流器充分吸附肝素，避免灌流中发生凝血）。

（7）冲净管路：最后用无肝素的生理盐水 500ml 冲管路及灌流器内的肝素盐水，并再次检查空气是否排净。

3. 建立体外循环

（1）血管通路准备，静脉插管或内瘘。根据医嘱推注首剂肝素（一般首剂量 0.5～1.0mg/kg，以后每 30 分钟追加肝素 8～10mg）。

（2）连接患者，进入治疗模式。

（3）自我查对，依次查对体外循环管路系统各连接处和管路开口处，未使用的管路开口应处于加帽密封和夹闭管夹的双保险状态。

（4）观察患者反应，调整血流量（血流量 150～200ml/min，流量过低易发生凝血，流量过高影响吸附率，效果欠佳）。

（5）监测护理，密切观察血压、脉搏、呼吸情况，血液颜色是否加深，静脉压、动脉压等变化，并详细记录。

（6）结束治疗，一次灌流时间为 2～2.5 小时，此时灌流器已趋于饱和，若有必要继续血液灌流治疗，可每间隔 2 小时更换 1 个灌流器，治疗时间一般不超过 6 小时，再次灌流则应在 12～24 小时以后进行。

（7）密闭式回血，同血液透析，严禁敲打灌流器，防止吸附物脱落。

（8）整理用物，关闭电源（灌流器及管路用后放置于黄色垃圾袋内，放于治疗室医用垃圾桶内，机器清洁、消毒）。

（9）记录肝素量、患者情况及灌流器凝血情况等。

十一、血液灌流串联血液透析操作常规

1. 准备标准

（1）着装整齐、洗手、戴口罩、手套。

（2）物品准备：透析器、灌流器及连接管、透析管路、穿刺针、无菌治

疗巾、生理盐水、碘伏和棉签等消毒物品、止血带、一次性手套、透析液。

（3）核对 A、B 浓缩透析液，检查 A、B 透析液连接。

2．操作标准

（1）核对病志、机器、透析器，灌流器，透析液。

（2）开机自检：①检查透析机电源线连接是否正常；②打开机器电源总开关；③按要求进行机器自检。

（3）管路安装：①检查透析器及透析管路及血液灌流器外壳有无破损、外包装是否完好；②查看有效期、型号；③按照无菌操作原则进行；④管路安装顺序按照体外循环的血流方向依次安装；⑤管路安装顺序：动脉管路与生理盐水连接，排尽气体后连接灌流器动脉端。取连接管将蓝色端与灌流器静脉端连接，红色端连接透析器动脉端。将灌流器串联在透析器前，不要将灌流器内灌注液放掉，以免重新排气。

（4）密闭式冲洗：①启动血泵速度 80 ~ 100ml/min，生理盐水流向为动脉段→灌流器→连接管→透析器→静脉端→废液袋，排尽气体后，以 200ml/min 速度预冲（使用肝素盐水要按说明书要求配制，操作者可用双手揉旋透析器，以便盐水充分浸匀炭颗粒，将灌流器中的空气排尽）；②泵速调至 200 ~ 300ml/min，连接透析液接头及透析器旁路，排净透析器透析液室气体；③达到生理盐水预冲量后进行闭式循环；④预冲生理盐水直接流入废液袋。

3．建立体外循环

（1）核对姓名、床号、解释目的、取得合作。测体重，测血压。评估患者一般情况（液体出入量，有无出血、水肿，睡眠等）。

（2）洗手，戴口罩、手套。

（3）血管通路准备：①检查血管通路有无红肿、渗出、硬结等；②摸清血管走向和搏动；③选择穿刺点，消毒穿刺部位；④选择合适的穿刺针（根据血管粗细、血流量等要求）；⑤采用阶梯式、纽扣式等方法，以合适角度穿刺血管，根据医嘱推注首剂肝素量。

（4）设定参数（超滤量增加 200ml）。

（5）设置血泵流速 50 ~ 100ml/min，连接动脉管路→打开血泵→连接静脉端→进入治疗。

（6）体外循环建立后，询问患者自我感觉。

（7）自我查对，依次查对体外循环管路系统各连接处和管路开口处，未使用的管路开口应处于加帽密封和夹闭管夹的双保险状态。

（8）根据医嘱两人查对机器治疗参数。

（9）整理用物。

（10）洗手，测量血压、脉搏，装好床挡，在治疗单上详细记录各数据。

（11）洗手，戴口罩、手套。

（12）灌流治疗时间到（2～2.5 小时），关泵，关闭动脉管路，连接生理盐水，开泵，调节流速 100ml/min，自管路动脉端回血。

（13）当灌流器血颜色变浅，关泵，夹闭管路，撤下灌流器，动脉管路连接透析器，打开血泵按医嘱调整血流量，继续透析至结束。

（14）整理用物。

十二、床边血滤操作常规

1. 物品准备

（1）消毒盒（2% 碘酊、75% 乙醇、消毒棉签）。

（2）床边血滤机（BM25）、接线板。

（3）血滤器、管道 1 套（检查血滤器及管路型号、有效期、外包装是否潮湿、有无破损）、废液袋 2 个。

（4）生理盐水、置换液、输液器、肝素、注射器、穿刺针、无菌纱布 2 块、止血钳 3 把（无锯齿）、胶布、止血带、一次性手套等。

（5）备好抢救物品：包括各类抢救药品、氧气、吸引器、心电监护仪、血压监测仪等。

2. 操作准备

（1）核对患者、机器、血滤器及管路。

（2）连接电源、打开电源开关，按下 power/on 键，启动 BM25（在开启 BM25 的过程中，不应该将管路装入血泵中，并且袋子不能悬挂在测重秤上。若将管路系统安装就位，机器就会显示一个以"E……"开头的故障信息，并持续报警。在这种情况下，应关闭体外循环监测系统 BM11，在重新开机之前，卸下管路系统）。

（3）自检（进入自检过程 30 秒，血泵显示 80ml/min，空气报警、漏血报警）。

（4）管路安装

1）安装血滤器（将其动脉端朝下垂直放置）。

2）安装动脉、静脉管路（连接压力监测，在上静脉管路时不要锁上夹力杆）。

3）安装置换液/透析液管路（根据医嘱连接置换液的管路与血液管路；后稀释——将加热袋上部的置换液/透析液管路连接到位于 BM11 上静脉管路上的除气室上的接口上。前稀释——将加热袋上部的置换液/透析液管路连接到位于 BM11 上的动脉管路上的滴壶上的接口上）。

4）安装滤出液管路（把漏血壶放入漏血监测器中）。

5）连接抗凝剂（肝素）线路。

（5）预冲（密闭式冲洗）

1）预冲血液管路：将 5% 肝素生理盐水 1000ml 预冲液悬挂在静脉滴注架上；将动脉管路的患者端连接到预冲液袋上，将静脉管路的患者端与预充液排出袋相连接；设置预充程序；保证管路夹全部开放，关闭超滤液管路上的夹子。按下血泵键，将血泵速度调至 100ml/min，血泵上的信号灯持续闪亮，预冲液灌注动脉管路；预冲动脉管路、肝素线路、血滤器和静脉管路。肝素生理盐水预冲结束后，使用生理盐水 1000ml，冲洗血液管路后，闭路循环 20 分钟。

当血液管路完全排出空气时，将控制杆拧至垂直水平以激活空气检测器。

2）预冲治疗液管路：拧开超滤管夹子，重启血泵。保持血泵运转的同时，启动 priming/5s-reset 键，两个治疗泵开始以 150ml/min 的速度运转；置换液开始充满置换液/透析液管路，进入体外循环血液管路；转动血滤器静脉端向下垂直，血滤器/透析器液体侧开始填充液体，液面自下而上；当超滤管路上的漏血壶充满液体后，BM11 漏血报警指示灯熄灭；当血滤器两侧都充满液体后，用手掌轻拍血滤器，将气泡排出；待整个管路中没有明显可见的气泡后，调整除气室液面在 3/4 处；预冲结束后，进入治疗模式。除去预冲液和预冲液收集袋，排空超滤液袋；连接置换液和肝素。

3．建立体外循环

（1）血管通路准备

1）静脉插管或内瘘（同血液透析，按照无菌操作原则进行）。

2）根据医嘱静脉推注首剂肝素。

（2）设置治疗参数：设定血泵速度，成人常规为 150～250ml/min，超滤总量（L）、超滤速度（L/h）、置换液总量（L）、置换液速度（L/h）、稀释方法、抗凝剂的追加剂量。

（3）连接患者，进入治疗模式。

（4）自我查对：依次查对体外循环管路系统各连接处和管路开口处，未使用的管路开口处于加帽密封和夹闭管夹的双保险状态。

（5）观察接管后患者的反应。

（6）监测护理：每1小时观察血压、脉搏、呼吸情况；观察超滤量、滤出液、静脉压、动脉压及跨膜压等变化并记录。

（7）结束治疗，达到治疗量后回血（密闭式同血液透析）。

（8）清除治疗参数（按压 BM14 Priming 5 秒可使治疗数据设置为 0）。

（9）整理用物，关闭电源。

（10）记录患者情况、超滤量、肝素用量、血滤器及管路有无凝血情况。

4．注意事项

（1）预冲血液管路注意事项

1）在预冲阶段，泵转动 2 分钟就停止。如果需要，按血泵的"开"键，泵还可以再转动，漏血报警、空气报警和压力检测器在预冲期间不激活。

2）液体袋的出口应在较低的位置。

3）如果压力检测未通过，在血液流速显示窗中出现错误代码，此时关闭血泵，检测所有连线，保证牢固，重新开启血泵。

4）如果进入治疗模式 5 分钟未设置治疗参数，液体输入泵和输出泵将会报警。若 BM14 的治疗已结束，按开/关键 5 秒钟关闭它，而 BM11 将继续转动但不进行超滤。

（2）治疗结束后的注意事项

1）观察滤出液的颜色和透明度。

2）记录血滤器及管路有无凝血，若需更换记录更换时间。

3）记录每小时的规定超滤量。

4）记录肝素用量。

5）记录静脉压、动脉压及跨膜压的值。

6）如果 BM14 断电超过 1 小时，重新开启以后，既往设置的所有数据会自动设置为 0。因此，在更换管路之前，必须记录 BM14 机器上的数据。

7）置换液废液袋由血滤护士放置感染医用垃圾桶内。

8）血滤器及管路用后放置于黄色垃圾袋内，放于医用垃圾桶内。

9）机器清洁消毒。

十三、单膜血浆置换操作常规

单膜血浆置换操作见表4-5。

表 4-5　单膜血浆置换操作表

操作步骤		要点说明
操作前准备	物品：①消毒盒（2% 碘伏、75% 酒精、消毒棉签）；②血滤机（BM25）、接线板；③血滤器、管道 1 套、废液袋 2 个；④0.9% 氯化钠注射液、输液器、穿刺针、纸球、无菌纱布 2 块、止血钳、止血带、无菌敷布 1 块、胶布、一次性手套；⑤血浆、5% 葡萄糖溶液、10% 葡萄糖酸钙、地塞米松、肝素	检查各物品有效期、型号、滤器及管路有无破损、外包装是否完好
	核对患者、机器型号、血滤器及管路	向患者宣教血浆置换术配合要求
	连接电源、打开电源开关、按压 POWER/ON 键，启动 BM25	－
	自检	机器系统功能完好方可应用
	管路安装：①安装血滤器；②安装动脉、静脉管路；③安装置换液/透析液管路；④安装滤出液管路	空气报警、漏血报警，证明机器正常可用
	预冲：密闭式冲洗。同床边血滤。肝素生理盐水（5%）预冲 2000ml，再予生理盐水 1000ml 冲洗后，闭路循环 20 分钟	连接压力监测，在上静脉管路时不要锁止夹力杆
建立体外循环	血管通路准备：①静脉插管或内瘘；②根据医嘱推注首剂肝素	同床边血滤
	设定治疗参数，设定血泵速度，置换液量（血浆）	－
	连接患者，进入治疗模式。血泵流速 50ml/min	治疗前静脉推注地塞米松
	自我查对，依次查对体外循环管路系统各连接处和管路开口处，未使用的管路开口应处于加帽密封和夹闭管夹的双保险状态	－
	观察患者反应，调整血流量	观察 2~5 分钟，无反应后再以正常速度运行

续 表

操作步骤		要点说明
监测	严密观察血浆速度，防止空气进入	血浆速度是血流量的1/4～1/3
	每30分钟观察血压、脉搏、呼吸情况，观察滤出液、静脉压、动脉压及跨膜压等变化，并详细记录	治疗中根据医嘱按规定时间给予5%葡萄糖溶液+10%葡萄糖酸钙
治疗结束	达到治疗量后回血	密闭式回血同血液透析，血流量应小于50ml/min
	清除治疗参数	按压BM-14Priming 5秒即可清除参数
	整理用物，关闭电源	分离器及管路用后放置于黄色垃圾桶内。机器清洁消毒
	记录	病情变化、血浆置换治疗参数和结果

十四、双膜血浆置换操作常规

双膜血浆置换操作见表4-6。

表4-6 双膜血浆置换操作表

操作步骤		要点说明
操作前准备	着装整齐，洗手，戴口罩、戴手套	操作前要洗手
	物品准备：①消毒盒（2%碘伏、75%乙醇、消毒棉签）；②KPS-8800CE血滤机、接线板；③膜型血浆分离器1个、膜型血浆成分分离器1个、血浆交换用血液回路1套、废液袋；④生理盐水、白蛋白、林格液、肝素、穿刺针、注射器、止血钳、胶布、一次性手套、急救药品及器材、纸球、无菌纱布2块、无菌敷料	检查分离器及管路型号、有效期、外包装是否潮湿、有无破损
	核对患者、机器型号、血滤器及管路	向患者宣教穿刺配合要点
	接电源、打开电源开关、启动KPS-8800CE	—

续 表

操作步骤	要点说明
选择治疗模式（DF 模式）并确认	–
机器版面出现连接图形→提示安装管路血浆分离器→血浆成分分离器→动脉管路连接血浆分离器→连接膜型血浆成分分离器→连接补液、排液管→连接加热器→连接静脉回路	一定要按照机器版面提示操作
管路安装完毕、确认→"开始"机器自检即压力检测	自检前检查各连接是否紧密，若漏气，自检将不通过，自检 2 次不过后重新开机
自检通过后，机器提示冲洗管路	用生理盐水 1000ml + 40mg 肝素冲洗后闭路循环 30 分钟、预冲生理盐水 3000ml
据医嘱配置置换液	–
血管通路准备：①静脉插管或内瘘；②根据医嘱静脉推注首剂肝素	不追加肝素，把设置肝素值降至零位置，可选手动或自动模式
设定治疗参数，报警参数，调整血流速度	接管前遵医嘱静脉推注地塞米松 5 ~ 10mg
连接患者，进入治疗模式	开始时血液速度宜慢，观察 2 ~ 5 分钟，无反应后，再以正常速度运行
自我检查，依次查对体外循环管路系统各连接处和管路开口处，未使用的管路开口处应处于加帽密封和夹闭管夹的双保险状态	整个机器系统功能完好，放开应用
观察患者反应，调整血流量，血泵 100ml/min，二级泵 25ml/min，三级泵 5ml/min	遵医嘱给予生理盐水每分 10 ~ 30 滴静点，TMP 波动于 0 ~ 13kPa 之间。TMP 快速升高，超过 5kPa，立即通知医师

（建立体外循环）

续　表

操作步骤	要点说明
监测 严密观察机器运转情况，防止空气进入	–
每30分钟观察血压，脉搏、呼吸情况，观察渗出液、动脉压、静脉压、跨膜压及一、二级膜压变化，并详细记录	–
治疗结束 达到治疗量后，进入回输程序	按照机器指令进行回输
整理用物，关闭电源	分离器及管路用后放置于黄色垃圾袋内，放入医用垃圾桶内。机器清洁消毒
记录	患者的病情变化，治疗参数、治疗过程及结果

十五、血脂吸附热循环式操作常规

血脂吸附热循环式操作见表4-7。

表4-7　血脂吸附热循环式操作表

操作步骤	要点说明
操作前准备 着装整齐，洗手，戴口罩、手套	操作前要洗手
物品准备：①消毒盒（2%碘伏、75%乙醇）；②KPS-8800CE血滤机、接线板；③膜型血浆分离器1个、膜型血浆成分分离器1个、血浆交换用血液回路1套、废液袋；④生理盐水、输液器、肝素、穿刺针、注射器、止血钳（无锯齿）、胶布、一次性手套、抢救药品及物品、纸球、无菌纱布2块、无菌敷料	检查分离器及管路型号、有效期、外包装是否潮湿、有无破损
核对患者、机器、血滤器及管路	向患者宣教穿刺配合要点
连接电源、打开电源开关、启动KPS-8800CE	–
选择模式（DF模式）并确认	–

续　表

操作步骤		要点说明
	机器版面出现连接图形→提示安装管路血浆分离器→血浆成分分离器→动脉管路连接血浆分离器→连接膜型血浆成分分离器管路→连接补液、排液管→连接加热器→连接静脉回路	一定要按照机器版面提示操作
	管路安装完毕、确认→"开始"机器自检,即压力检测	自检前检查各连接是否紧密,若漏气,自检将不能通过,自检 2 次不过后重新开机
	自检通过后,机器提示冲洗管路	用生理盐水 3000ml + 80mg 肝素冲洗后闭路循环 30 分钟
建立体外循环	血管通路准备:①静脉插管或内瘘;②根据医嘱静脉推注首剂肝素	同床边血滤
	设定治疗参数,报警参数,调整血流速度	设置板面 PA 33kPa,PV 27~8kPa,Pp<40kPa,温度 40℃,置换液升数:××L
	连接患者,进入治疗模式	-
	自我查对,依次查对体外循环管路系统各连接处和管路开口处,未使用的管路开口处应处于加帽密封和夹闭管夹的双保险状态	
	观察患者反应,调整血流量,血泵 60~100ml/min,血浆泵为血泵的 20%~25%,血浆成分分离泵是血浆泵的 10%~15%	
监测	严密观察机器运转情况	-
	每 30 分钟观察血压,脉搏、呼吸情况,观察渗出液、动脉压、静脉压、跨膜压及一、二级膜压变化,并详细记录	TMP 快速升高,超过 5kPa,应立即通知医师遵医嘱给予生理盐水 100~200ml 冲洗,TMP 波动于 0~13kPa 之间

操作步骤		要点说明
治疗结束	达到治疗量后回输	按确认键，机器自动进入回输程序，按机器提示进行回输
	整理用物，关闭电源	分离器及管路用后放置于黄色垃圾袋内，放入医用垃圾桶内。机器清洁消毒
	记录	患者的病情变化，治疗参数、治疗过程及结果

十六、动脉-静脉内瘘穿刺操作常规

动脉-静脉内瘘穿刺操作见表4-8。

表4-8　动脉-静脉内瘘穿刺操作表

操作步骤		要点说明
操作前准备	着装整齐，洗手，戴口罩、手套	操作前要洗手
	物品：穿刺针、无菌治疗巾、碘伏、棉签、止血带、一次性手套、肝素、注射器、无菌纸球、无菌敷贴、胶布、听诊器（必要时）	-
	核对病志、姓名、机器型号	向患者宣教穿刺配合要点
穿刺操作	洗手，戴口罩、手套	再次洗手，戴手套
	评估内瘘功能：触摸震颤或听诊内瘘杂音，观察内瘘血管走向和深浅，血管弹性，穿刺部位有无发红、淤青、皮疹、感染等	摆好患者舒适体位

续 表

操作步骤	要点说明
确定穿刺部位：消毒动脉端皮肤，穿刺动脉，动脉穿刺点距吻合口至少要 3cm 以上，针尖呈离心或向心方向穿刺，固定针翼，穿刺点处用无菌敷贴覆盖。同法穿刺静脉端，静脉穿刺点距动脉穿刺至少要间隔 10cm 以上，针尖向心方向穿刺	①以穿刺点为中心，消毒面积大于 6cm，0.75% 碘伏消毒两次；②动脉、静脉穿刺避免在同一血管上，以减少血液再循环，提高透析质量；③穿刺部位切忌定点穿刺。防止穿刺部位皮肤变薄、松弛、透析时针孔渗血；④对于新内瘘的第一次穿刺，动脉穿刺点应远离吻合口，力争一次穿刺成功，防止血肿发生。针翼固定法：1 条胶布横向固定针翼；2 条胶布交叉固定针翼
操作完毕	询问患者有无出血及创伤，遵医嘱由静脉端推注抗凝剂	—
	向患者宣教注意事项	管路通畅，勿折，固定可靠，防脱落
	准备透析	止血带的使用由患者的血管条件决定，注意不要扎在内瘘处，应距内瘘 10cm 以上，勿过紧、勿时间过长
	用物整理	包括患者床单位整理
	记录	洗手后，记录

十七、静脉留置导管操作常规

静脉留置导管操作见表 4-9。

表4-9　静脉留置导管操作表

	操作步骤	要点说明
透析前	导管固定是否可靠，局部有无渗血、渗液、红肿	–
	取下导管处敷料→戴手套→铺无菌治疗巾→消毒导管口、夹子→取下肝素帽→再次消毒→连接无菌注射器→打开夹子→抽出导管内封管肝素、血凝块	先检查导管夹子处于夹闭状态再取下导管肝素帽
	静脉端注入抗凝剂	根据医嘱
	整理用物	–
透析中	留置导管与透析管路接管处用无菌敷料覆盖	–
	固定可靠	–
	观察有无渗血，静脉压变化	–
	血流量不足出现抽空时：①将导管反转180°或将导管稍稍滑动（1~3cm），可变更导管前端部的位置或防止侧孔粘连现象；②交换导管 A 侧和 V 侧的回路，透析效率可下降，一般10%以内；③若抽吸不畅，切勿强行向导管内推注液体，以免血凝块脱落，引起血栓	
透析后	血管通路先用生理盐水彻底将血液回净后，再行肝素封管	
	根据管腔的容量注入相应导管容量的肝素（肝素浓度视患者的凝血功能而定），更换新的肝素帽并拧紧	注入肝素的同时夹闭夹子，防止血栓形成，注意导管口尽量不要敞开，肝素帽每次透析时需更换
	导管口用无菌敷料包裹并妥善固定	留置导管者每日测量体温，怀疑感染时及时就诊

续　表

	操作步骤	要点说明
拔管	备齐物品，配合医师	－
	消毒局部皮肤，用无菌纱布按压，拔管后指压20～30分钟，观察局部有无出血	
	拔管时禁取坐位	防止静脉内压力低而产生气栓
	股静脉拔管后4小时不能活动	－
	拔管当天不能沐浴，以防感染	留置导管期间做好个人卫生，保持局部干燥，以防感染。睡眠时应尽量不要挤压导管。活动时应注意导管的固定，避免导管移位或牵出体外。留置导管不作他用，如抽血、输液

第五章　洁净手术部护理管理

洁净手术部是外科医师治病救人的场所，是外科技术发展的平台，同时也是洁净手术部护理人员展示专业技能的舞台。洁净手术部护士的工作状态、业务水平及配合能力直接影响着手术的成败。

随着洁净手术部护理管理理论、护理模式及护理观念的转变，市场竞争机制的引进，洁净手术部护理管理要紧跟外科发展的步伐，依靠制度建设和规范化的培训，来提高护士专业水平，这样才能形成一支高素质的护理专业队伍。

第一节　布局与管理

一、洁净手术部（室）的环境布局

1. 洁净手术部（室）在医院内的位置　洁净手术部（室）应位于医院中环境安静、污染较少的地段或其他人不常活动的区域，通常可设在单独一端或专用一层，并尽可能减少尘埃，远离污染源，并与 ICU 中心、血库、病理科、外科等手术科室邻近。手术部（室）不宜设在首层或顶层，并要进行防水、防震、隔音处理。

2. 手术部（室）的平面设计　手术部（室）的平面设计要求做到分区明确、供应方便、洁污分流、无交叉感染、使用合理。手术间、刷手间及无菌物品存放间等布置在内走廊（洁净处置通道）的周围，手术部（室）内走廊供工作人员、无菌器械及敷料的进出，手术部（室）外围设非洁净处置通道，供手术患者及污染器械、敷料进出。

二、洁净手术部（室）分区

洁净手术部（室）常规分为 3 个区、4 个通道，即洁净区、准洁净区和非洁净区，患者通道、医务人员通道、无菌物品通道和污物通道。

1. 洁净区　包括手术间、洗手间、手术间内走廊、无菌物品存放间、药品室、麻醉预备室等。

2. 准洁净区　包括器械室、敷料室、洗涤室、消毒室、护士站、手术间外走廊、恢复室、石膏室等。

3. 非洁净区　包括办公室、会议室、实验室、标本室、污物室、资料室、电视教学室、值班室、更衣室、更鞋室、医护人员休息室、手术患者等待室等。

三、洁净手术部（室）的建筑要求

1. 设计单位应做好设计前期的准备工作。根据医院总体设计要求和手术部的技术标准，确定适当的洁净等级，合理使用建筑面积，做到经济实用、维护方便。

2. 施工工程所用主要材料、设备、成器、半成品均应符合设计规定，无合格证明的不得使用。

3. 洁净手术部（室）要求密闭性高，无论是传统手术室，还是净化手术室，在门窗建筑方面，都应考虑其密闭性能。一般为封闭式无窗手术间，外走廊一般也不做开窗设计，传统手术室外走廊开窗也应避免与手术间对流。

4. 洁净手术部（室）有利于洁净环境，手术室装修一定要满足不产生和不吸附尘埃、耐磨、耐清洗、耐药物、耐腐蚀、易于擦拭消毒的要求。

5. 洁净手术部（室）不宜设在首层和顶层，应设于设备（可不含大型制冷机组）层的下一层，并且必须采取有效措施进行防水、防震、隔音处理。

6. 洁净手术部（室）洁净区与非洁净区之间应设面积不小于 $3m^2$ 的缓冲室，其洁净度级别应与洁净度高的一侧同级，洁净区内在不同空气洁净度级别区域之间，宜设置隔断门，并设物流传递窗。

7. 洁净手术部（室）的内部平面布置和通道形式应符合功能流程短捷和洁、污分明的原则，一般可选用尽端布置、中心布置、侧向布置或环状布置中的一种。污物可就地消毒和具有包装措施的可采用单通道；否则应采用洁、污分开的双通道；具备分流条件时，可采用多通道；非洁净处置通道宜设计为准洁净区。

8. 洁净手术部（室）的净高宜为 $2.8 \sim 3.0m$。

9. 洁净手术部（室）人、物所用电梯不应设在洁净区。受条件限制必须设在洁净区时，则必须在出口设缓冲室。

10. 洁净手术部（室）刷手间宜分散设置，每 $2 \sim 4$ 间手术室应单独设立一间刷手间。当条件具备时，也可将刷手池设在洁净走廊内。

11. 洁净手术部（室）的地面应采用耐磨、防滑、耐腐蚀、不易起尘、易清洗和不开裂的材料制作。一般情况下可采用现浇嵌铜条水磨石地面。

12. 洁净手术部（室）的墙面应采用不起尘、平整易清洁的材料。Ⅰ、Ⅱ级洁净室可采用整体或装配式壁板，Ⅲ、Ⅳ级洁净室可采用大块瓷砖或涂料。缝隙应抹平。

13. 洁净手术部（室）的门净宽不宜小于 1.4m，采用设有自动延时关闭装置的电动悬挂式自动推拉门。

14. 洁净手术部（室）不应设外窗，应采用人工照明。Ⅲ、Ⅳ级洁净辅助用房可设双层密闭外窗。

四、洁净手术部（室）的基本类型及管理

洁净手术部（室）的基本类型及管理见表 5-1。

表 5-1　洁净手术部（室）的基本类型及要求

基本类型	定义	优点	缺点	要求
单通道型	手术部（室）中间是一条洁净通道，两侧布置手术间和辅助用房。无菌物品、手术部工作人员和患者都在一条通道上通过，手术后的污物装入污物袋封闭后也经此通道运出	能有效利用面积，人流和物流的路线最短，而且符合人们的习惯	洁、污人流和洁、污物流在同一通道上，在空间中难以划分洁、污流线	手术后污物必须装入可密闭的污物袋内再运出，尽可能利用非手术高峰的时间，安排无菌物品的进入和储存
中心岛型	一个无菌物品通道，由专门护士将无菌物品分配、存放在通道内的各储物柜内。储物柜的一侧通向手术部，另一侧通向无菌物品供应区。中心岛被所有洁净手术间包围。洁净手术区外是环廊。术前、术后的工作人员、患者、以及术后的污物流线均置于环廊	物流线路清晰，有利于一次性物品的使用，可将手术后所有物品作为污物打包运出，不再分类，从而降低了对员工的技能要求	必须要有丰富的资源、大量的人力，手术部（室）占地面积大	统筹、合理安排无菌物品供应区域的工作，工作人员数量和工作时间可根据日手术量的高峰和低峰时间作适当调整

续　表

基本类型	定义	优点	缺点	要求
洁、污双通道型	手术部（室）中央为一条洁净通道，所有手术间的大门朝向洁净通道，所有手术间的小门朝向污物通道。工作人员、患者以及无菌物品均经洁净通道出入，手术后的污染物品经污物通道运出	手术后的污物就地处理，尽可能缩小污染范围；工作人员和患者在同一流线上，对患者的照顾更有利；符合工作人员的行走习惯，容易被工作人员接受	手术前后的人流与无菌物品供应流线会在同一通道上	尽可能地将无菌物品的供应时间与人流高峰错开进行。双通道的工作人员可用服装和鞋的不同颜色来严格区分
单元型	每个手术间一般带 3 个前室，形成一个独立的单元控制体。前室分别为刷手间、麻醉诱导间和污物处理间	一个单元就是一个独立的功能区，其降低了通道本身对人流和物流的要求，简化了管理	需要大量的设备和资源，需要较大的占地面积	严格训练护士的独立工作能力和高水平的应急情况处理能力，加强团队配合意识和互助精神

五、无菌管理

1. 手术室每月做 1 次空气细菌培养，其监测结果手术部备案。

2. 严格遵守各项无菌技术操作规程和手术室有关规定，定期组织进行检查，发现问题及时解决。

六、运行管理

1. 手术前运行净化空调系统，以达到手术间净化级别自净时间。手术间采用湿式清洁。

2. 净化空调系统运行时保持各门关闭，进出手术间使用自动门。当自动门发生故障时，应随手关门。

3. 每天对手术部（室）温、湿度监测 3 次（8：00、14：00、20：00），每半年监测 1 次送风量、气流、噪音和静压差，并保留监测报告。

4. 定期对净化系统的设备、设施进行维护和保养。初、中效过滤器每半年更换 1 次，高效过滤器每半年检测阻力 1 次，若阻力值达到终阻力 90% 以上时，则应及时更换。每周对回风滤网清洗 1 次，每半年对净化空调箱内部清扫 1 次。设备有故障时应及时修复。

七、清洁管理

1. 手术人员严格遵守无菌技术操作规程和手术部（室）的有关规定，手术台上的废弃物（如残余线等）一律不得随意丢弃，应及时收集，手术后布类敷料必须弃入相应的黄色塑料袋内，尽可能减少地面污染。

2. 清洁工作应在每天手术后进行。连台手术时，对患者体液、血液污染的地方用 1000mg/L 的含氯消毒液擦拭即可。

3. 清洁工作应在净化空调系统运行中进行。清洁工作完成后，手术时净化空调系统应继续运行，直至恢复规定的洁净度级别，一般不少于该手术间的自净时间。然后开启空调箱内紫外线灯，对空调箱内部进行消毒。

4. 清洁工具一般应选用不掉纤维织物的材料制作，应采用湿式清洁，为防止交叉感染，不同级别手术部的清洁用具应严格分类，并以颜色标识区分。清洁用具的清洗与消毒处置设施也应分开。垃圾应装入防尘袋后再运出手术部（室），清洁工具使用后要用消毒液浸泡、拧干、悬挂。

5. 每周对手术部（室）进行搬家式大清洁 1 次，对所用物体表面，包括吊顶、墙壁、地面等进行擦拭。

6. 有外包装的物品搬进手术部（室）时，应先在一般环境中拆掉外包装，然后在准洁净室做进一步擦拭消毒后，才能搬入。在洁净系统停止运行期间，禁止把大件物品搬入。一般小件物品搬入前也应擦拭消毒。

7. 洁净区不得开窗作自然通风。

八、安全管理

1. 手术室要加强对消防器材和安全设施的使用管理，要指定安全员定期进行巡视检查，始终保持手术室的消防器械、安全门等设施完好无损，安全通道要有醒目的标识，要求工作人员熟悉它们的位置及使用方法。安全门必须保证随时可以开启，安全通道不准堆放杂物或派作他用。

2. 安全员应每月检查 1 次洁净区中的安全防火设施是否完好无损，发现问题及时向上级主管领导报告。

3. 手术室发生火灾时，应立即发出警报，停止洁净空调系统运转，切断电源及易燃气体通路，组织灭火及疏散人员。

第二节 工作人员岗位职责

一、总护士长的岗位职责

1. 总护士长在护理部主任和临床外科主任的领导下，负责手术室行政业务、教学、科研管理工作。

2. 负责手术室工作的设计与规划及质量标准控制效果的测评。

3. 负责手术室人员的调配管理。

4. 参加手术间的重大抢救，并进行业务、技术指导。

5. 定期对护士长工作进行考评，并及时向护理部汇报。

6. 监督检查院内感染消毒隔离制度的落实以及无菌技术的执行情况。

7. 定期进行全科工作质量检查，进行质量分析，提出改进办法。

8. 及时了解国内外本专业的学术新动态，掌握本学科的发展方向。

9. 负责手术室仪器设备、器械及各类消耗品的申请及论证工作。

10. 掌握本专业的教学培训方向及效果测评。

11. 负责手术室经济核算，掌握低耗、高效的经济管理原则。

12. 负责手术室目标考评、学分考核、干部考核、奖金分配等工作的实施。

13. 组织本学科科研护理计划的设计与实施。

14. 及时掌握本科护理人员的思想、工作、学习情况，负责向护理部提出护理人员晋级、奖励等建议及手术室管理方面的建议和意见。

二、护士长的岗位职责

手术室护士长工作任务重，涉及的部门多，责任大。既要带领科室护理人员完成各种临床工作，保证手术室内高质量的工作效率和有效地运转，又要负责教学管理、科研工作及学科发展，有效地提高科室的业务技术水平和管理水平。

1. 在护理部主任直接领导下，科主任业务指导下，负责科室的行政和技术管理、组织管理和手术安排工作。

2. 负责制定护理人员工作安排，年初做计划，定月计划，周安排；年底做工作总结，及时修改规章制度并严格执行。

3. 按手术室管理质量及护理工作质量标准要求，检查执行规章制度及工作职责落实情况，强化技术操作程序、无菌技术及无菌观念。

4. 根据各级工作人员业务能力情况合理分工，配合医师完成手术。

5. 严格执行消毒隔离制度，督促检查每月 1 次的物品培养、空气培养。

6. 认真执行查对制度和交接班制度，杜绝差错事故的发生，对差错事故及时讨论，及时上报科护士长和护理部。

7. 及时解决和指导疑难手术的配合工作，亲自参加和组织危重患者的抢救工作。

8. 定期组织业务学习和训练，掌握新开展手术的配合，新仪器的使用，定期进行考试考核，制定教学计划，保证教学质量。

9. 负责临床护生带教工作。

10. 负责检查物品出入库情况及物品质量，做好经济核算。

11. 保证安全，做好固定资产的保管，定期对水、电、氧气等进行检查，避免发生意外。

12. 负责接待参观事宜，征求各科室意见，不断改进工作。

13. 保证手术后标本安全无误，保管合理，送检及时。

附注：护士长临床带教要求

1. 护生进手术室前的准备要求

（1）接到护理部安排的护生实习通知后，首先学习、了解"实习大纲"要求，根据其要求与总责护士共同选定能胜任带教的教师。

（2）组织带教老师集体学习一遍"实习大纲"内容，制定本手术室带教计划。

（3）有重点的对带教老师进行抽查考核：各种操作程序，教学质量。

2. 护生进到手术室时的要求

（1）每批护生第一次进手术室，要由护士长亲自带教，解答护生所提的有关问题，介绍内容：①本手术室的环境、布局；②护理人员班次安排概况，作息时间；③有关规章制度、劳动纪律、请假制度；④抢救物品的定点定位，本专科常规急救要求；⑤常规管理要求（更衣室、洁净通道、非洁净处置通道、护士站、器械室、有菌及无菌敷料室、麻醉复苏室）。

（2）热爱关心每个护生，随时检查指导带教老师工作（政治素质、业务素质、心理素质），掌握各年资带教人员的实际水平、能力，并合理打分。

（3）组织安排好学生的出科考试（要求按"出科考试内容"）。

（4）在护生每轮实习结束前 1 周，征求护生对手术室带教的意见及要求，且向科护士长和护理部汇报，以便及时纠正带教中的不足。

（5）实习过程中，不论带教老师还是护生出现意外或特殊情况，要立即上报。

（6）护生在出科前1天将"临床实习评语表"交给带教老师，护士长在护生离科1周内做好鉴定，并交给科护士长，科护士长在护生离科2周内上交到护理部。

三、总责护士的岗位职责

1. 由护士长直接领导，协助护士长工作。负责手术室业务指导及规章制度的落实。

2. 护士长不在时代理护士长工作，及时巡视手术间，发现问题，解决问题。

3. 协助负责检查器械准备，药品准备，体位摆放，敷料准备等工作，督促检查各分工工作落实情况。

4. 按质量标准检查护士手术前准备、术中配合、术后处理是否准确完善，并记录考核成绩。

5. 协助护士长检查监督物价员手术收费情况、出入库情况、物品及空气培养、消毒液监测情况。

6. 检查保洁员工作质量。

7. 负责业务培训，教学计划的实施。

8. 协助护士长对护士考评、考核。

9. 协助护士长做好安全检查工作。

10. 负责财务管理。

四、门诊手术室护士长（组长）的岗位职责

组长是最基层的管理者，是保障护理质量的关键层次。一般由主管护师担任，学历水平在本科以上。设有后勤、器械、教学、手术组组长。

1. 管理职能

（1）在手术室总护士长、护士长的领导下，认真执行、落实科室护理工作计划及小组工作计划。

（2）围绕医院和科室的中心工作，以患者为中心，优质高效地完成各项医疗、护理工作。

（3）按照护理程序，做到年有计划、月有总结、周有安排。强化管理意识，落实岗位责任制。

（4）对于重大疑难手术，要制定手术配合计划，做到术前有评估，术后

有总结，并制定管理制度。

（5）落实专科护士标准，提高专科护士的素质。

（6）落实本组专科讲课，提高本组的教学及理论水平。

（7）严格手术间质量管理，提高小组长查房质量，及时解决本学科的专业疑难问题。

2. 职能分工

（1）手术组长

1）制定小组年计划，组织小组学习，负责小组人员管理。组长要掌握本组人员的思想动态及手术配合、学习情况。

2）每天都应对本组手术进行详细地了解和重点环节的检查，包括本组护士是否遵规操作，术前准备、术中配合、术后处理是否符合标准，发现问题能否及时解决。对工作中的问题和薄弱环节应及时发现，并向护士长提出意见。

3）负责小组的仪器管理，保证护士能正确、熟练地进行操作，保证仪器在使用时运转正常、性能良好。

4）制定小组带教新护士、进修生讲课及技术培训计划，提高本组人员带教理论水平和技术能力。

5）每周征求科室主任、手术医师对手术配合、设备器械的意见，及时改进，并向护士长报告。

（2）教学组长

1）负责新护士、进修生、实习护生的教学工作，根据"三生"的特点制定不同的教案。对新护士进行基础培训讲课，并与护士长一道对其进行考核，合格后分组进行临床讲课培训并及时了解其工作情况。检查新护士的学习、工作笔记，根据反馈意见修改教案，强化重点。

2）组织科内讲课和专科理论、专科技能操作考核，制定讲课内容并组织实施。对每实习小组进行专科理论、操作考核。根据科内工作特点制定考题。

（3）器械组长：负责器械的检查、准备及保养。每天根据通知单准备第二日的手术器械、特殊用物，并保证其性能良好。

（4）后勤组长：负责物品的请领、保管及发放。熟悉手术室物品内容，掌握用量，每月按需定期请领物品，并造册登记。定期检查物品的有效期，保证手术使用。

五、专科护士的岗位职责

专科护士为完成手术室全职培训任职五年以上，具有护理本科学历和相当英语水平的优秀专科手术配合人才。能够指导护士进行手术患者的护理评估、诊断、计划实施和评价。

1. 掌握手术室专业基础理论知识、常用技术操作。

2. 全面熟练掌握本专科的理论知识、技术操作、手术配合特点。

3. 承担护校学生带教职责，能独立进行讲课，参与护理科研课题的实施。

4. 具有良好的沟通技巧和专业形象。

六、主任（副主任）护师的岗位职责

主任、副主任护师为手术室的高级护理管理人员。

1. 负责指导手术室护理业务、技术、教学和科研工作。

2. 检查指导手术室急、重、新、疑难手术患者的护理配合及护理会诊。

3. 拟定手术室人员业务学习计划和进修生、实习护生教学计划，参与编写教材并负责授课。

4. 主持手术室的护理大查房，指导主管护师的查房，不断提高护理业务水平。

5. 对手术室护理差错、事故提出技术鉴定意见。

6. 指导并参与新护士教学计划的制定、实施、考核、培养工作。

7. 带教护理系和护理专修科学生的临床实习，担任部分课程的讲授，并指导主管护师完成此项工作。

8. 协助护理部做好主管护师、护师晋级的业务考核工作，承担对高级护理人员的培养工作。

9. 制定手术室护理科研、技术革新计划，并负责指导实施，参与审定、评价护理论文和科研、技术革新成果。

10. 负责组织手术室护理学术讲座和护理病案讨论。

11. 对全院的护理队伍建设、业务技术管理和组织管理提出意见，协助护理部加强对全院护理工作的领导。

12. 了解国内外手术室专业发展的新方向，积极开展新业务、新技术，积极引进先进仪器、器械，提高手术室的整体工作水平。

七、主管护师的岗位职责

主管护师为手术室各手术专科的护理管理人员。

1．在护士长领导下和本科主任护师指导下进行工作。

2．负责手术室各项围手术期护理工作与安全责任管理，承担难度较大的护理技术操作，协助护士长进行科室护理管理。

3．担任重大手术的配合工作。负责常用药品及急救药品、器材的准备和管理，保证各种急救设备与抢救工作的落实。

4．解决本专科护理业务的疑难问题，指导重危、复杂、抢救和新开展手术患者的护理工作的实施。

5．协助护士长对本科室护理人员进行业务技术的考核，担任科室的教学工作及大专以上护士的培训工作。

6．熟练掌握专科超声刀、血液回收机、激光仪、各种型号手术显微镜、高频电凝器、腹腔镜、关节镜等仪器设备的使用，对常见故障能及时排除。

7．对器官移植、复杂的体外循环手术以及新开展手术，能正确制订护理计划，做好术前准备工作，并熟练配合。

8．协助护士长组织和主持手术室护理查房，对下级护士的护理业务给予具体指导。

9．对本专科发生的护理差错、事故进行分析，并提出防范措施。

10．协助护士长做好行政管理和队伍建设工作，合理安排本班组工作。

11．配合护士长组织手术室护师、护士、进修护士进行业务培训。

12．负责手术室各类护生的临床实习带教，负责讲课和评定成绩。

13．参加主管护师读书报告会，担任专题讲座。

14．及时学习、掌握护理先进技术，积极开展新业务、新技术和护理科研，总结经验，撰写学术论文。

八、护师的岗位职责

护师为手术室能胜任各专科手术配合的护理人员。

1．负责手术室各项护理工作，包括术前准备、术中配合和术后患者的包扎、保暖、护送工作。

2．参加各专科手术配合，指导护士正确进行各项护理技术操作，发现问题及时解决。

3．负责手术中重点环节的安全管理，包括术中清点与手术标本的处理。

4．参与危重、复杂、疑难患者的手术护理工作，能胜任体外循环、关节置换和器官移植等手术的配合。带领护士完成新开展手术和急诊抢救手术的配合工作。

5. 熟练掌握各专科常用仪器设备的使用和维护。

6. 负责手术间管理工作，包括规范化管理、财产管理、无菌物品管理、仪器设备管理等。

7. 参加护士长、主管护师组织的护理查房，参加病例讨论。

8. 协助护士长负责手术室护士和进修护士的业务培训。

9. 参加临床教学、带教护生临床实习，担任讲课任务。

10. 协助护士长开展各项护理科研工作，及时总结经验，撰写论文。

11. 对手术室出现的差错、事故进行分析，提出防范措施。

12. 掌握手术室基础知识，能应用护理程序制订手术患者护理计划。

九、护士的岗位职责

护士为手术室能胜任基本护理工作的注册护士。

1. 在护士长领导下，担任手术室器械或巡回护士的工作，能胜任各班次的护理工作，服从护士长工作安排。

2. 能够胜任洗手护士、巡回护士的各项工作，并负责术前准备和术后终末处理工作。

3. 认真执行各项规章制度和技术操作规程，督促检查参加手术人员的无菌操作，注意患者的安全，严防差错、事故的发生。

4. 在护师的指导下，应用护理程序实施手术患者的护理。负责手术后患者切口周围的清洁、包扎、保暖和手术标本的管理。

5. 参加卫生清扫，保持手术室整洁、肃静，保持室内适宜的温湿度。

6. 熟悉各专科常用器械的名称和使用方法，按要求做好器械的清洗、保养、灭菌工作。

7. 掌握各专科常见手术的配合，在主管护师的指导下参与器官移植、体外循环、关节置换等重大手术的配合。

8. 完成护士长分配的工作，做好器材准备、药品保管及各项登记、统计工作。

9. 掌握手术室基础知识，三基考试达标。

10. 指导进修生、实习护生和卫生员的工作。

11. 承担部分护理科研和教学工作。

十、器械室护士的岗位职责

手术器械是外科手术操作的基本工具，一台成功的手术需要手术团队人员的密切配合，同时也离不开性能良好的器械供应。因此，器械室护士应做好手术器械的计划供应、灭菌管理和维护保养工作。

1. 检查与交接要清楚

（1）检查无菌敷料室常备器械，做到五定，摆放有序，并建立物品表，标签书写清楚。

（2）保证各种灭菌锅（环氧乙烷灭菌锅、快速灭菌器）的正常安全运转，如有问题及时联系有关人员维修（环氧乙烷消毒锅、高温消毒锅、高压锅）。

（3）认真清点白班、夜班所有使用器械，核对无误后双签字打包灭菌备用，如发现器械丢失立即上报护士长，如有器械损坏，查找原因，维修或更换，并上报护士长。

（4）每月进行1次器械保养及大检查。

（5）定期大换班时仔细交接，认真清点并登记。

2. 负责全科器械的使用及准备情况

（1）全面掌握手术器械使用及运转情况，制订器械使用计划。

（2）每日10：00前回收手术通知单并做好择期手术器械的准备工作，合理调配各种器械。

（3）负责急诊手术器械的准备，以保证手术顺利进行。

（4）及时了解医师对器械的满意度，收集信息，并做好特殊情况记录。

（5）严格执行借物制度，建立借物本并有双签字。

（6）负责各种引流管的制备及灭菌。

（7）消毒隔离工作

1）负责器械打包并灭菌，每日检查无菌包的日期。

2）负责环氧乙烷灭菌物品的包装及灭菌，生物培养的监测。

3）保持器械室桌面和物品的清洁，物体表面每天清洁1次，每周大扫1次。

十一、洗手护士的岗位职责

洗手护士的工作任务是准备好手术台上所需物品，然后严格按照无菌技术操作进行外科洗手、穿手术衣、戴手套，进入无菌区域，安排器械和用物，以便使用，并在整个手术过程中为手术提供所需的无菌器械和物品。

1. 手术前一天了解病情、手术部位、名称、熟练掌握手术步骤和所用器械性能及注意事项。

2. 交班前检查器械、敷料、物品是否齐全，提前15～20分钟刷手、整理检查手术的器械、敷料，与巡回护士共同清点器械、纱布、纱布垫、针线及各种小件（包括螺丝钉）等所有物品，登记、签名。

3. 按照手术步骤，集中精力传递器械，要主动、动作敏捷、准确，器械用过后及时收回，擦净血迹，摆放整齐，保持术野四周及器械台整洁、干燥。

4. 术中严格执行无菌操作规范，对违反无菌操作者及时提示，立即纠正，对疑有污染的物品、器械、敷料要及时更换处理。

5. 对二类手术要严格执行无菌隔离原则，区分使用器械、纱布等，关闭切口前要洗手或更换手套，切口周围更换纱布、敷布。

6. 特异性感染手术的器械、敷料、房间要按特异性感染处理。

7. 关闭胸、腹、硬脑膜等前后，需再次与巡回护士共同清点、核对，防止遗漏。

8. 切下的标本防止丢失，应放置于标本袋内交给术者，按照病理管理制度处理。

9. 手术后器械刷洗干净，摆放整齐，精密锐利器械分别处理，由器械室护士核对后打包灭菌备用，如有缺损应立即更换并报告维修。

十二、巡回护士的岗位职责

巡回护士是在无菌区域外为患者做特殊物品准备的工作，巡回护士应将手术所需的仪器设备及其他用物安排到位。在手术进行中，巡回护士有责任纠正手术台上人员违反无菌技术操作的行为，指导洗手护士的工作，提供手术所需物品，负责手术室内外联络事宜。因此，在保证手术顺利进行方面，巡回护士起着至关重要的作用。

1. 术前一天访视患者，了解手术准备情况，填写术前访视单。根据病情和术式准备体位垫、手术仪器并检查性能。

2. 术前入手术间检查清洁状态、洁净情况及手术间温湿度。调节备用的各种仪器设备呈使用状态。

3. 术前接患者，按手术通知单核对患者的科别、姓名、性别、年龄、诊断、术式、麻醉方式、有否手术同意书、各项化验单、备血量、术前用药、术中带药、X线片、腹带等物品。核对无误后做好腕带及手术部位的标识，护送患者入手术间。

4. 感染患者应在手术间门外做好标识，根据感染情况做好隔离工作。

5. 根据手术核查制度，配合术者及麻醉师对《手术安全核查表》的内容进行三方核对，填写核查表并共同签名。

6. 建立静脉通路，对于备血的患者在明显处标明血型，协助麻醉医师麻醉，不得随意离开患者。

7. 与洗手护士对点手术台上所有物品，包括器械、纱布、螺钉、针线及各种小件，记录到手术护理记录单上，并签名。无器械护士配合的手术，需与术者共同清点核对台上所有器械及物品，并检查器械的功能及完整性，做好记录。

8. 根据手术需要固定好体位，使手术视野暴露良好，防止压伤、烫伤、灼伤等。负极板要垫于肌肉丰富的部位，调好灯光，监督医师消毒皮肤，防止碘灼伤皮肤，协助医师穿手术衣，洗手、清除手术间内与手术无关的纱布，保证纱布数目准确。

9. 保持室内整洁肃静，地面无杂物、血迹，及时为术者擦汗，监督并执行无菌技术操作，术者及参观人员有违反者及时纠正，不得擅自离开手术间。

10. 了解手术进展情况，主动及时供应台上所需物品，按手术部位调好灯光，随时观察输液、输血及用药反应，防止液体外渗，保证输液通畅有效。

11. 严格执行术中病理制度，负责台上病理冷冻切片的送检，并在病理本上登记，必要时协助器械护士保管部分病理标本，并做好交接及记录。

12. 关闭各种切口前后根据手术护理记录单记录的器械数量进行逐次清点，做好双登双签工作，并在手术护理记录单背面贴好标有达到灭菌标准的指示带。

13. 没有洗手护士配合的手术，巡回护士和术者对点台上所有物品，并检查器械的功能和完整性。妥善保管标本负责向医师交班。填写好手术护理记录单，巡回护士与术者做好双登双签工作。

14. 手术结束后，关闭无影灯，擦干血迹，包扎伤口，检查全身皮肤情况，穿好病号服，填写接送患者交接单，与麻醉医师共同护送患者回病房，防止引流管脱落，与病房护士交班。

15. 做好手术间的终末处理，检查手术间的设备有无损坏，及时报修、补充。对于特殊感染的手术间按特殊规定处理。

16. 做好手术登记和物价登记，负责第二天手术间的物品准备。

十三、麻醉护士的岗位职责

1. 在手术室护士长领导下，麻醉科主任业务指导下进行工作。

2. 每日根据计算机统计各种药品的数字，负责检查核对麻醉处方并签字、盖章，送中心药房，10：00 负责领回并仔细核对后分别放置。

3. 每日检查准备间急诊药品及物品的使用情况，及时添加并保证急诊插管箱内物品齐全，喉镜性能良好。

4. 每日检查手术间内麻醉机及监测仪、输液泵是否齐全并保证手术正常使用。

5. 每日负责贵重物品的发放及登记，并检查核对所有麻醉患者的收费单，如有漏费及其他问题及时追回并解决。

6. 每日负责各手术间常用药品的整理及添加。根据计算机统计数目将各种麻醉药品分别放置在各麻醉医师的工作车内。

7. 每周添加各手术间的麻醉基本耗材，每日督促卫生员做好麻醉仪器的清洁卫生工作。

8. 每日添加各手术间麻醉单、麻醉收费单及麻醉处方。

9. 每月底请领各种文具及医疗文件。

10. 每月底将麻醉科各种耗材的使用情况及下月的计划向科主任进行书面报告，以协助科室的经济核算。

11. 每月检查各种药品的使用有效期。

12. 随时确保重大抢救及手术所需特殊物品的供应。

十四、供应护士的岗位职责

1. 在科护士长及护士长领导下，负责完成手术室所有手术所需灭菌敷料、耗材、物品的供应和管理。

2. 负责酸化水、快速灭菌器的维护保养。

3. 负责各种化学试剂、消毒液等的请领工作。

4. 负责手术用耗材的基数管理，定期清点，检查有效期，确保物品供应不积压。

5. 负责标本的核对登记工作。

6. 协助护士长做好物品供应的管理，确保各项工作符合流程要求及质量标准。

7. 保持无菌间卫生清洁，物品放置整齐有序。

8. 负责择期手术所用敷料、器械的准备，送至各手术间。

9. 督促检查消毒员及卫生员的工作。

十五、复苏室护士的岗位职责

1. 在手术室护士长领导下、麻醉科主任业务指导下进行工作。

2. 负责患者在麻醉复苏期间的监测与护理工作。

3. 严密观察病情，做好监测与记录工作，准确执行麻醉医师的医嘱。

4. 负责麻醉复苏室内药品、器械的管理工作，定位放置，定时维护，确保无失效，处于应急状态。

5. 负责麻醉复苏室和室内所有物品的清洁、消毒工作。

6. 负责相关资料管理及统计工作。

7. 协助收取前一天及当天所有手术患者的麻醉费用。

十六、夜班（值班）护士的岗位职责

夜班（值班）护士负责当班急诊手术的配合和抢救工作，遇有抢救患者时，（夜班）值班护士应开通绿色通道，迅速接收患者，备好抢救物品，以挽救患者的生命。

1. 提前 15 分钟上岗。

2. 清点物品

（1）急救物品的清点：抢救器械、敷料、一次性用品等。

（2）一般物品清点：拖鞋、棉大衣、钥匙、轮椅、平车。

3. 巡视检查 巡视手术间及各通道，确保水、电等安全。

4. 接班

（1）接急诊手术。

（2）接白班未完成的手术，器械物品须当面清点。

5. 环境管理

（1）术前、术后保证物品定点定位，清洁整齐。

（2）保证餐饮室、更衣室、洗澡间、护士站、休息室、器械室、复苏室、污物间的环境卫生。

（3）加强外来人员管理并做登记。

（4）急诊手术不允许参观。

6. 交班

（1）认真书写交班本：夜班急诊情况、抢救情况、特殊病例（包括手术感染情况、特殊物品使用情况）。

（2）特殊情况的交接、借物、查房。

（3）器械核对无误后方可离开。

（4）与下一班次交接未完的手术。

十七、门厅人员的岗位职责

1. 坚守工作岗位，不得擅自离岗，负责督促检查入室守则及参观制度的执行。

2. 负责洗手衣、裤、口罩、帽子、参观衣、鞋、钥匙及教学参观用物的管理和供应。

3. 检查借出物品归还情况及归还物品是否齐全。

4. 接待门诊预约手术患者和急诊手术，通知急诊人员安排手术。

5. 每日督促卫生员清洗消毒拖鞋，备足急诊手术所需衣、裤、鞋、帽、口罩。

6. 负责内外工作联系，做好记录及传达工作。

7. 督促外出人员写离岗登记。

8. 及时打开显示屏幕及音响设备，手术结束或术中找家属谈话，及时通知患者家属。下班前关闭家属等候区显示屏及音响设备。

9. 做好手术统计及科室考勤工作。

10. 督促卫生员保持护士站、更衣间、换鞋间整洁。

11. 协助做好月满意度调查工作。

12. 做好手术申请核对及计算机维护工作。

13. 督促帮助非住院手术患者的收费工作。

14. 做好每日手术网报工作。

十八、无菌室人员的岗位职责

无菌室管理员主要为手术提供各种无菌器械包、布类包及特殊手术物资，并根据手术的种类及时协调器械物资，以保证手术使用。同时做好无菌室的管理工作，要求物品摆放规范，数目清楚，无过期物品，无遗失。

1. 建立无菌室物品管理账目，做到无菌室器械包账目清楚。

2. 负责无菌室器械及物品的准备，根据次日手术情况，计划手术所需器械物品及布类包。合理计划、科学调配，保证手术使用。

3. 接收供应室送来的无菌器械及低温灭菌物品，如器械物资有误，在交接单上注明，同时与供应室联系。

4. 检查无菌物品有效期，保证无菌室无过期包，保证无菌室清洁、整齐、有序。

5. 负责手术间器械包和布类包的准备及发放，无菌室器械做到交接落实到个人，交接清楚。

6. 负责连台手术急需器械的紧急灭菌并送到手术间。接收供应室灭菌后送来的外来器械和植入物。

7. 清点各柜无菌器械数量，如清点有误，及时与相关人员联系。无菌室工作日清日毕，物品数目清楚，无遗失。

8. 定期与器械库管人员沟通，根据手术需要，及时配备和增添手术器械包及物资。每年1~2次清理器械包总数。

9. 做好节假日期间无菌物品的管理。

10. 异常情况向护士长汇报。

十九、收费耗材人员的岗位职责

1. 坚守岗位，不得擅自离岗。

2. 检查核实前一天门、急诊患者费用落实到位情况。

3. 负责统计前一天择期及急诊手术总数，并将择期手术排班表送交护士站。

4. 备齐贵重高值耗材基数，保证手术间使用，并及时通知供应室护士补足基数。

5. 核对检查手术患者收费记录单，高值耗材数量与记账收费是否吻合，申请手术名称和实际手术方式是否一致，发现不符合或不当及时检查更正。

6. 收费认真、仔细，熟悉物价政策和收费标准，确保不漏收、少收、多收、错收费用。

7. 完成当日所有住院手术患者收费工作，不发生患者已出院费用未收现象。

8. 负责每日费用统计和每月费用累计。

9. 保持收费间清洁、整齐。

10. 妥善保管收费单，以备查对。

11. 督查巡回护士领用高值耗材按规定登记后发放。

二十、内职卫生员的岗位职责

1. 负责所有手术间的清洁，确保物品表面无灰尘。

2. 保证手术辅助用房及走廊、刷手间的清洁与卫生维护。

3. 根据工作日程和周程有计划的对手术室墙面、回风口、排风口进行清洁。

4. 确保污物间、刷洗间的清洁，对医用污敷料、医用垃圾进行打包整理。

5. 负责清创车及石膏车的清洁及整理。

6. 负责手术中随时外送的污物及垃圾，对术后医用垃圾回收及打包。

7. 负责办公室、更衣室、休息室等生活区的卫生及维护。

8. 负责医护人员午餐的接受和发放。负责入手术室人员的登记及洗手衣裤、更衣室钥匙、拖鞋的发放及回收。

第三节　设备仪器管理

一、基本器械的分类

详细了解各种手术器械的设计目的、结构特点、主要功能是正确选择和使用器械的前提和保证。根据各种基本手术器械的主要功能将其分为切割类器械、抓取类器械、夹持类器械、牵引类器械、吸引类器械等。

1. 切割类器械

（1）手术刀：手术刀由刀柄、刀片构成，包括可拆卸手术刀和固定手术刀两种类型。

最常用的可拆卸手术刀的刀柄有 3、4、7 号三种型号，其余有 9 号、18cm 上或下弯刀柄等特型刀柄，其中 3、4 号刀柄均包括长刀柄和短刀柄两种类型。可拆卸手术刀片有 15 号乳头刀片、10 号小圆刀片、22、23 号大圆刀片、11 号尖刀片、12 号镰状刀片等型号。一般情况下，小圆、大圆刀片用于切开皮肤、皮下组织、肌肉、骨膜等组织；乳头刀片用于眼科手术、手外科手术、深部手术等精细组织切割；尖刀片用于切开胃肠道、血管、神经组织及心脏组织；镰状刀片主要用于腭咽部手术。22、23 号大圆刀片只能安装在 4 号刀柄上；其余 10、11、12、15 号刀片可安装在 3、7 号刀柄上（图 5-1）。

固定手术刀目前较少使用，主要为截肢刀。

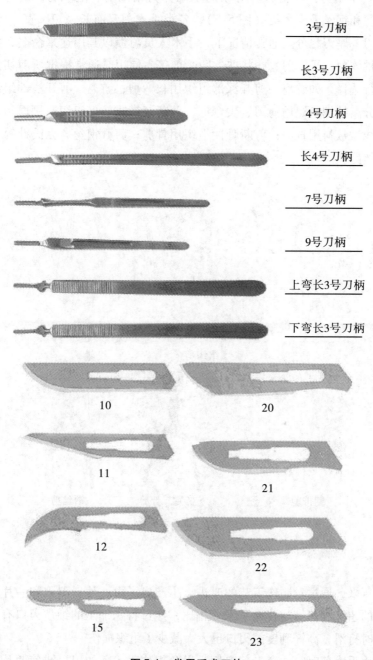

3号刀柄

长3号刀柄

4号刀柄

长4号刀柄

7号刀柄

9号刀柄

上弯长3号刀柄

下弯长3号刀柄

10

20

11

21

12

22

15

23

图5-1 常用手术刀片

（2）手术剪：根据剪切对象的不同分为精细剪、组织剪、线剪、绷带剪、骨剪和钢丝剪六大类（图5-2），各类手术剪又有长、短、直、弯、尖、钝、薄刃、厚刃之分。通常情况下，手术人员习惯以其用途来命名，如眼科剪、扁桃体剪、子宫剪、膝状剪、肋骨剪等。使用时通常根据所剪切组织的特点进行选择，如游离、剪开深部组织用长弯剪；游离、剪开浅部组织用短弯剪；分离精细组织用薄刃、尖弯剪；剪断韧带或较多组织时用厚刃、钝弯剪；剪线、敷料用直剪；剪断骨性组织用骨剪；剪截钢丝、克氏针等钢质材料用钢丝剪。

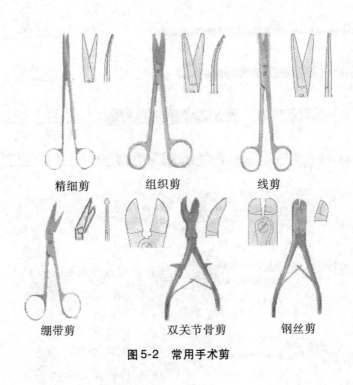

精细剪　　　组织剪　　　线剪

绷带剪　　　双关节骨剪　　　钢丝剪

图 5-2　常用手术剪

近年来，通过对制作工艺的改进，生产出了由一片斜刀刃和一片齿形刀刃构成的超锋利剪。与普通手术剪相比，经过特殊加工的细齿刃口有效防止了剪切时打滑，高锋利度的刃口也大大减少了组织损伤。

使用手术剪时，注意专剪专用，以免损伤手术剪的刃口或使两片刃口分离，影响其锋利度。

2. 抓取类器械

（1）手术镊：手术镊主要用于手术中局部组织的提拉、暴露以及协助分离与缝合操作。手术镊分为有损伤、无损伤两大类。根据形状、用途不同对其命名，如有齿镊、无齿镊、眼科镊、整形镊、血管镊、枪状镊、显微镊等。有齿镊对组织损伤较大，仅用于夹持较硬的组织，如皮肤、瘢痕等。无损伤镊用途广泛，有1.5、2.0、3.5mm等多种型号，用于夹持各种组织及脏器。精细、尖镊对组织损伤较轻，多用于血管外科、神经外科、整形美容外科等专科手术（图5-3）。

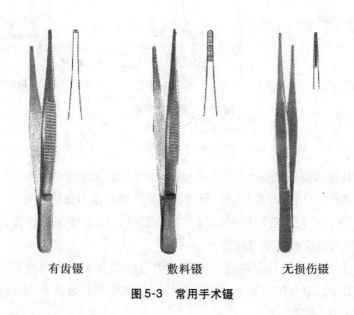

有齿镊　　　　　敷料镊　　　　　无损伤镊

图5-3　常用手术镊

（2）血管钳：又称止血钳，多用于术中止血和分离组织，也用于协助缝合、夹持敷料。由于血管钳扣紧时对组织有不同程度的损伤，不应直接用于皮肤、脏器及脆弱组织。血管钳有直、弯之分，按其长短又分为蚊式钳（12.5cm）、五寸钳（14cm）、六寸钳（16m）、七寸钳（18cm）、九寸钳（20cm、22cm）、胸腔钳（24cm、26cm）等几种型号。大多数血管钳为全齿血管钳，半齿血管钳的钳尖受力较全齿血管钳大，常用于出血点的钳夹止血（图5-4）。

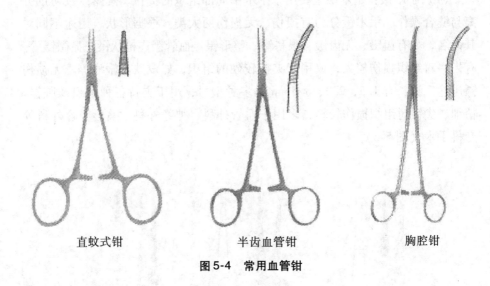

直蚊式钳　　　　　　　半齿血管钳　　　　　　　胸腔钳

图 5-4　常用血管钳

（3）其他钳类（图 5-5）

1）直角钳：用于游离血管、胆管等组织，以及牵引物的引导。

2）可可钳：在血管钳的尖端增加鼠齿设计，用以增加把持力，多用于夹持坚韧致密组织或阻断胃肠道。

3）组织钳：根据其前端齿的深浅分为有损伤和无损伤两种。齿深的为有损伤组织钳，钳夹牢靠有力，用于夹持组织和皮瓣；齿浅的为无损伤组织钳，可钳夹闭合血管。

4）卵圆钳：又称环钳、海绵钳，可分为有齿、无齿两种。有齿卵圆钳主要用于钳夹敷料；无齿卵圆钳可用于提拉食管、肠道等。

5）巾钳：建立无菌屏障时用于固定无菌巾。

6）支气管钳：用于夹闭支气管及其他腔道的断端。

7）肺叶钳：用于提拉、牵引肺叶，以充分显露手术野。

8）肠钳：用于夹闭肠道断端。

9）胃钳：又称胃幽门钳，在胃切除等手术中用于夹闭胃断端。

10）取石钳：用于取出胆囊、胆管以及输尿管中的结石。

11）肾蒂钳：在肾脏切除手术中，用于阻断肾蒂血流。有大、中、小三种型号，在手术中常配合使用。

12）脾蒂钳：在脾脏切除手术中，用于阻断脾蒂血流。

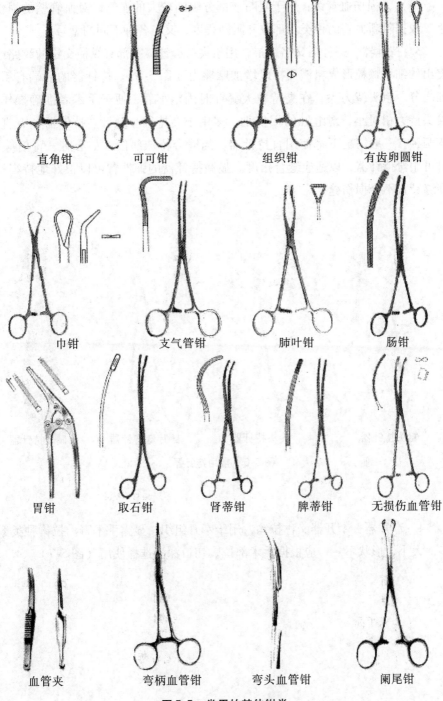

直角钳　　可可钳　　组织钳　　有齿卵圆钳

巾钳　　支气管钳　　肺叶钳　　肠钳

胃钳　　取石钳　　肾蒂钳　　脾蒂钳　　无损伤血管钳

血管夹　　弯柄血管钳　　弯头血管钳　　阑尾钳

图5-5　常用的其他钳类

13）无损伤血管钳：用于阻断或部分阻断较大的血管，对血管壁的损伤小。根据阻断血管的种类、部位和阻断程度，又有各种不同的型号。

3. 持针器 持针器又名针持，用于夹持缝针，头部有纵横交错的纹路或突出的细小颗粒形成粗糙面，以增加摩擦力（图 5-6）。持针器的前端有粗、细之分。粗头持力大，在夹持较大缝针时固定牢靠，便于手术者准确操作；尖头持力相对小，对缝针的损伤小，多用于夹持细小缝针。持针器柄有直、弯两种，一般情况下都使用直持针器，当缝合特殊部位（如心脏、肾门等）时可用弯持针器，以适应缝合角度。显微持针器的弹性臂可以很好地持牢精细缝针且不会损伤缝针。

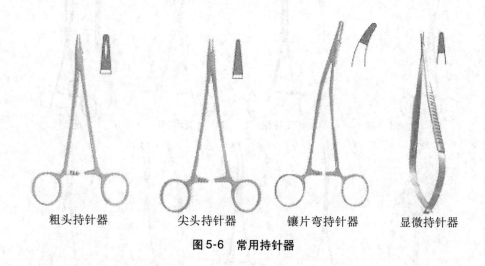

粗头持针器　　　　尖头持针器　　　　镶片弯持针器　　　　显微持针器

图 5-6　常用持针器

4. 牵开器 牵开器又称拉钩，用于牵开组织、显露手术野。拉钩种类繁多，大小、形状不一，应根据手术部位、切口深浅选择使用（图 5-7）。

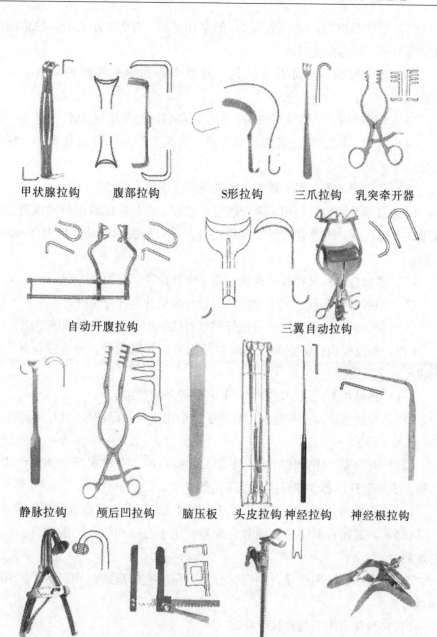

甲状腺拉钩　　腹部拉钩　　　S形拉钩　　三爪拉钩　乳突牵开器

自动开腹拉钩　　　　　　　　三翼自动拉钩

静脉拉钩　颅后凹拉钩　脑压板　头皮拉钩 神经拉钩 神经根拉钩

钳式开口器　　胸腔撑开器　　胸腔闭合器　　窥阴器

图5-7　常用牵开器

（1）甲状腺拉钩：用于浅部切口的牵开显露，有大、小之分，拉钩的两端深浅不一，可选择使用。

（2）腹部拉钩：又称开腹拉钩，分双头钩和单头钩两种，用于牵开腹壁。

（3）S形拉钩：又称骶尾拉钩，用于深部切口的牵开与显露。

（4）爪钩：用于牵开肌肉，分二爪、三爪、四爪三种，有大小、深浅之分。

（5）乳突牵开器：用于撑开显露乳突等浅表的小切口。

（6）自动开腹拉钩：用于牵开腹腔或盆腔，牵开固定后可自动维持牵开效果，节省人力。国产有二翼、三翼之分，进口的腹部自动拉钩有 Tompson 拉钩。

（7）静脉拉钩：又称肾盂拉钩，用于牵开血管、肾盂或心室。

（8）颅后凹牵开器：用于颅后凹和脊柱椎板的牵开与显露。

（9）脑压板：表面光滑，有很好的可塑性，用于牵开脆弱的脑组织。

（10）头皮拉钩：将游离的头皮牵开固定，暴露颅骨。分为弹簧式、链式和普通式三类。

（11）神经拉钩：用于游离、牵开神经等条索状组织。

（12）神经根拉钩：在脊柱、脊髓手术中用于牵拉保护神经根。分90°和135°两种。

（13）开口器：用于撑开上、下颌，暴露口腔。有钳式开口器、台式开口器、丁字形开口器、嘴形撑开器等几类。

（14）胸部撑开器：用于撑开劈开的胸骨或肋间隙，显露纵隔或胸腔。

（15）胸腔闭合器：又称肋骨合拢器，用于合拢切口上下的肋骨，闭合肋间隙。

（16）窥阴器：用于撑开阴道，分为妇科检查用窥阴器和妇科手术用窥阴器两类。

（17）骨钩：用于提拉长骨断端。

（18）开睑器：用于撑开眼睑。

5. 探针　探针又称探子或探条（图5-8）。分普通（圆形）探针和有槽探针两种。用来探查窦道、瘘管或组织内异物，并借以引导作窦道切开及瘘管切除。此外，还有特殊用途的探针，如尿道探子、胆管探条等。

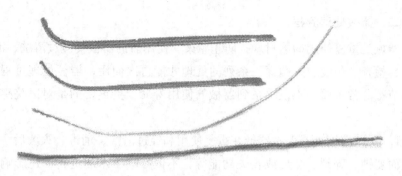

图 5-8　各种探针

6. 刮匙　刮匙分直、弯两型及锐、钝匙两种，用以刮除坏死组织及肉芽组织（图 5-9）。重要组织或器官可选用钝匙，一般情况下用锐匙。

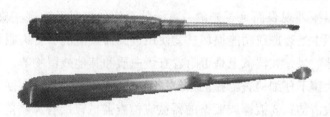

图 5-9　刮匙

7. 吸引器　手术部（室）内的吸引器主要用于清理呼吸道和吸出手术野的血液、渗液及冲洗液。由电动负压吸引器或中心负压吸引系统通过抽吸空气产生负压，通过一次性无菌负压吸引管与吸引头相连。吸引头有不同长度及口径，有直、弯两类，分为普通吸引头、侧孔单管吸引头、套管吸引头三种。

（1）侧孔单管吸引头：多用于神经外科、脊柱外科手术，其管壁中段有一小孔，手术者可通过按压此处调节负压吸引力量的大小。

（2）套管吸引头：主要用于腹腔手术，其结构是在单孔吸引管基础上配上多侧孔外套管，可避免大网膜、肠壁等组织被吸附，堵塞吸引口。

（3）转接头：通过转接头，可使显微吸引头与吸引管连接，多用于中耳手术。

二、器械处理流程

器械是重复使用的器材。为防止感染，使用后的器械要经过清洗、消毒、保养、检查、包装、灭菌等一系列的处理才能再次使用，器械处理过程中每个环节都非常重要，不仅关系到器械的使用寿命，更重要的是对医院感染的控制。

1. 器械的检查　手术器械在重复使用和经过清洗、消毒、灭菌后，会因磨损而变钝、碎裂、变形或丧失功能等，不但影响手术的进行，还影响患者的安全。所以，器械在清洗、浸泡消毒、包装前，要仔细检查其清洁度、功能状况、刀刃的锋利度及器械表面情况，必要时送修理室修理或更换。只有经过清洗、检查、功能测试良好的器械才能进行包装、灭菌、使用。器械检查包括清洁度检查和功能测试。

（1）清洁度检查

1）肉眼检查：①器械在新购入时应去掉外包装，如保护套和保护材料等，检查器械外观表面是否光滑，色泽是否均匀，有无锈迹、缺损、裂纹，在运输过程中是否造成功能损坏；②使用过的器械清洗后行肉眼检查，检查器械的清洁效果，如器械上是否附着有蛋白质和其他残留物等。较精细的器械须在放大镜下仔细检查器械的齿纹、关节、管腔部件，没有彻底清洁的器械必须再次清洁；③镀镍或镀铬的器械应检查器械镀层有无剥落、锈斑、水垢残留等。若针持或钳的碳合金镶片受到磨损或脱落，则容易导致漏电、积存污物、生锈等。镀铬器材的边缘应圆滑、无锐边，锐利的边缘会损伤组织；④检查器械的工作头或颚部是否弯曲或断裂，关节处是否有压力爆裂，锁齿是否损坏，器械能否打开，螺丝及配件有无松动。

2）白通条检测法：使用白色的棉通条擦拭管腔的内壁，通条不变色为清洁。

3）白纱布检测法：器械清洗后，在未干燥的情况下用气枪等将管腔内的水吹向洁净的白色纱布上，纱布应该洁净如初，不变颜色。

4）EEnndoCheckTM 系列监测法：其特点是使用方便、精密度高（可以检测 0.1μg 的血液残留）和结果准确。用棉头擦拭内镜管道的内壁，将棉头剪断放入绿盖小瓶内，与活化剂混合，充分摇匀，等待 20 秒后察看颜色的变化（蓝色/绿色），若颜色发生变化，则表明管道内有血液残留，应该重新处理。

（2）功能测试：功能测试必须确保功能丧失的器械能被挑出。

1）有关节的器械：必须检查关节的活动性、咬合性及咬齿的状况。要求关节灵活，运动自如，咬齿易咬合，对合正确，无变形；①检查器械锁齿的方法：可将钳子夹紧橡胶管，然后抖动，自动弹掉者废弃，亦可将器械卡锁卡在第一齿的位置，持器械的另一端，用锁齿的部位拍打手掌，若器械弹开，则表示器械锁齿功能不佳；②检查器械的张力，把器械合并，两边齿干上锁，齿间应有约 1mm 的距离。若发现关节紧锁，则可用水溶性润滑油喷洒器械表面及关节。

2）锐利的器械：如剪刀、骨剪等，要测试其锐利性，已变钝或边缘卷曲不能继续使用。剪刀剪切功能的测试方法：以匀速闭合剪刀，以其头部2/3进行剪切，测试材料剪切后切口光滑，无撕扯。测试材料可根据剪刀的特性选择，如纱布、绷带、布类敷料、人造丝等。

3）镊子：颚部带齿的镊子在闭合时，从尖端开始必须有弹性，齿与齿吻合，成一条直线。

4）无创阻断钳：将壁厚 0.05mm 的标本袋注水一半时热封，用无创阻断钳颚部钳夹时不咬破袋壁，齿闭合时不咬破纸，表示功能完好。

5）持针器：其颚夹面与咬合面无磨损。将持针器卡锁卡在第二锁齿的位置，咬住一个型号相符的缝针，试着摇动缝针，若缝针可以轻易地抽出，则表示持针器功能不佳。

6）精密器械的检查：根据其功能进行测试，同时须以手指小心触摸，或借助放大镜检查其边缘或尖端有无卷曲、挂钩等。

2. 器械的包装

（1）包装材料

1）包装材料要求清洁、干燥、无破损，利于灭菌过程中空气排除和蒸气穿透，对灭菌物品不黏着，不发生反应，无毒副作用，能有效阻隔微生物，并能维持包内物品无菌状态。

2）不同的包装材料，保持灭菌包的无菌状态的期限不同。常用的包装材料有全棉布、一次性无纺布、一次性复合材料（纸塑包装）、有孔金属容器等。

3）新包装材料在首次使用前，应验证灭菌效果后方可使用。新棉布包装器械时，应先洗涤去浆后再使用，层数不少于 2 层，并保持包布完整，外观清洁、干燥，四角对称，外露一角在包的正中。

4）对于一些特殊、备用的手术器械也可采用小包装、纸塑包装等，这样可延长保存期，减少布纤维污染。

（2）包装规格：器械最好置于有孔的硬质容器内，外面再用棉布包装，以便促进空气的排出和蒸气的渗透，确保灭菌效果，避免损坏。同时，也可避免手术器械因搬运、挤压而损坏。各类器械包不宜过大，一般体积不得超过 30cm×30cm×50cm，重量不超过 7kg。

（3）包装要求

1）器械包装最好在洁净区内进行，控制人员进出，以保持一定的洁净度级别。室内设备齐全，有良好的照明设施、操作台、光源、放大镜、器械保养油、塑料封口机、各种类型的包装袋、包布、灭菌指示卡、指示胶带等。

2）工作人员应穿专用工作服，必要时戴手套进行包装，防止器械在包装过程中受微生物及微粒污染。

3）器械在包装前必须经过清洗、烤干、保养，以及专业人员的严格检查，保证器械性能良好、无锈、无血迹、无杂物等。金属器械不得与敷料同时包裹，一方面，因金属表面水分不易挥发，易形成冷凝水使敷料潮湿，产生湿包；另一方面，敷料在打包时，产生的纤维飘落在空气中，沉降于器械表面，会影响灭菌质量。

4）器械包装时按使用需要组合成套，根据器械的数量选择大小适宜的器械盒，遵循器械分类、下重上轻、先小后大、先直后弯、先短后长、弯头朝左、先常用后备用的原则分类排序、固定摆放。

5）可拆卸的器械必须拆卸，防止器械受热或冷却时在关节处发生压力性爆裂，可闭合的器械包装时应全部打开关节，应放在 U 形架上，使蒸气接触充分，提高灭菌质量。

6）使用棉布包装时，应根据器械盒的大小选择两块包布或一块包布与一块中单组合。将包布、中单展开，外包布呈菱形铺开，内包布或中单横铺，中心对准，将器械盒放在包布中央，包内放置相应的灭菌指示卡，然后将两个包布分层包裹。在外层包布的折边粘贴指示胶带，在器械包的左上角粘贴指示胶带，注明锅号、锅次、器械包名称、所属部门（手-供一体化使用）、灭菌日期、失效日期，最后器械检查者、包装者双方核对签名。包装的松紧度以不松动、散开为度，不可过紧。

7）对于一些体积小的少量器械及一些备用器械可以选用纸塑包装，纸塑包装保存期长、耐高温、有一定强度，不易破裂，储存方便。袋上注明锅号、锅次、灭菌日期、失效日期，最后器械检查者、包装者双方签名。纸塑包装可视性强，使用时方便、快捷。

8）包装后的器械要尽快（1～2小时内）进行灭菌，不得长时间放置，以防止被污染及热源质的产生。

3. 器械的清洗　使用后的器械均附着血液、脂肪、体液、组织等，若清洗不及时，干枯于表面，将给器械的清洗带来一定的难度，不仅影响灭菌效果，也影响器械的使用寿命，故器械使用后应按照清洗流程及时清除表面的附着物。目前，器械的主要清洗方法有超声波清洗和手工清洗，医院及医疗机构可根据自身条件来选择。但手工清洗、超声清洗机清洗等方法必须相互补充、共同使用才能取得良好的清洗效果。

（1）手工清洗：适用于精细、贵重、锐利的器械和一些可拆卸的特殊器械。手工清洗器械必须经过浸泡、冲洗、手工刷洗、漂洗、烘干等处理流程后才能进行检测、保养、包装。

1）装载回收：使用后的器械，应核对名称、数量及完整性确认后，装入专用容器中。血渍过多的可用吸水纸或软布将其表面污垢去除，密闭后经污物通道送器械清洗室。感染手术器械，如肿瘤、脓肿、结核、肝炎、艾滋病、霍乱、非典型肺炎、炭疽、破伤风、禽流感等患者使用过的器械，术后须认真清点并记录，放入有特殊标识的密闭装载盒内，注明器械名称、数量、感染类型。

2）浸泡：使用过的器械流动水冲洗后，在合适浓度的多酶清洗液中浸泡5～10分钟，器械的所有表面和空腔必须被多酶清洗液覆盖。对于可拆卸的器械，应将器械拆开浸泡。对于精细、尖锐的器械应分开处理，贵重器械的清洁应结合实际情况按器械的使用说明执行。特异性感染手术器械按病原体的不同选择相应的消毒剂进行浸泡消毒，严格控制浸泡时间。

3）冲洗：浸泡后的器械均用流水冲洗1～2分钟，以去除器械表面软化、松脱的污染物及消毒液。

4）手工刷洗：手工刷洗时应选择高泡沫清洗剂。在清洗槽中配置合适浓度的清洗液（浓度按产品推荐标准），将冲洗后的器械置于清洗液液面下用软毛刷刷洗，器械轴节、齿槽和管腔等难刷洗的部位应重点刷洗；软毛刷刷不到的细小管腔应采用高压水枪持续冲洗至无污物存留。清洗液的pH应接近中性（7.0～8.5），性质温和的清洗液不会造成器械的损伤，还可进一步分解器械上的蛋白质、血痂、黏液等。油脂污染重的器械，可用碱性清洗液。无机物（如污渍、锈渍等）污染重的器械可用酸性清洗剂处理。

5）漂洗：刷洗后的器械用软化水、纯净水或蒸馏水漂洗，彻底去除器械上残余的清洗剂。漂洗后的器械，若有明显的锈迹，则应用除锈液浸泡除锈后再次漂洗。禁止使用工业除锈剂进行器械除锈。

6）干燥：清洁后的器械尽量保持干燥，以免水垢残留引起器械的腐蚀，可选用烘干机烘干、不含纤维的棉布擦干或用高压气枪吹干，空腔器械必须选用高压气枪吹干。

（2）超声清洗机清洗：超声清洗机可清洗到刷子无法触及的区域，所以，清洗效果较手工清洗好。同时，操作简单，可根据计算机控制面板的程序选择需要清洗的程序，其主要原理是将普通的自来水经过两个过滤网去除水中的污垢，再通过软化机将水软化，用软化水做清洗液，将高频声波转化为机械振动，迅速去除器械上的组织碎片，对污染器械的清洗不仅能去除污物，还可以将器械加热至93℃以上，从而达到初步消毒效果，是感染手术器械较理想的一种处理方法。一般操作规程如下：

1）打开水、蒸气、电源的开关。

2）将需要清洗的器械放入清洗箱内。器械摆放时，应将剪刀、止血钳、持针钳、咬骨钳等轴节打开、倒放，器械物品摆放的高度须能保证旋转臂的正常运行。

3）根据清洗物品的种类选择器械清洗程序。

4）关上清洗机门并锁紧。

5）按"开始键"即开始运行，清洗—消毒—润滑—干燥一次完成，有效隔离洁、污两区，减少物品的再次污染。不仅可将人工清洗难以触及部位上的污物完全去除，还可减少操作人员被感染的机会。清洗过程中有固定的物理监测参数（如温度、时间等），并有统一的检测标准，比人工清洗的肉眼检查清洁度更科学、更准确，能高质量完成灭菌前的清洗工作。

6）使用超声波机器清洗时，必须将器械放在符合ISO标准的装载篮中清洗，为了保证机器清洗更彻底，必须将器械的关节打开，可拆卸的器械应拆开至最小单位，避免清洗盲区的存在，并按规范配置足够的多酶清洗剂。

7）器械清洗结束后应尽快取出器械，以防冷凝水形成。

4. 器械的维护与保养

（1）器械按手术专科分类放置，存放间应通风，避免强光直射，温度、湿度适宜。

（2）器械不可与散发强烈气味的化学药品一起存放，以免发生损坏。也不可存放在潮湿的地方，以免氧化、锈蚀。

（3）器械应有专人管理，合理组合器械包，按需分配使用。常用器械在包装前上油保养，备用器械每月保养1次。

（4）器械使用时，轻拿轻放，快递快收，不得随意投掷、搬弄。保持器械轴节灵活，尖端闭合，避免落地引起损坏。

（5）精细、贵重、锐利器械应与其他一般手术器械分开放置，避免相互碰撞、受压，并注意保护利刃部分。术后与其他器械分开处理，专用油保养。

（6）器械使用过程中应及时用湿纱布去除表面的污渍、血迹，保持器械清洁，防止污物残留，器械不可长时间浸泡在生理盐水中，以免引起腐蚀、凹陷。

（7）使用者应掌握器械性能、特点、用途、正确的使用方法及保养知识，以减少因不良使用而导致的损坏，从而延长器械的使用寿命，如避免使用止血钳、持针钳搅拌骨水泥，剪刀剪钢丝等。

（8）器械污染后应及时收集到密闭的装载盒中送洗，避免因未及时处理引起腐蚀。

（9）特殊感染的手术器械应用全自动清洗机加酶清洗，温度为93℃，时间为1小时。或者采用先消毒后清洗的方法处理，但不能延长器械在消毒液中的浸泡时间。

（10）器械在每次清洗、检查后，包装前应使用抗微生物、水溶性的润滑剂进行保养。其方法为：器械清洗、干燥后，立即放入润滑剂中浸泡30秒取出，让多余的液体流出、晾干，而不必冲洗或擦拭，使润滑剂在器械灭菌、储存期间存留于器械表面，防止器械生锈及腐蚀。

5. 器械的灭菌　手术器械和物品的灭菌是预防手术感染最重要的环节，手术中使用的任何物品均属于高危险性物品，必须经灭菌（灭菌剂或灭菌器）后才能使用。一般在日常工作中，我们根据所灭菌物品的性质、特点来选择灭菌方法，使其在灭菌过程中既不受损，又能达到灭菌效果。对耐高温、耐湿的物品和器材，首选压力蒸气灭菌。对于不耐热、忌潮湿和贵重的物品，首选环氧乙烷气体或过氧化氢等离子体灭菌。耐湿、不耐高温的器械可选用低温灭菌器或化学剂浸泡灭菌。下面介绍几种手术部常用的灭菌方法。

（1）压力蒸气灭菌：压力蒸气灭菌是利用高温、高压杀死器械或物品上一切微生物。它的特点是杀菌可靠、经济、快速、灭菌效果好，是目前器械灭菌的首选方式。压力蒸气灭菌主要适用于耐高温、耐高湿的医用器械和物品的灭菌。不能用于凡士林等油类和粉剂的灭菌。常用压力蒸气灭菌器是根据排放冷空气的方式和程度不同，分为下排气式蒸气灭菌器和预真空压力蒸气灭菌器两大类。

1）压力蒸气灭菌分类

下排气式压力蒸气灭菌器：利用重力置换原理，在密闭的蒸气灭菌器内，蒸气压力在108kPa，温度达121℃时，使热蒸气在灭菌器中从上而下，将冷空气由下排气孔排出，排出的冷空气由饱和蒸气取代，利用蒸气释放的潜热使物品达到灭菌，在20~45分钟内可杀灭一切细菌和芽胞。

预真空压力蒸气灭菌器：利用机械抽真空的方法，将锅内冷空气抽出98%以上，使灭菌柜室内形成负压，蒸气得以迅速穿透到物品内部进行灭菌。蒸气压力达205.8kPa（2.1kg/cm²），温度达132℃或以上开始灭菌，一般灭菌时间为4分钟，到达灭菌时间后，抽真空使灭菌物品迅速干燥。根据一次性或多次抽真空的不同，还分为预真空和脉动真空两种，后者因多次抽真空，空气排除更彻底，效果更可靠，但不适用于液体灭菌。

2）压力蒸气灭菌注意事项：每日应检查灭菌设备是否安全、有效。灭菌前应将器械、物品彻底清洁，物品洗涤后，应干燥并及时包装。包装时应按所选择的灭菌方法来包装，用自动启闭式或带通气孔的器具装放的器械在灭菌前应打开通气孔。器械、物品捆扎不宜过紧，外用化学指示胶带贴封，灭菌包每大包内和难消毒部位的包内放置化学指示卡。器械包摆放时应允许内部空气的排出和蒸气的透入。下排气灭菌器和预真空灭菌器装载量分别不得超过柜室内容量的80%和90%，同时预真空压力蒸气灭菌器和脉动真空压力蒸气灭菌器的装载量又分别大于柜室内容积10%和5%，以防止小包装效应，残留空气影响灭菌效果。应尽量将同类物品放在一起灭菌，若必须将不同类物品装放在一起，则应遵守以下原则：①以最难达到灭菌物品所需的温度和时间为准；②难以灭菌的大包放在上层，较易灭菌的小包放在下层；③金属物品放下层，纤维织物包放上层；④物品装放不能贴靠门和四壁，以防吸入较多冷凝水；⑤金属包应平放，盘、碟、碗等应处于竖立的位置；⑥纤维织物应使折叠的方向与水平面成垂直状态；⑦玻璃瓶应开口向下或侧放以利于蒸气进入和空气排出；⑧物品装放时，上、下、左、右相互间应间隔一定距离以利于蒸气置换空气；⑨大型灭菌器，物品应放于柜室或推车的载物架上；无载物架的中小型灭菌器，可将物品放于网篮中。

（2）低温灭菌技术

1）环氧乙烷气体灭菌：环氧乙烷是第二代低温灭菌剂，气体穿透力强，可穿透玻璃纸、聚乙烯或聚氯乙烯薄膜等，其杀菌力强、杀菌谱广，可杀灭各种微生物，灭菌效果可靠，对灭菌物品损害较小，故适用于畏湿、畏热的器材及不宜用一般方法灭菌的器械，如电子仪器、光学仪器、医疗器械、皮毛、化纤、塑料制品、内镜、透析器和一次性使用的诊疗用品等。环氧乙烷有一定毒性，器械灭菌后必须通过通风处理，消除滞留的毒性物质后才能使用。环氧乙烷气体浓度、灭菌环境温度、相对湿度和灭菌时间均会影响灭菌效果，一般中型环氧乙烷灭菌器要求灭菌条件为浓度 800～1000mg/L，温度 55～60℃，相对湿度 60%～80%，作用 6 小时可达到灭菌目的。使用可透过环氧乙烷的塑料薄膜密闭包装并带有可过滤空气的滤膜，则灭菌效果更好。环氧乙烷应存放在无火源、无转动马达、无日晒、通风、温度低于40℃的地方，但不能将其放入冰箱。操作人员应戴防毒口罩，不慎接触到液体必须立即用水冲洗 30 秒。因环氧乙烷遇水后可形成有毒的乙二醇，故不可用于食品的灭菌。

2）等离子体灭菌法：等离子体灭菌技术是近年来新出现的一种低温物理灭菌技术。等离子体是低密度的电离气体云，等离子由某些中性气体分子或其他气化物质在强电磁场作用下形成气体电晕放电、电离而产生。特点是作用迅速、杀菌可靠、作用温度低、清洁而无毒性残留。适用于内镜、不耐热器材、各种金属器械、玻璃等物品的灭菌。但能吸收水分和气体、管腔小于3mm 的器械及物品不适用等离子体灭菌。注意选用专用包装材料包装。

3）高效能医用灭菌器：用45～48℃的无菌水将灭菌剂溶解，再用循环泵把溶液泵入器械内部和清洗盘内循环，使药液与清洗干净的器械内、外表面充分接触至指定时间，达到器械完全灭菌状态，然后将无菌水经循环泵泵入器械内部和清洗盘内循环清洗 2 次，以清除器械内、外表面的残留药液，最后用真空泵把器械内的水抽干。

其主要灭菌机制为：①灭菌剂可直接氧化细菌的细胞壁蛋白质，使细胞壁和细胞膜的通透性发生改变，破坏细胞的内、外物质交换平衡，导致微生物死亡；②灭菌剂分子进入细胞体内，可直接作用于微生物酶系统，干扰细菌的代谢，抑制细菌生长与繁殖；③灭菌剂的酸性可改变细胞内 pH，影响细菌的正常代谢，酸性亦可直接损伤细菌。适用于耐湿不耐高温的器械灭菌。注意在程序进行时，不能打开箱盖，无防水装置的内镜不能采用本设备进行灭菌。若原本使用戊二醛浸泡灭菌的器械使用该灭菌器灭菌，必须先清除戊二醛残留物，方可进行灭菌，否则会影响灭菌效果。

（3）灭菌效果的监测：消毒、灭菌是预防医院内感染的重要措施之一，其效果监测是评价消毒、灭菌设备运转是否正常，消毒、灭菌药剂是否有效，消毒、灭菌方法是否合理，消毒、灭菌效果是否达标的唯一手段，故在医院消毒、灭菌工作中至关重要。医院消毒、灭菌效果监测人员须经过专业培训，掌握一定的消毒、灭菌知识，熟悉消毒、灭菌设备和药剂性能，具备熟练的检验技能，能选择合理的采样时间（消毒后、使用前），遵循严格的无菌操作。监测所用化学指示剂、指示卡、指示带、菌片必须经卫生部门批准，并在有效期内使用。

1）化学监测法：化学指示剂的监测，是一种间接指标，可用于日常监测。

化学指示卡监测方法：将既能显示蒸气温度，又能显示温度持续时间的化学指示卡放入待灭菌的器械包中央，经一个灭菌周期后，取出指示卡，根据其颜色及性状的改变判断是否达到灭菌条件。

化学指示胶带监测法：将化学指示胶带粘贴于待灭菌物品包外，经一个灭菌周期后，观察其颜色的改变，以显示是否经过灭菌处理。

结果判定：检测时，所放置的指示卡的性状或颜色均达到标准要求，则灭菌合格。若压力灭菌指示胶带上的色条由米白色变为黑色，包内指示卡由米白色变为黑色，则说明灭菌成功。环氧乙烷气体灭菌时当指示胶带由黄色变为橙红色，指示卡由玫瑰色变为绿色，可间接判断器械达到灭菌要求。等离子体灭菌时当指示胶带由红色变为橘黄色，指示卡由红色变为橘黄或淡黄色，表明器械充分接触过氧化氢等离子体，表示器械达到灭菌状态。

2）生物指示剂监测法：将嗜热脂肪杆菌芽胞制成的生物指示剂分别装入灭菌小纸袋内置于标准试验包中心部位。经一个灭菌周期后，在无菌条件下，取出标准试验包内的指示剂，56℃培养1天，观察颜色变化。检测时，设阴性对照和阳性对照。若每个指示片接种的溴甲酚紫蛋白胨水培养基均不变色，判定为灭菌合格；若由紫色变为黄色，则灭菌不合格。

3）物理（工艺）检测法：热电偶检测法检测时，将多点温度检测仪的多个探头分别放于灭菌器各层内、中、外各点。关好柜门，将导线引出，由记录仪中观察温度上升与持续时间。若所示温度曲线达到预定温度，则灭菌温度合格。

4）化学消毒剂的监测：化学消毒剂在使用过程中，使用时间的延长，光、热等因素都会对其有效成分产生一定的影响，尤其是一些自行配置的易挥发消毒剂，随着使用范围的扩大，其浓度也在不断地变化，因此，必须定时进行监测，包括消毒剂的浓度、浸泡效果和消毒液微生物的监测。例如，戊二醛浓度指示卡，不同的测试卡有不同的测试范围，将所需浓度的监测卡片浸于戊二醛溶液中3秒再取出，用中性滤纸吸取多余的液体，3~5分钟后观察，不超过8分钟变为均匀黄色的为合格。

6. 器械的转运

（1）器械灭菌前的转运：使用后但未经清洗的污染器械应及时放在专用的装载盒内，通过污物通道运送至清洗区域，装载盒及运送工具使用后应及时清洗、消毒，并保持干燥。

（2）未灭菌的器械应清楚注明，不得与灭菌器械混放。运输及灭菌时，应分类放置，较重的器械放在下层，特殊的、贵重的、不能受压的器械放在装载篮的上层，以免损坏。

（3）灭菌后器械的转运：灭菌后的器械不能立即转运，应在灭菌器内充分冷却后才能转运。尽量减少直接用手触摸器械包，必要时可戴无菌手套搬运。灭菌后的器械最好放在灭菌推车或网框架上直接转运，有条件的医院应通过专用通道运送无菌器械。

（4）运输工具应定时清洁、干燥，疑有污染时应立即清洗、消毒。

（5）灭菌器械不慎落地，或者误放不洁处，或者表面潮湿、包装松散，均应视为污染，不得使用。

7. 器械的储存

（1）灭菌器械的储存环境：灭菌后器械的储存环境应设空气净化装置，室内空气保持正压，温度保持在18~22℃，相对湿度≤50%。房间的地面必须平整、无裂缝，易于清洁和消毒，远离害虫、餐厅及卫生间。无菌区的环境质量，还应建立定期监测的制度（至少每月1次），监测内容主要有空气细菌数不得超过200cfu/m³，物体表面细菌数不得超过5cfu/cm²，无菌室工作人员手上的细菌数不得超过5cfu/cm²，灭菌后的器械不得检出任何种类的微生物及致热源。

（2）灭菌器械的管理

1）无菌储存区专供储存无菌物品，区域内有专人专管，严格限制人员的进出，以免污染无菌器械。进入人员应进行卫生处置：洗手、更衣、换鞋、戴帽子和口罩。

2）灭菌器械应由专人统一管理、统一安排、统一调配、统一发放。发放时，应先发有效期将至的物品。如超过有效期，虽未使用，也应重新包装、灭菌。

3）灭菌器械应由无菌物品储存室人员分类搁置与发放，按手术专科、分类摆放。布类包装器械放在一个区域，纸塑包装物品放在另一个区域。外购的一次性灭菌物品必须先去掉外包装，经热源检测、无菌试验合格后，才能进入无菌物品存放间。物品应按灭菌的先后顺序放置在存放架上，存放架距地面20cm、距天花板不少于50cm、距墙壁不少于5cm，注明有效期及使用的先后顺序，便于使用时拿取，有侧孔的金属盒应关闭侧孔，布类及纸塑包装器械应避免潮湿。器械的摆放与发放按左进右出顺序进行，先期先用，保证供应，避免浪费。

4）灭菌物品应按灭菌日期的先后放置，以便及时使用。布类包装灭菌物品应存放7~14天，纸塑包装灭菌器械保存期限为6个月至1年。

5）每日检查所有无菌物品，若发现任何包装无有效期、破损、撕裂或表面潮湿，一律视为污染，应重新灭菌。无菌物品存放架应定期擦拭消毒，室内空气应定期消毒并做监测，地面应每日用消毒液湿式擦洗。

6）开启的无菌包或储存无菌物品的容器只限于24小时内使用。首次使用人员应在指示带上注明开启日期、时间并签名。

三、仪器设备的管理

手术部（室）配置的手术床、高频电刀、显微镜、腔镜手术系统、各种动力系统、超声刀等各种精密手术仪器是顺利完成手术的重要工具。因此，加强管理，保证仪器、设备的良好状态，有效地使用仪器、设备，对于提高工作效率和医疗护理质量具有重要的意义。

1. 严格遵守仪器、设备的申购程序，先填写设备物资的购置申请单，由相关部门评估并批准后方能购买。

2. 完善贵重仪器、设备的管理制度，实施专人主管负责制，建立资产出入账登记册。

3. 做到"四定""四防"。"四定"是指定人管理、定点存放、定期检查和定期维护。"四防"是指防尘、防潮、防蚀、防盗。

4. 专人负责专科仪器、设备的使用及保养，负责联系维修事宜，建立相应的登记本。

5. 专业人员讲解新进仪器的使用、保养和注意事项，并制定操作流程，以便规范使用。

6. 专人负责术后精密仪器的清洁和保养工作。

7. 严格的外借制度。外借必须得到医院上级部门的批示后，凭借条借出和收回。

8. 须报废的仪器、设备先填写医院固定资产报废申请单，由相关部门评估、批准后，再办理报废手续。

四、耗材管理

手术部（室）耗材分为低值耗材（如普通丝线、纱布、棉签、纱球、缝针等）、中值耗材（如可吸收缝线、安全留置针、生物医用胶、血管牵引带等）和高值耗材（如心脏瓣膜、吻合器、闭合器、动脉瘤夹等）。耗材管理一直是手术部（室）管理的重点工作。

1. 耗材管理的类型

（1）集中式：所有物资都集中于供应室，由供应室负责管理和发放。特点是不能及时满足手术台上的需求，手术部（室）需要建立一个二级库房储备物资，以供手术使用。

（2）分离式：除了衣物及制剂外，各种医用耗材皆由手术部管理。特点是手术部需要大量的储存空间。

（3）手术部个案工作车：由供应人员根据手术需要预备医用耗材于专用车上，于术前送至手术间。特点是须要耗费大量的人力和物力。

2. 管理范围

（1）手术器材的运行管理。

（2）一次性低值耗材的管理。

（3）高值耗材的管理。

（4）手术收费管理。

3. 组织结构　手术供应部人员结构如图5-10。

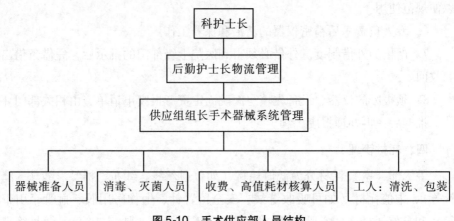

图 5-10　手术供应部人员结构

4. 管理要求

（1）标准化管理：手术供应部承担对手术物品的集中管理，因手术所需物品的种类多、紧急性强，管理上应该做到标准化、层次化、责任化和系统化。

（2）计算机管理：应用计算机管理系统，实现所有物品的可追溯性。对器械的清洗、打包、灭菌、储存、使用全过程进行追踪，对一次性耗材从领入、储存、使用、库存等整个流通过程进行追踪，最大限度保障患者的安全。

5. 耗材管理措施

（1）建立健全耗材管理制度，实行专人负责。

（2）建立耗材管理账目，登记物资的领取种类、数量。

（3）建立耗材领用流程，按规定时间和流程分类领取。

（4）保证中、高值耗材的安全使用，每月清库结算 1 次，做到账物相符。

（5）每月统计低值耗材的消耗，分析使用情况，减少浪费。

（6）各种物品按用途进行分类、固定放置，做到整齐有序。

第四节 管 理 制 度

一、一般工作及管理制度

1. 凡在手术室工作人员，必须遵守无菌原则，严格执行无菌操作，进入手术室必须更换衣、裤、鞋、帽及口罩。

2. 手术室必须清洁、整齐、肃静、严肃，每台手术结束后常规清扫、消毒手术间，每周彻底清扫卫生 1 次，保持手术室清洁、无灰尘。手术室每月对空气、医务人员的手及无菌器械、敷料等进行生物监测并记录存档。

3. 手术室一切设备、仪器、器械敷料包、麻醉剂、手术床、药品等，必须定点、定位放置。急救药品、器械等要每天检查保证随时可用，一般药品、器械等，要随时补充基数与保养。剧毒、麻药应有明显标识，专人管理。

4. 手术科室，按手术日前一天 10 点以前将手术通知单送往手术室，手术排定后一般不得任意增减手术，因故必须更改者提前与护士长联系。

5. 急诊手术由医师电话通知，同时送手术通知单，以免发生差错。值班人员不得擅自离岗，随时做好接应手术准备。

6. 无菌手术与有菌手术分室进行，先做无菌手术，后做有菌手术。为减少感染，除参加手术人员外，其他人一律不得进入手术室内，患有上呼吸道感染、面部化脓性病灶者，不得进入手术室。

7. 接患者时，要查对科别、床号、姓名、性别、诊断、手术名称、用药等，以免接错患者。

8. 手术时间为手术开始时间，凡参加手术人员必须在手术前 20 ~ 30 分钟到手术室做好准备。

9. 参加手术人员应严格按外科刷手规则进行刷手，穿无菌手术衣。

10. 手术中，各级医务人员要严肃、认真、密切配合，不得在手术中议论与手术无关的事或谈论家常、说笑等，要注意保护医疗制度。

11. 患者在手术结束后，由麻醉师、护士护送患者至病房，并详细交代病情及注意事项。

12. 手术后用过器械、敷料等要及时清洁、刷洗和消毒灭菌，然后按原数交器械室，特殊感染要特殊处理，必要时暂停手术，全面消毒。

13. 手术取下的病理标本严格执行标本查对制度及登记制度，严防标本丢失。

14. 手术结束后，负责医师要对施行手术的患者作详细登记，护士长按月统计上报病案室。

15. 手术器械、物品等不得外借，特殊情况须经医务科批准。

16. 损坏各种仪器、器械要及时报告护士长，按赔偿制度执行。

二、门厅管理制度

手术部（室）是为患者实施手术治疗、手术诊断和手术抢救的特殊工作场所。手术部（室）为医疗工作重地，非工作人员不得入内。手术部（室）门厅管理制度是为了保证安全有序的医疗环境，保证患者的安全。

1. 医务人员

（1）医务人员根据手术通知单的人员姓名安排进入手术室。

（2）连台手术的医务人员，待患者接入手术室后方可进入手术室。

（3）医务人员在门禁处需出示工作牌，领取衣、鞋柜钥匙、口罩和帽子及洗手衣裤。

（4）医务人员着装规范进入手术室，请勿将贵重物品留在更衣室。

（5）手术室内禁止私自拍照、摄像，如需留下影像资料，请出示医教部门证明。

（6）临时需要外出的人员，需穿上外出衣、更换外出鞋。

（7）离开手术室时，医务人员需在门禁处退还衣、鞋柜钥匙，领取工作牌。

2. 技术人员

（1）院外技术人员需办理医院相关手续，在手术室门厅处登记。

（2）仪器设备维修保养需提前预约，经科室负责人允许后方可进入。

（3）新仪器设备的使用培训人员，需出示设备部门与医教部门的证明。

3. 参观人员

（1）院外参观人员须经医务部门批准，并与手术室联系后方可进入手术室参观。

（2）参观人员在门厅处持参观证明，凭有效证件更换参观牌。

（3）每个手术间参观人数控制在 2~3 人。

（4）参观人员着装规范，佩戴参观证，不议论患者病情，不说与手术无关的话。

（5）参观人员禁止私自拍照、摄像，如需留下影像资料，请出示医教部门手续。

（6）参观人员在手术间内服从手术室工作人员管理，保持与无菌区域一定距离（≥30cm）。

（7）急诊手术、特殊手术禁止参观。

（8）患者家属及亲友谢绝参观。

三、参观制度

1. 手术室参观人员，必须按医院规定办理手续后，提前与护士长联系，同意后方可入内。

2. 进修人员、实习、见习生参观手术时，必须在手术通知单上注明参观人数，一般不超过 4 人（40m² 手术间少于 4 人，60m² 手术间少于 6 人）。

3. 参观者按进入手术室要求，更换衣帽，头发不外露，参观手术时远离无菌区一尺，踩脚凳用完后放还原处。

4. 参观人员必须严格遵守手术室各项规章制度及无菌原则。

5. 参观人员应在指定手术间参观，不得随意乱窜手术间，减少污染。

6. 实习生必须由带教老师指导下熟悉并符合入手术室要求和路线后方可入内。

7. 不准外来人员进入手术室进行各种操作（包括调离人员）。

8. 急诊和感染手术谢绝参观。

9. 参观人员贵重物品，自己妥善保管，进入手术室关闭手机（调振动）。

四、值班、交接班制度

值班、交接班制度是护理人员工作实践中要执行的重要制度之一。

1. 值班人员必须坚守岗位，履行职责，应严格遵照医嘱和护士长安排，保证各项治疗、护理工作准确、及时地进行。

2. 值班人员要有高度责任心，要确切掌握患者的病情变化及一切处置，日夜均写护士交班本。

3. 值班者必须在交班前完成本班的各项工作。下班前写好交班报告及各项护理记录，处理好用过的物品，如有特殊情况必须做详细交班。

4. 每班必须按时交接班，交班者应给下一班作好必需用品的准备，以减少接班人的忙乱，接班者提前 15 分钟到岗，在接班者未接清楚之前交接班者不得离开岗位。

5. 交班时，器械护士和巡回护士应依照手术护理记录单清点的内容逐次交接清楚。

6. 接班时发现病情、治疗、物品等不清立即查问。接班时发现的问题应由交班者负责,接班后发现的问题,应由接班者负责。

7. 手术中交接班双方交接后分别在手术护理记录单上签字。

注:为加强各班职责,减少交接班时的忙乱,要求做到:

(1) 工作职责不完成不交接。

(2) 重患者病情交代不清、护理不周不交接。

(3) 为下一班准备工作不全不交接。

(4) 物品、器械数目不清不交接。

(5) 着装不整齐、工作环境不整洁不交接。

五、抢救制度

1. 配备两位器械护士(即主台与副台)分工

(1) 主台与副台同时与台下护士清点物品,主台与台下读数,副台默读,须主、副两人对台上物品均心中有数。

(2) 术中添加物品时应通过主台护士清点。

(3) 术中、术后物品清点应由主台护士与台下护士清点。

(4) 主台护士应坚持至手术结束。

(5) 直至手术完全结束,送走患者后,方可清洗器械和倾倒纱布桶。

2. 配备两位巡回护士(甲、乙)的分工

(1) 护士甲:通知单排名第一位。

1) 负责术前的手术间准备,抢救物品及各种设备的性能完好。

2) 负责术前、术中、术后物品的清点。

3) 负责整个手术过程中物品供应、添加工作,并登记。

4) 密切观察整个手术进展情况以备手术所需。

5) 密切观察整个手术进展情况及时与护士长联系(如增加台上护士或增加台下护士)。

6) 有统筹指挥和抢救的思想意识,及时合理安排其他抢救人员工作。

7) 甲护士应不离开手术间。

8) 负责切口的固定与血迹的擦洗。

(2) 护士乙:通知单排名第二。

1) 负责手术前访视和术晨的心理护理,对个别患者可同甲参加术前讨论。

2) 术晨接患者,病情交接,物品的交接。

3）负责静脉通路、输液、输血、导尿、引流管、胃管的通畅等病情交接。

4）负责取血，联系家属，送病理及培养，联系会诊。

5）负责抢救记录。

6）送患者，并加以病情、皮肤、物品的交班。

（3）注意事项

1）在各行其责的原则上相互合作，由甲护士分工合理安排人员配备工作。

2）应有及时报告和呼救意识，以备抢救人员充足。

3）各项工作应有条不紊，登记和记录字迹清楚，减少涂改，有签字。

4）术中物品添加应由始至终，包括术后物品的添加。

5）体位应由两人协同，甲护士有技术指导责任。

（4）收费应术后两人共同协商补充。

（5）手术间两人共同整理（术后）。

（6）当其中一人不在时，另一人应承担其工作（但甲护士应减少出手术间）。

3. 配备3位巡回护士（甲、乙、丙）

甲：同护士甲。

乙：同护士乙1）、2）、3）、6）。

丙：同护士乙4），并听从甲护士的指令，负责联系工作（护士长和总责），抢救记录和配合工作（外勤工作）。

注意事项：

（1）甲乙护士应减少出手术间，应由外勤负责联系工作。

（2）甲为主导，乙为辅助，丙为外勤，听从甲、乙指令。

（3）3人应有配合精神，相互默契。

（4）其他同二人抢救方案。

4. 配备5位以上护士（甲、乙、丙、丁、戊）分工（图5-11）

甲：同前。

乙：同护士乙1）、2）、3）、6）。

丙：同护士乙4），并听从甲护士的指令，负责联系工作（护士长和总责），抢救记录和配合工作。

丁：一般为总责护士或护士长。

（1）负责统筹安排抢救工作。

（2）一般由总责护士和护士长担任（或高年资有经验的护士）。

（3）合理配备人员，总揽大局处理疑难。

（4）负责记录抢救过程。

戊：外勤。

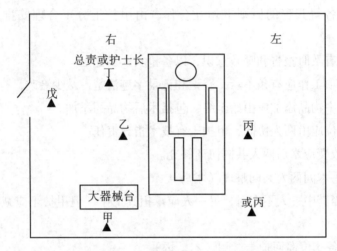

图 5-11　五人抢救护理人员示意图

六、择期手术预约制度

手术部（室）的资源使用影响着医院的经济和社会效益。因此，应保证通畅、有序的手术预约管理制度，便于手术的顺利开展，手术资源的合理使用。

择期手术的预约形式有两种：联网预约、手术通知单预约。

1. 手术科室于术前一日上午 10 点前，将手术通知单有关内容逐项输入所在科室的计算机终端。手术部（室）上午 10 点后，从计算机上统一提取各科室预约手术资料，并进行手术准备和手术安排。手术科室可从网络上浏览手术安排详情。无联网时可将手术通知单于术前一日上午 10 点前直接送到手术部（室）。

2. 手术科室应认真、详细填写（输入）手术通知单，并由科主任审签，以确保手术安全。

3. 各手术科室的手术日及手术间相对固定，原则上，各科室按各科固定手术日及手术间安排手术，手术多时安排连台手术。

4. 特殊感染、特殊病情、特殊要求或需特殊器械的手术，应在手术通知单备注栏内注明。

5. 手术部（室）在安排手术时，应尽量满足科室要求，统筹兼顾。临时变更手术时间，必须事先与科室联系。

6. 手术部（室）每日将手术具体安排情况，包括手术间号、患者姓名、性别、住院号、科室、术前诊断、手术名称、手术时间等资料打印成一览表，供手术人员浏览及核对。

七、财产管理制度

1. 医疗器械、布类敷料、药品专人保管，定期请领，送修报损。

2. 每年编制计划送临床工程科、采购中心、护理部。

3. 账目清楚，敷料器械每年彻底清点 1 次。

4. 一次性耗材每月清点 1 次。

5. 万元仪器每次使用后登记，发现问题及时上报临床工程科。

八、抢救药品及急救器材管理制度

1. 急救药品及急救器材做到定点、定位、定量放置。

2. 每班严格交接，无过期，无失效。

3. 各种抢救物品、器械，保证性能良好，以备应急使用。

4. 护士长不定期检查急救物品使用情况，并做好检查记录。

九、贵重仪器保管制度

1. 手术室所属贵重仪器及精密仪器有专人保管，并设使用登记本。

2. 成套贵重仪器必须有照片说明书和基数，账物符合。

3. 贵重仪器，精密器械分开放置，加锁保管。

4. 使用贵重仪器时，领取者要登记签字，用后如数归还并注明仪器性能是否完整等，归还者与保管者同时验收签字。

5. 显微镜等，使用前有技术员装试调距，用后有技术员验收放回原处。

6. 眼科精密仪器、显微刀剪、持针器、镊子等，每次用完后必须清点基数。

7. 贵重仪器、精密器械，每次用后必须刷洗、消毒、保养后放置固定位置，每月第 1 周进行彻底保养，清点 1 次。

8. 贵重仪器因责任损坏者，除酌情赔偿外，扣发奖金。

9. 护士长与保管员，每半年清点贵重仪器，如机械缘故不能使用时，要立即报告有关部门维修，并建立维修登记本。

十、消毒供应室工作制度

1. 根据各科室使用情况配置各种物品，定期调整其基数，保证临床需要，减少无效储备。临时借用物品应办理借物手续，用后及时归还。

2. 每日按要求下收下送，回收与下发的物品种类及数目相符，保证无菌物品的供应。

3. 严格执行三区（污染区、清洁区、无菌区）的工作流程要求及操作规程。

4. 各种器械、敷料、治疗包等选择合适的包装材料包装和灭菌。

5. 无菌物品应标明品名、灭菌日期、失效日期及责任人签名。已灭菌物品如有污染或外观不合格或超过有效期，则必须重新处理后灭菌。

6. 消毒员持证上岗。严格按规范要求进行定期维护和保养灭菌。

7. 一次性医疗用品按月做计划上报，认真做好其发放和库管工作，做到合理储存、计划发放、保证安全。

8. 建立各专科物品基数账目及请领、发放、报损制度，定期清点核对。

9. 定期征求临床科室对供应室工作的意见，及时完善工作规程。

10. 建立停电、停水、停气及灭菌器出现故障时的应急预案，完善突发事件处理流程。

十一、无菌敷料室工作制度

1. 进入无菌敷料室戴好口罩、帽子。

2. 每日清洁擦拭 2 次，早 7：30、晚 16：30。

3. 每月第 1 周做细菌培养 1 次。

4. 每日晨 7：30～8：00 器械室护士及敷料室工作人员分别检查物品及器械消毒有效日期，有效期为 1 周。

5. 物品摆放整齐，定点定位，左放右取。

十二、控制感染管理制度

1. 手术室入口设过渡清洁区，手术室拖鞋与私人鞋、外出鞋应分别存放。

2. 进入手术室人员必须换鞋、更衣，戴好帽子、口罩，外出时更换外出衣及外出鞋。严格控制参观人数。参观者不可任意进入其他手术间。

3．手术间每月做细菌培养监测。

4．手术所用器械高压灭菌。

5．破伤风、气性坏疽等感染手术应在感染手术间进行，术后进行严格消毒处理。

6．凡手术中切除的坏死组织、污染物等应立即从污物通道送出手术间。

7．一切清洁工作均应湿式清扫。

十三、手术中无菌技术制度

1．手术中穿好手术衣，戴好手套后，不可任意走动或离开手术间。

2．手术人员腰以下、肩以上部位为有菌区，手术车平面以下为有菌区，故手术器械、敷料、针线等不可低于该平面，如违反上述原则，必须重新灭菌。

3．器械护士不得从术者身后或头顶传递器械，必要时可在术者臂下传递，但不得低于手术台边缘。

4．已取出的物品，即使未被污染，也不可放回原容器中。

5．手术开始后，手术车上任何器械和物品，均不能给其他手术使用，严防交叉感染。

6．皮肤切开前及缝合前、后要用75%酒精棉球消毒切口周围皮肤。

7．切开污染脏器前，用纱布垫保护周围组织，以防污染手术野。

8．术中被污染的器械，如接触消化道、呼吸道等黏膜的刀、剪、镊、持针器等应放入弯盘内，不可再使用。

9．手术人员如手套破损、手术衣浸湿应立即更换。

10．手术车、器械盘浸湿后，立即加铺两层以上无菌巾，以防污染。

11．手术人员交换位置时，应先退后一步，两手抱在胸前，转身背靠背进行。

12．术中更换手术衣时，应先脱手术衣、后脱手套。

十四、差错事故登记报告制度

1．各科室建立差错、事故登记本。

2．发生差错、事故后，要积极采取补救措施，以减少或消除由于差错、事故造成的不良后果。

3．当事人要立即向护士长汇报，护士长逐级上报发生差错或事故的经过、原因、后果，并登记。

4. 发生严重差错或事故的各种有关记录、检查报告及造成事故的药品、器械等均应妥善保管，不得擅自涂改、销毁，以备鉴定。

5. 差错、事故发生后，按其性质与情节，分别组织本科室护理人员进行讨论，以提高认识，吸取教训，改进工作，并确定事故性质，提出处理意见。

6. 发生差错、事故的单位或个人，如不按规定报告，有意隐瞒，事后经领导或他人发现，须按情节轻重给予严肃处理。

7. 护理部定期组织有关人员分析差错、事故发生的原因，并提出防范措施。

十五、影像资料采集制度

手术室是医院内一个集中开展医疗治疗的平台科室。在手术室内各项操作涉及患者的合法权利，手术室内影像资料采集必须保护患者的合法权利。

1. 为保护患者的权利，保障医疗和护理安全，手术室有责任对带入手术室的照相（摄像）器材进行管理。

2. 手术影像资料实行主刀医师负责制，主刀医师允许带相机进手术室，如果因影像资料造成的不良后果，由主刀医师负责。

3. 总住院医师、进修生、研究生、实习生一律不允许带照相器材进入手术室。

4. 手术间巡回护士加强管理，不允许擅自使用照相器材（含手机）在手术室内进行拍摄。

5. 院内新手术、特大手术的手术照相、录像或手术演示现场转播，手术科室需持医院医教部门批准的申请提前告知手术室，由医院宣传部门负责相关影像资料的采集。

6. 新闻媒体需进入手术室采集拍摄，必须持有医院医教部门的介绍信，经科室负责人同意后，方可进入手术室拍摄，拍摄时注意保护患者隐私。

7. 如有违反以上规定，强行带照相器材进手术室者，立即上报医院医教部门和保卫部门，并按医院的相关规定处理。

十六、手术物品清点制度

1. 手术开始前，器械护士应对所有器械及敷料做全面整理，做到定位放置、有条不紊；与巡回护士共同清晰出声清点器械（注意器械的螺丝钉等）、敷料等物品数目，巡回护士将数字准确记录在手术护理记录单上；术中临时增加的器械或敷料，应及时补记；在关闭体腔或深部创口前，巡回护士、器械护士应再次清点，并与术前登记的数字核对签名；缝合至皮下时，再清点

1 次。

2．清点物品前，巡回护士应将随患者带入手术间的创口敷料、绷带以及消毒手术区的纱布、纱球彻底清理，于手术开始前全部送出手术间。

3．器械护士应及时收回术中使用过的器械，收回结扎、缝扎线的残端；医师不应自行拿取器械，暂不用的物品应及时交还器械护士，不得乱丢或堆在手术区。

4．深部手术填入纱布、纱垫或留置止血钳时，术者应及时报告助手和器械护士，防止遗漏，以便清点。若做深部脓肿或多发脓肿切开引流，创口内填入的纱布、引流物，应将其种类、数量记录于手术护理记录单上，术毕手术医师再将其记录于手术记录内，取出时应与记录单数目相符。

5．体腔或深部组织手术时，宜选用显影纱布、纱垫；凡胸腔、腹腔内所用纱垫，必须留有长带，将带尾端放在创口外，防止敷料遗留在体内。

6．器械护士应思想集中，及时、准确提供手术所需物品。

7．凡手术台上掉下的器械、敷料等物品，均应及时拣起，放在固定地方，未经巡回护士允许，任何人不得拿出室外。

8．麻醉医师和其他人员不可向器械护士要纱布、纱垫等物品；麻醉医师穿刺置管用敷料不可与手术用纱布、纱垫雷同，以免混淆。

9．手术台上已清点的纱布、纱垫一律不得剪开使用。

10．术中送冷冻标本需用纱布包裹时，器械护士交巡回护士登记后再送走。

11．术中因各种原因扩大手术范围时，要及时整理清点物品，并按规定清点、登记、核对。

12．缝针用后及时别在针板上，断针要保存完整。掉在地上的缝针，巡回护士要妥善保存。

13．开展大手术、危重手术和新手术时，手术护士应坚持到底，不得中途换人进餐或从事其他工作。特殊情况确需换人时，交接人员应当面交清器械、敷料等物品的数目，共同签名，否则不得交接班。

14．手术结束关闭胸、腹腔及深部创口前后，除手术医师应清查外，巡回护士及器械护士必须清点核对手术所用器械、敷料、缝针等数目，准确无误后方可缝合，如有疑问，必须检查伤口，必要时 X 线协助查找，并记录备案。

十七、手术室人员工作联络制度

手术室工作中的应急性，需要工作人员在遇到紧急情况或特殊情况时，立即赶赴科室，增加人力，确保患者安全。各级工作人员联络通畅才能确保信息在第一时间的传达。

1. 手术室建立科室工作人员的通讯录，并定期修改。手术室建立联系专册登记实习学生、进修生等的联系方式。

2. 手术室内工作人员因工作原因，需在科室内留下两种有效的联系方式。

3. 各类二线人员和机动人员当班时间必须保持通讯通畅。

4. 工作人员更换号码必须在 24 小时内及时告知科室管理人员。

5. 值班护士长必须保持通讯通畅，更换号码必须在 24 小时内及时告知中心调度室其他管理人员，并及时汇报护理部和院办。

6. 重大灾难事件造成通讯中断，手术室护士应主动与科室保持联系。

7. 手术室内联系方式仅用于工作联系，未经本人许可，任何人不得向陌生人透露本室工作人员的联系方式。

8. 手术室各级各类人员保持通讯通畅，因通讯不畅造成后果，按医院相关管理制度处理，未造成后果，按科室缺陷管理处理。

十八、清洁卫生制度

1. 卫生员负责手术室全部卫生工作。

2. 各区域卫生员应按照工作职责，按月、周程清扫。

3. 严格按照消毒隔离制度和清洁制度进行各区域的保洁。

4. 手术后的房间卫生由指定卫生员负责终末处理，巡回护士负责检查，器械、敷料由器械护士负责清理。

5. 洗手池应在使用后立即清扫，地面应保持干燥。

6. 洗澡间每日清扫 2 次，无杂物，卫生间保持清洁。

7. 污物间、刷洗室每日清扫 2 次，水池、地面保持清洁整齐。

8. 周六、周日由卫生员负责大清扫，刷洗地面。

9. 房间负责人每周对手术间内的物品进行彻底清洁并由总责或护士长检查。

十九、进修实习带教制度

1. 保持手术室肃静、整洁，工作认真负责。

2. 遵守手术各项管理规定和技术操作规程，虚心听取手术室工作人员的指导意见。

3. 遵守手术时间，准时到达指定手术间进行术前准备。

4. 严禁在手术间污物桶（盆）内丢弃纱布、纱垫或其他点数物品，以免混淆清点的数目。

5. 未经允许，不得随意触摸手术室器械、设备及物品。

6. 参观手术时，距手术人员应超过 30cm。不得在室内，尤其是器械台旁随意走动，不得进入非参观手术间。不在限制区内看书、闲聊或从事与手术无关的工作。

7. 由一名护士长分管进修、实习带教工作。

8. 带教老师或护士长负责入室第一天的环境制度介绍及基本操作示范练习。

9. 带教老师必须严格按照进修实习计划和流程安排带教学习工作。

10. 手术室每一位护士均有带教职责和义务，必须以身作则，言传身教，确保教学质量和效果。

11. 进修、实习带教过程中遇到的问题应及时向带教老师及护士长汇报。

12. 进修、实习人员必须遵守本科室规章制度，认真完成进修、实习计划。

二十、手术患者交接制度

1. 接手术患者时，巡回护士按手术通知单与病房护士共同核对：科室、床号、患者姓名、性别、年龄、住院号、手术名称、手术部位、手术时间，询问是否禁食，是否排尿便，术前是否用药，清点手术所带物品，如病历、X 线片等，并双方签名。

2. 患者接入手术室，巡回护士与护士站值班护士共同核对以上内容并签名。

3. 手术结束后，由麻醉恢复室护士将患者护送回病房，与病房护士交接；患者需去 ICU，由手术医师、麻醉医师、巡回护士共同护送，并与责任护士交接病情、术中用药、出入量、皮肤情况、各种管道是否通畅、患者随带物品等，做好交接手续并签全名。

二十一、相关临床科室沟通制度

1. 每月发放手术医师满意度调查表，向手术医师了解与征求对手术部（室）护理工作的意见与要求，并记录。

2．每月发放手术患者满意度调查表，向手术患者了解手术部（室）护士的服务情况，以及对手术室护理工作的意见与建议，并记录。

3．每季度到有关手术科室，与护理人员进行沟通，交流相互意见与建议。

4．对患者、医护人员反映的意见和建议及时在晨会上反馈、分析，并提出改进措施，作为近期工作重点与下次调查沟通的重点。

5．每月将调查沟通的资料汇总，妥善保存。

6．每季召开工作座谈会，征求工作意见，记录在护士长手册上。

二十二、术前访视制度

1．术前访视

（1）术前一日由手术部（室）本院护士（器械护士或巡回护士）根据手术安排，对大、中手术患者进行术前访视。

（2）访视患者应按医院手术患者访视单的内容和程序进行有效沟通，获取患者的有关信息，有特殊需要和特殊情况时应及时反馈给护士长。

（3）根据访视情况，真实、准确、及时地填写访视记录。

（4）将填好的访视单按科室规定放在指定地方保存，以便术后随访。

（5）护士长排班时要保证器械护士和巡回护士中至少有一人明确知道自己次日的手术安排，并能胜任访视工作。

2．术前访视内容

（1）了解患者基本情况、现病史、既往史、药物过敏史。

（2）了解各项术前准备完成情况、备皮、备血、皮试、术前9项检查结果。

（3）到患者床边做自我介绍，介绍手术室环境，告知患者术前及术中需配合的注意事项。做好解释说明及心理护理。

（4）评估患者血管及皮肤情况。

（5）了解手术特殊要求。

（6）做好访视记录。

3．术后支持服务

（1）手术结束后，器械护士擦净切口周围皮肤，整理患者衣物。

（2）妥善约束患者，防止坠床。

（3）注意患者隐私保护与保暖。

（4）标识引流管名称，并固定，妥善放置。

（5）必要时协助麻醉医师送患者至苏醒室。

4. 术后随访

（1）对于大、中手术实行术后随访。

（2）术后随访由专人在术后第3天到病房完成。

（3）术后随访时应以征求患者意见为主，以便改进工作。

（4）准确、真实记录，并反馈相关信息，将完成好的手术患者访视单放在固定处保存。

二十三、手术间规范化管理制度

1. 每个手术间设负责护士1名（工作8～10年以上），负责其全面质量管理。

2. 建立手术间常规物品检查登记本、手术间物品定位示意图及物品基数卡，以利管理。

3. 手术间内大件物品应标明房间号，定位放置，保持序号与房间号一致。

4. 手术间内小件物品全部入壁柜。壁柜内物品应按层摆放，定类、定位、定数。每日术毕由巡回护士和器械护士负责物品补充、物品归位及卫生清洁，每周由组长或护士长负责检查。

5. 各种药品、消毒物品应贴有标签，每周检查、更换及补充。

6. 每周检查各种电路、医用供气、供氧、空调系统及医疗设备的运行状况，发现问题及时汇报，并联系专管技师负责检查、维护及检修。

7. 责任护士每周对手术间进行全面核查，防止物品、药品过期，并登记签名。

8. 各种仪器设备按使用说明和规定操作使用，用后登记。

9. 每日术晨，由巡回护士进行手术间湿式清洁、消毒。

10. 每日术毕，由器械护士、巡回护士共同清理手术间，并进行清洁消毒，督促卫生员按要求清理垃圾和消毒地面。

11. 按手术间物品定位示意图进行物品管理，检查补充手术间常规物品及有效期。

二十四、护理失误评定制度

1. 护理严重失误

（1）误输异型血，造成不良后果。

（2）用错药，对病情造成严重后果。

（3）违反操作规程，造成严重仪器损坏。

（4）丢失患者的标本和培养。

（5）纱布数目不清，延误手术时间。

（6）体位摆置不适，压伤患者。

（7）患者坠地。

2．护理一般差错

（1）同种患者送错手术间，及时纠正。

（2）一般药物用药，对患者无影响。

（3）电刀、热水袋灼伤、烫伤。

（4）手术器械准备不足，延误手术时间 10 分钟以上（以器械本为准，差错以器械室护士为主）。

（5）器械损坏（烤箱烤坏器械）。

（6）由护士引起的缝针丢失，请放射科进行 X 线摄片。

第五节　安全管理制度

一、环境安全管理制度

手术部（室）环境安全主要是指防火、防电器漏电伤害、防燃烧、防爆炸。

1．防火

（1）配备安全防火设施及标识

1）灭火器做到"四定"，即定位、定数量、定期检查和定期人员培训。

2）手术部（室）内按国家标准设定烟火自动感应报警装置、医院报警电话和人员疏散示意图。

3）手术间内设醒目的标识，禁止吸烟、禁用明火。防止乙醚、乙醇燃烧、爆炸。

（2）安全检查：医院技术工人每周对手术部（室）所有用电设施进行功能和安全检查。

（3）加强防火宣传和教育

1）将防火知识作为每一个新职工的第一节必修课，并通过定期培训使人人熟悉灭火器的位置和使用方法，掌握火警应急预案。

2）建立手术部（室）每月安全大检查制度。

3）合理、安全使用手术部（室）仪器、设备。

2. 防电器漏电伤害 对于手术部（室）越来越多的仪器，手术部（室）护士不仅要学会使用、维护与保养，而且要注意安全使用，防止使用过程中对患者、工作人员的电损伤。

（1）仪器定期检修，专人管理、维护。

（2）所有仪器应有地线装置，防止漏电。

（3）严格执行操作规程，每台仪器应配备操作程序卡，以指引工作人员操作。

（4）建立仪器使用、维修与保养登记本。

3. 防烫伤、烧伤

（1）加强教育，规范护理行为。术中使用温水时，温度应适宜，操作要稳，不可过急，以免烫伤患者。

（2）使用热水时，容器放置位置适当，不可直接接触患者身体。

（3）严格执行各项技术操作规程。使用电刀时，负极要平坦地粘贴于患者肌肉丰厚的部位，以免电灼伤。

（4）使用热水袋时，应套上外套，将盖拧紧，保持水温50℃，且不与皮肤直接接触。使用加温设备时，严格执行相应操作规程，若手术时间较长，应注意观察，随时调节设置的温度。

（5）腔镜手术台上使用热水时，要防止热水溢出，妥善放置导光束，以防烫伤患者。

（6）使用消毒液时，要准确掌握其浓度、适应证及方法。

4. 防止燃烧、爆炸

（1）加强安全教育，正确使用和储存易燃易爆物品。

（2）使用电炉、酒精灯时，应远离氧气、乙醚等物质。

（3）中心供气塔上的氧气不用时应关闭，分离连接管道，以免空气中氧气浓度过高，使用电外科设备时引起燃烧、爆炸。

（4）易燃、易爆物品应单独、稳妥存放，保持通风良好。定期检查，以免溢出造成意外。非工作人员未经批准严禁接触。遇有包装不良、质量异变等情况，应及时进行安全处理。

（5）易燃、易爆物品周围严禁吸烟和明火。

（6）多功能塔上的氧气装置、氧分压表等设备要定期检查，如有故障，应及时维修。瓶装氧气应远离明火或高热地方存放，其接口不能涂油或用胶布缠绕。使用后，应立即关闭阀门。

（7）头颈部手术若用乙醇消毒皮肤，必须待其干燥后才能使用电刀或激光。若术中使用电刀或其他电设备，则应与麻醉师协商，不可开放性给氧，以免烧伤患者。

（8）每月应常规进行安全检查，发现隐患，要及时整改和上报。若发现不安全的紧急情况，则应先停止工作，上报有关部门进行处理。

二、患者安全管理制度

1. 手术部（室）护士的准入制度

（1）经过全日制护理院校学习，取得护理专业大专或大专以上毕业证书。

（2）取得《中华人民共和国护士执业证书》，并在相关部门盖章注册，成为国家注册护士。

（3）大专毕业的护士，上岗前进行岗前思想教育和基本护理技术操作训练半个月，经考核合格后方可进入手术部（室）。

（4）本科毕业的护士，上岗前经岗前思想教育和基本护理技术操作训练半个月，经考核合格后，进入内、外、妇、儿等临床科室轮转1年。1年后进入手术部（室）。

（5）进入手术部（室）后，进行为期2个月的集中培训，使之熟悉手术部（室）工作环境，掌握手术部（室）常规工作流程，熟练掌握手术部（室）护理基本操作。具体培训项目包括：

1）手术部（室）概况、规章制度及思想教育，为期1.5天。

2）紧急预案学习及演练，为期3天。

3）敷料、器械室、灭菌室工作流程、职责及工作程序，为期9天。

4）麻醉基础知识及手术部（室）风险识别与管理，为期1周。

5）手术部（室）基本操作及无菌技术，为期4周。

6）培训结束，进行理论及操作考核，为期1.5天。

（6）考核合格者方可进入手术间进行中、小手术配合，不合格者继续培训至考试合格。

（7）进入手术部（室）工作5年内，依照手术部（室）护士规范化培训管理计划，分阶段进行进一步培训。各阶段培训结束均有相应的考核，考核合格者方可继续下阶段培训，不合格者应继续当前阶段培训。

2. 手术部（室）接送患者制度　运送患者途中注意保暖；保护患者的

头部及手足，防止撞伤、坠床；保持输液管道及各种引流管通畅，防止脱落。

（1）接患者

1）每日晨7点30分开始接患者，各病房在7点之前做好术前准备，尤其是手术前需定位拍片、撤牵引支架的患者。

2）手术部（室）人员使用交换车将患者提前30分钟接到手术部（室），危重患者应由医师护送。手术科室应在手术室接患者前完成各项术前准备和相关检查，尤其是术前定位拍片等。

3）到达病房后，根据手术患者核对单与病房护士共同逐项核对，包括病室、床号、住院号、患者姓名、手术名称、手术间、手术时间、术前医嘱执行情况、X线片、CT片、特殊用药等，双方须签名确认。

4）检查术前准备是否完善，如术前用药、禁食、血型交叉配合单及备血证、肠道准备、胃管放置、更换衣服、手术同意书签字等。

5）嘱患者将贵重物品（如首饰、手表、现金、义齿及助听器等）取下，交由家属保管。

6）患者接到手术部（室）后应戴隔离帽。进入相应手术间后，嘱患者卧于手术台上，必要时床旁守护，防止坠床或其他意外发生。

7）连台手术，提前30分钟电话通知有关科室进行术前准备。

8）手术结束后，将患者带入手术部（室）的一切用物送至苏醒室，并做好交班。

9）接送全过程注意患者安全。

（2）送患者

1）手术后患者，由手术室卫生员和麻醉医师、手术医师送回病房；对全麻术后未清醒，重大手术后呼吸、循环功能不稳定，危重体弱、高龄、婴幼儿患者实施大手术后，以及其他需要监护的特殊监护患者，术后均送麻醉复苏室或ICU病房。必要时，手术室护士陪同护送。

2）患者送病房后，麻醉医师应向手术科室的值班人员详细交代患者术中情况、术后（麻醉后）注意事项及输液等情况。

3. 手术部（室）查对制度

（1）患者查对制度

1）手术室护士依据手术通知单到病房接患者，首先到护士站和病房护士查对患者病历：患者姓名、性别、年龄、病案号、诊断、手术名称、手术部位、化验单、药物、医学影像资料等。

2）接患者之前：手术室护士与病房护士查对；还必须与清醒的患者交谈查对，进行"患者姓名、性别、年龄、手术名称、手术部位"确认。

3）接入手术室后：晨间接入的患者夜班护士查对，日间接入的患者由护士站值班人员查对，夜间接入的患者由夜班护士查对。

4）进入手术间之前：巡回护士、洗手护士查对。

5）进入手术间之后：巡回护士、麻醉医师查对。

6）麻醉之前：巡回护士、手术医师与麻醉师还必须共同与清醒的患者交谈查对，进行"患者姓名、性别、年龄、手术名称、手术部位"的再次确认。昏迷及神志不清患者应通过"腕带"进行查对。填写《手术患者安全核对表》并签名。

7）手术者切皮前：由手术室巡回护士，提请实行手术"暂停"程序，由手术者、麻醉医师、巡回护士、患者（清醒的患者）进行四方核对，确认无误后方可手术。

8）巡回护士应正确填写《手术护理记录单》。

（2）输血查对制度

1）病房护士或急诊护士术前将血样送到血库。

2）术前巡回护士根据血型化验单与患者本人核对血型，无误后在输液穿刺部位标识。

3）术中根据麻醉师医嘱取血，巡回护士与血库联系通知取血量并将住院病历首页、血型化验单、血票传送血库。

4）接到血库取血通知后，巡回护士与血库人员双方核对，无误后双方分别在配血报告单上签字，将血液拿到本手术间。核对内容包括三查八对：血液的有效期、血液的质量、血液的外包装是否完好无损、姓名、床号、住院号、献血号、血型（包括 Rh 因子）、血量、血液的种类、交叉配血试验的结果。

5）血液进入手术间后巡回护士应立即与麻醉师再次行三查八对，无误后分别在配发血报告单上双签字，将血液放置在本手术间内备用。

6）根据麻醉师输血医嘱，巡回护士在输血前再次与患者输液穿刺部位标识的血型和血袋上的血型再次核对，无误后方可输入，并通知麻醉师，在麻醉单上记录输血时间。

7）输血时注意观察患者的反应。

8）输血完毕血袋送到血库，保留 24 小时备查。

9）与病房护士进行血液交接时严格执行交接和查对制度，并做好双签字，同时在手术护理记录单上记录。

（3）给药查对制度

1）遵医嘱用药，严格执行三查八对制度和无菌技术操作原则。

2）确保输液用具安全，保证输液用具在有效期内、包装完整。

3）严格落实输注药物配伍管理制度及程序。

4）药物应用时严格落实签字制度，执行者签名并签执行时间。

5）根据患者病情、年龄和药物性质，合理调节滴速和输注量，需要控制速度的药物用微量泵注射。

6）对易发生过敏的药物或特殊用药应密切观察，有过敏、中毒反应立即停药，并报告医师，必要时做好记录、封存及检验。

7）应用输液泵、微量泵或化疗药物时，密切观察用药效果和不良反应，及时处理，确保安全。

8）所有打开的液体或抽好的药液必须要有标记，药液宜现用现配。

9）口头药物医嘱仅在抢救患者时执行，严格落实紧急情况下医嘱执行的规定。

4. 手术患者手术部位标记制度　为了保证正确的手术部位，各手术科室应按以下要求做好手术部位的标记。

（1）标记范围：左右部位、左右肢体、手指（足趾）、左右眼、耳、鼻、腔、左右器官、脊柱平面等需要标记。

（2）标记时间：术前一天。

（3）标记工具：部位标记使用不褪色记号笔，要求手术铺巾后标记仍清晰可见。

（4）标记人员：经管主治医师标记手术部位，患者和家属参与核对，病区护士检查，医疗组成员核对，手术室护士、手术医师、麻醉医师在手术过程中的各个环节核对。

（5）标记形式：在手术部位写"yes"或画"o"，也可写上自己姓名的首字母，如"张思勇"为经管主治医师，则在手术部位标记"ZSY"，要求全院手术科室统一形式。

5. 消毒隔离制度

（1）成立消毒隔离质控小组，定期检查和制定有效预防感染的措施。

（2）布局合理，符合功能流程和洁、污分开的要求，分污染区、清洁区、无菌区，区域间标识明确。

（3）天花板、墙壁、地面无裂隙，表面光滑，有良好的排水系统，便于清洗和消毒。

（4）严格执行《无菌技术操作规范》，防止切口感染及交叉感染的发生。

（5）手术室应设无菌手术间、急诊手术间、感染手术间（感染手术间应靠近手术入口处）。

（6）每一手术间限置一张手术台。

（7）规范无菌包的包扎方法，做到每包都有监测。

（8）手术用器械、物品的清洁和消毒灭菌符合规范要求。

（9）手术器具及物品必须一用一灭菌，能压力蒸气灭菌的应避免使用化学灭菌剂浸泡灭菌。备用刀片、剪刀等器具可采用小包装压力蒸气灭菌。

（10）麻醉用器械应定期清洁、消毒，接触患者的用品应一用一消毒，严格遵守一次性医疗用品的管理规定。

（11）洗手刷应一用一灭菌。

（12）无菌物品分类放置，标签醒目，每日检查，定期消毒，无霉变、过期现象。

（13）医务人员必须严格遵守消毒灭菌制度和无菌技术操作规程。

（14）严格执行清洁卫生、消毒制度。必须湿式清洁，每周固定卫生日。严格执行清洁卫生制度。

（15）严格限制手术室内人员数量。

（16）传染患者手术通知单上应注明感染情况，严格隔离管理。术后器械及物品双消毒，标本按隔离要求处理，手术间严格终末消毒。

（17）接送患者的平车定期消毒，车轮应每次清洁，车上物品保持清洁，接送隔离患者的平车应专车专用，用后严格消毒。

（18）垃圾分类处理，手术废弃物品须置黄色垃圾袋内，封闭运送，进行无害化处理。

6. 手术体位安置制度

（1）体位摆放的七项原则

1）体位固定要牢靠舒适，暴露切口要清楚，便于手术操作。

2）保持呼吸道通畅，呼吸运动不受限制。俯卧位时，腹部不可受压，以免影响呼吸与循环。

3）手术床铺的中单要求平整、干燥、柔软。

4）大血管、神经无挤压，衬垫骨突出处受压部位。

5）上臂外展不超过90°，以防臂丛神经损伤；下肢约束带勿过紧，以防腓神经麻痹。

6）四肢如无必要，不可过分牵拉，以防脱位或骨折。

7）患者体表不可接触金属，以防烧伤。

（2）注意事项

1）巡回护士根据手术通知单及病历记载的内容，与病房护士共同核对手术部位、手术体位，并做好手术部位标识。

2）认真执行及实施手术安全核查制度，术者、麻醉师及巡回护士必须分别在麻醉前及摆放体位前对病历上记载的手术部位进行核对。

3）认真执行摆放体位的原则。

4）术中随时观察患者手术体位的变化，必要时加以局部调整和按摩，以减少强迫体位造成的压疮，但以不影响手术或满足手术需要为标准。

5）术后检查受压部位有无压疮，送回病房后，与病房护士对患者皮肤进行交接。如有特殊情况记录在手术护理记录单上。

6）被消毒液浸湿手术床、敷料单应给予衬垫以防皮肤烧伤。

7）对各种体位垫进行专人管理，每次使用后必须进行清洁、消毒的处理，砂袋必须用敷料包裹后备用。

7. 手术用物清点和管理制度

（1）清点范围：任何手术中的任何手术用物均应清点，不仅清点数量，而且检查其完整性。

（2）手术前清点、登记

1）器械护士整理器械台时，应按次序与巡回护士共同清点器械、螺帽、缝针、刀片、纱布、纱垫、纱球、纱条、棉片、电刀头、电刀清洁片、注射器及其针头、束带、皮管、其他特殊耗品等数量，并检查器械的完整性。

2）清点时，器械护士要大声读出所清点物品的名称、数量，小件物品清点2次。巡回护士应及时记录，清点一项，记录一项，切勿全部清点完毕后再记录。

3）清点完毕，巡回护士复述一遍，器械护士核对记录的数字，准确后才能使用。

4）带教实习生、进修生、新职工时，器械护士本人应亲自清点、核对，并承担责任。

5）进修生单独做洗手护士时，巡回护士负责查对，并负全部责任。

（3）术中管理

1）手术开始，在切开皮肤前，要全面清理污物桶或盆，当器械护士丢弃第一块纱布或纱垫时，一定要确认污物桶或盆内已清空，无纱布等物品，避免清点不清。

2）手术台上已清点的纱布、纱垫，一律不得剪开使用。

3）手术台上用过的纱球、纱条、棉片等小敷料应放置于手术台上，不得投入污物桶或盆内。

4）手术开始后，手术台上的任何物品不能拿出手术间。

5）术中因手术需要增加任何物品时，器械护士与巡回护士应共同清点、核实、登记。

6）术中用过的纱布、棉片等按 10 块计数放入收集袋，然后再投至污物桶或盆内。

7）器械护士应随时记住体腔内放置的敷料数目，并提醒医师。

8）手术全程中，器械护士和巡回护士应始终注意观察手术间的情况，防止清点物品的流动，以保证清点的准确性。

9）不得向地上乱丢纱布、棉垫等。不慎落下时，由巡回护士及时拾起，隔离后置于器械台的下层。

10）手术缝合针用后应及时别在针板上，不得随意放置。断针要保持其完整性。

11）术中任何交接班，均应核实、清点、记录。

8. 手术室病理标本管理及交接制度

（1）手术室病理标本管理

1）取下病理标本，术后由洗手护士交给主管医师，没有洗手护士则由巡回护士保管，术后交给主管医师。

2）病房医师自备病理单。10% 甲醛溶液及病理袋由手术室准备。

3）术中如需送冷冻，由巡回护士在术中冷冻本登记好后送往病理科。

4）术中病理报告由病理科医师或专管人员送回或取回，结果以病理报告为准。

5）当日下午由主管人员逐个查对病理标本，病理单、病理登记本、病理袋上的标识是否相符，如有异议和主管医师取得联系。

6）主管人员核对后在病理登记本上确认并签字及时送至病理科，并和病理科医师核对后在病理本上签字。

7）不送病理的标本，专设一容器，由专管人员回收后统一处理，特异性感染的标本，取下后立即送出手术室统一处理。

（2）手术室病理标本交接制度

1）行术中冷冻的病理交接：①术者与器械护士、巡回护士共同核对患者，送检病理标本的部位、名称及个数；②巡回护士将病理放入病理袋内，并填写病理袋，注明科室、患者姓名、住院号、部位、手术间，并签全名；③巡回护士填写术中冷冻登记本，由专管人员将病理袋及登记本，一并送病理科交于病理科接受，并在冷冻登记本上签字；④由专管人员接到病理科通知后将术中冷冻结果回报单取回并送入手术间；⑤巡回护士核对好术中冷冻回报单，并让术者亲自过目后，存放病历内保存。

2）器械护士与术者行术后病理的交接：①术中取下的病理：器械护士负责保管大病理，其他小病理交于巡回护士保管，由巡回护士装病理袋内，填写患者姓名及病理的名称；②手术结束后，巡回护士将术中暂保管的小标本交给器械护士，器械护士核对无误后连同手术台上的大病理一起交给医师，并在手术护理记录单背面注明病理数目，并由医师签字；③交接时注意交清病理的数目、病理袋内的标本。

3）巡回护士与术者进行病理的交接（用于无器械护士的各科手术）：①术中由术者负责保管病理；②术后巡回护士提示术者送术后病理；③巡回护士与术者交清病理后，在手术护理记录单背面注明术后病理已交接，并且术者签字。

4）术者接到病理后送检程序：①术者接到护士交给的病理，核对无误后在手术护理记录单上签字；②将病理与术前已填好的病理单，一起送到病理室；③将病理分类装入病理袋，并逐项填写病理袋上的各项内容；④10%甲醛溶液固定病理，将病理、病理单一起放在专用车内；⑤术者填写病理登记本并签字；⑥由手术室专管人员根据病理登记本登记的内容核对当日手术所有病理，无误后送病理科，并双签字。

5）门诊手术的病理管理：①手术患者需在门诊交全部病理费用，手术当日入手术室前将收据及病理单交巡回护士；②术中巡回护士与术者共同确认患者姓名、病理部位、数目后放入病理袋中保存；③术后术者再次填写病理单中各项目并确认数目。巡回护士填写病理登记统计单，并与术者确认后双签字；④周一与病理专送人员交接后送病理科，程序同住院病理标本管理制度。

9. 手术室卫生消毒制度

(1) 手术部（室）清洁均采用湿式清扫。

(2) 每台手术完毕后用含氯消毒液的清洁抹布擦拭手术床及手术间地面。全天手术完毕后用含氯消毒液的清洁抹布彻底擦拭无影灯、手术间壁柜、器械台、手术床、高频电刀等物体表面，并清除污液、敷料和杂物，最后用消毒液清洁地面。

(3) 每日用含氯消毒液清洁限制区 6 次。

(4) 手术室拖鞋一用一消毒，鞋柜每周擦拭 1 次。

(5) 每周用消毒液对手术间的四壁、门窗、刷手池、水池、手术间内各用物及地面进行大清洗。

(6) 接送患者采用交换车，每天清洗，每周彻底清洗，被服一用一更换。

(7) 进入限制区的物品、设备，应拆除外包装，擦拭后方可推入。

(8) 洁净手术部（室）清洁工作应在净化系统运行状态下进行，并定期对净化系统进行维护、清洁、消毒。具体要求如下：

1）每周清洗回风口、新风口、初级过滤器，每月清洗空调管道系统，定期更换过滤器。

2）每天提前 30 分钟开启净化系统（一般不少于该手术间的自净时间）。长时间不用的手术间，除做好回风口等清洁工作外，应提前开机 3 小时。

3）洁、污流线分明，避免交叉感染。

(9) 特殊感染手术，则执行特殊感染手术的管理制度。

10. 特殊感染手术的管理制度

(1) 特殊感染手术：如气性坏疽，破伤风等。破伤风、气性坏疽是由厌氧杆菌引起的，该类细菌的芽胞对物理灭菌法和化学灭菌法抵抗力强，采用一般方法很难达到灭菌的目的，故对此类细菌感染的手术，必须认真、严格地执行隔离技术。

1）将此类手术安排在独立、负压手术间内，术前将手术间内不必要的家具及用物移出，以免污染。

2）安排室内和室外两组护士：室外护士向室内传递补充物品，负责备好术后房间处理需用的含氯消毒液，并为室内人员备好术后更换的清洁衣服及鞋。室内人员负责手术配合，术后室内用物与物体表面的处理，手术中途室内人员不能外出。

3）参加手术人员应穿隔离衣。自身有外伤未愈者，不能参加此类手术。除手术器械外，尽可能使用一次性用物。术中手术组人员管理好手术用物，小心投放医用垃圾，切勿造成地面或其他区域的污染。

4）禁止参观，一旦整个手术部（室）被污染，必须全面进行消毒处理。

5）手术后处理

器械处理：手术结束后，器械护士应将所有器械关节打开，用 2000mg/L 含氯消毒液浸泡于专用容器内 2 小时，在指定的清洗槽内清洗，连续 3 次高压灭菌，每次做培养，待培养结果阴性后方可使用。

其他手术用物处理：所有一次性用物、一次性敷料装入医用垃圾袋内并封口，外贴"特殊感染垃圾"标识。由专人送焚化炉焚化。

物体表面处理：手术床、家具、墙壁、地面、接送患者的推车等用 2000mg/L 的含氯消毒液擦拭。

手术间空气处理：术后手术间擦拭后持续净化负压 2 小时后空气培养，物品表面采集培养后关闭洁净和负压，O_3 消毒 2 小时，此过程每日 1 次，连续 3 天待培养结果阴性后，方可开放使用。

6）用物放回原处，次日再启用手术间。

（2）确认传染性疾病：确认传染性疾病（乙肝、性病、艾滋病、伤寒、痢疾、白喉、结核、化脓性感染等）手术的术后处理。

1）此类手术应放在单独手术间内进行。

2）使用一次性物品、一次性敷料及一次性手术单。

3）凡患者用过的器械，在专用容器内用 2000mg/L 含氯消毒液浸泡 1 小时后用清水刷洗，再进入常规清洗流程，烘干后高压灭菌。

4）凡使用的一次性物品、一次性敷料及一次性手术单应放入双层黄色医用垃圾袋内并密封，然后由专人送焚化炉焚化。

5）手术间内手术床、家具等物品用 200mg/L 含氯消毒液擦洗，地面用 2000mg/L 含氯消毒液擦拭。

三、医护人员自身安全管理制度

1. 医护人员自身防护管理制度

（1）器械护士在传递手术刀、缝针等锐器时，应采用无接触技术，避免发生割、刺伤。

（2）正确安装、拆卸手术刀片，用过的手术刀片、缝针、注射器针头等废弃的锐器应放入锐器收集盒内。

（3）对已确诊的传染性疾病，术前在手术间门口醒目处挂上标识牌，以提示医护人员注意防护。进行手术时，戴双层手套、鞋套、防护眼罩或面罩等。

（4）使用过的注射器针头，不得回套针帽，以防刺伤。必须回套时，应实施单手法。不可用手直接折断或扭弯针头。操作后，锐器等物品由操作者自己独立处理，防止伤及他人。

（5）一旦发生暴露（刺、割伤），应立即处理伤口。挤出血液，用清水或生理盐水反复冲洗，并用75%酒精消毒，同时按医院报告流程做好相应的诊断、治疗和登记上报工作。

（6）操作前、后按规定洗手。

（7）安全、有效地处理污物。

（8）提倡用简易呼吸囊，尽量避免口对口人工呼吸。

（9）当接触化学制剂时，应戴好口罩、帽子及防护手套，避免直接接触。

（10）术中在放射线下操作时，医护人员应佩戴防护用品，如铅衣、铅围脖、铅手套、铅眼镜等。妊娠期护士不得配合此类手术，其他工作人员尽量减少接触。

（11）长时间站立时，须穿好弹力袜，防止大隐静脉曲张。

2. 医疗废物管理制度

（1）遵守卫生部相关管理制度：严格按照卫生部《医疗废物管理条例》及有关配套规章、文件的规定，切实做好医疗废物的分类收集和暂时储存等工作，并将医疗废物交社会医疗废物垃圾场集中处置。

（2）包装物：将医疗废物分置于符合《医疗废物专用包装物、容器的标准和警示标识的规定》的包装物或容器内。

（3）医疗废物分类收集

1）一般感染性废物，放入黄色垃圾袋中。

2）一次性塑料医疗废物，放入单独的黄色垃圾袋中。

3）锐器放入锐器盒中。

4）感染性废物、病理性废物、损伤性废物、药物性废物及化学性废物不能混合收集。少量的药物性废物可以混入感染性废物，但应当在标签上注明。

5）废弃的麻醉、精神、放射性、毒性等药品及其相关的废物的管理，依照有关法律、行政法规和国家有关规定、标准执行。

6）化学性废物中批量的废化学试剂、废消毒剂应当交由专门机构处置。

7）批量的含有汞的体温计、血压计等医疗器具报废时，应当交由专门机构处置。

8）医疗废物中病原体的培养基、标本和菌种、毒种保存液等高危险废物，应当首先在产生地点进行压力蒸气灭菌或化学消毒处理，然后按感染性废物收集处理。

9）隔离的传染病患者或疑似传染病患者产生的具有传染性的排泄物，应当按照国家规定严格消毒，达到国家规定的排放标准后方可排入污水处理系统。

10）隔离的传染病患者或疑似传染病患者产生的医疗废物应当使用双层包装袋，并及时密封。

11）放入包装袋或容器内的感染性废物、病理性废物、损伤性废物不能取出。

12）盛装医疗废物达到包装袋或容器的 3/4 时，应由科室保洁员及时更换，并将装满的垃圾袋封口。

（4）回收、运送

1）一般感染性废物及病理性废物由焚烧中心人员回收、运送。

2）利器由供应室派专人回收、运送。

3）运送人员每天从医疗废物产生地点将分类包装的医疗废物按照规定的时间和路线运送至内部指定的暂时储存地点。

4）运送人员在运送医疗废物前，应当检查包装袋或容器的标识、标签及封口是否符合要求，不得将不符合要求的医疗废物运送至暂时储存地点。

5）运送人员在运送医疗废物时，应当防止造成包装袋或容器破损和医疗废物的流失、泄漏和扩散，并防止医疗废物直接接触身体。

6）运送医疗废物应当使用防渗漏、防遗撒、无锐利边角、易于装卸和清洁的专用运送工具。

7）每次运送工作结束后，应当对运送工具及时进行清洁、消毒。

8）科室建立医疗废物交接登记本，登记内容应当包括种类、袋数，登记种类包括一般感染性废物、一次性塑料医疗废物及锐器盒，由运送人员、科室保洁员及护士签名，登记资料至少保存 3 年。

9）回收、运送人员必须做好个人防护。

四、物品安全管理制度

1. 手术器械管理制度

（1）器械管理

1）手术室内设置专职或兼职人员负责器械管理工作。

2）手术器械由手术室根据手术需求负责申领，专科特殊器械由手术专科提出，在综合手术专科医师和护士意见后申购。

3）器械管理建账立册，详细登记器械的入库情况、取用情况。建立手术器械专柜和各专科器械手术管理分册，及时了解专科器械使用情况。

4）手术室内使用医院设备部门购进的手术器械，禁止手术医师擅自携带手术器械在手术室使用。

5）未进入医院采购流程的器械试用，必须按照医院试用流程办理相关手续。任何人不得擅自试用手术器械。

6）手术器械原则上不外借，如需外借，必须持有器械外借申请单获得医院医教部批准，通过科室负责人同意后方可外借，凭借条借出与收回。

7）每年1次清理手术室所有器械包账目，建立文档记录。

（2）器械使用制度

1）手术器械根据手术需要配置常规器械包和专科手术器械包。器械包内设置器械清点卡，内有器械包名称、器械种类及数量、消毒指示卡等。

2）手术器械包根据手术方式的改变定期进行增减，保证器械充分有效地使用。

3）器械使用前检查器械外观是否完整，功能是否正常，并核对器械的数量并填写相关记录。

4）器械使用过程中，不可用精细器械夹持粗厚物品，注意轻取轻放、不可投掷或相互碰撞，保护器械的尖端和利刃。

5）禁止暴力使用器械，避免对器械不可修复的损害，如用持针器拧断钢丝等。

6）器械使用后及时擦拭污迹、血迹。

7）精细器械与其他器械分别放置，避免受挤压、碰撞。

8）定期对器械进行集中保养，保证性能良好。注意精细器械用专业油保养。

9）器械使用过程中一旦发生损坏，应及时汇报科室负责人并申请补充，以免影响手术开展。

10）器械使用环节注意双人交接，一旦发生遗失，由当事人承担相应的责任。

（3）外来器械管理制度

1）外来器械必须经过医院批准及具有设备部门与医院医务部开具的证明，于手术室备案登记。

2）外来器械使用前，技术人员对手术医师、护士进行专业培训，以便其熟练掌握器械的操作方法与性能。

3）外来器械最好能相对固定在医院。如不能固定在医院，需提前一日到手术器械消毒部门完成清洗、灭菌。

4）手术室接收来自手术器械消毒部门灭菌后的外来器械。

5）紧急使用的外来器械提前通知手术器械消毒部门做好应急准备。

（4）器械报废制度

1）器械报废原则：手术器械在外观上、功能上存在损害，不能满足手术需要。

2）手术室专人负责器械报废工作，负责对拟报废器械经过再次检查、确认。

3）建立器械报废登记单，登记确认后的报废器械信息，即种类和数量。

4）集中收集报废器械，定期上交医院指定部门，并登记备查。

5）任何人不得私自拿走任何报废器械。

2. 一次性医疗物品的管理制度　随着科学技术突飞猛进的发展，目前临床医疗工作中一次性医用物品已广泛应用。其具有使用方便，减轻医务人员的劳动强度，提高工作效率等优点。加强一次性医用无菌物品的管理和使用是医院感染管理的一项重要内容。

（1）按照医疗卫生管理法律、法规及医院关于一次性医用物品的采购程序进行其采购、验收、储存、发货、使用和回收处理全过程。

（2）手术室内建立医用耗材管理账目，有专人负责一次性医用物品的验收、储存、发货、清点等工作。

（3）各类一次性医用物品分类放置，并固定摆放。

（4）一次性物品在使用过程中发现任何异常，使用者及时反馈到科室负责人处，进行相应的应急管理。

（5）未进入医院采购流程的一次性医用物品的试用，必须按照医院试用流程办理相关手续。任何人不得擅自试用一次性医用物品。

（6）手术室内一次性医用物品原则上不外借，如需借出，必须持有一次性医用物品外借申请单。

3. 手术医疗仪器设备管理制度　医疗设备的性能、质量的好坏与医院医疗工作的质量、效率和安全息息相关。维持设备的技术状态稳定，使其能够安全、有效地完成其所承担的医疗任务。

（1）入库管理

1）手术室内设置专职或兼职人员负责仪器管理工作，建立资产入账登记。

2）医疗仪器由仪器使用的专科提出，设备采购部门综合评估后申购。

3）设备到货后由医院设备部门与仪器厂家共同验货，并通知手术室负责收货。

4）仪器厂家将设备安装调试后，仪器使用专科与手术室共同接受仪器，并粘贴仪器设备固定资产编号。

5）手术室内进行管理建账立册，详细登记仪器的入库情况。

6）手术室妥善保存新仪器的相关资料，如说明书、操作手册、维修手册等。

（2）使用管理

1）新仪器使用前必须进行操作培训，公司技术人员负责培训仪器的性能特点、操作流程及注意事项。

2）新仪器设备必须张贴或悬挂清晰明确的操作流程和应急电话。

3）医疗仪器设备均建立使用登记本，由使用人员记录运转的情况。

4）仪器使用管理做到"四定四防"。"四定"指定人管理、定点存放、定期检查和定期维护；"四防"指防尘、防潮、防蚀和防盗。

5）仪器日常使用由手术室专业组护士负责管理，仪器设备使用后仪器处于备用状态。

6）医疗仪器原则不外借，如需借出，必须持有仪器外借申请单获得医院医教部批准，通过科室负责人同意后方可外借。凭借条借出与收回。

7）不定期开展仪器设备使用培训，以便每个人都能熟悉仪器的使用方法。

（3）维护保养

1）医疗仪器设备均建立使用维修保养登记本，由使用人员记录维修保养的情况。

2）仪器设备的日常维护检查由医院内部技术人员负责。

3）仪器设备厂家的工程技术维修人员根据维护约定定期做维护保养并记录。

4）维护保养人员及时向手术室反馈仪器设备使用中的注意事项。

（4）报废管理

1）医疗仪器报废原则：医疗仪器在功能上存在损害，不能满足手术需要。

2）手术室负责人根据医疗仪器的实际状态，填报报废申请，由仪器设备维修部门评估后决定报废。

3）仪器设备维修部门通知人员从手术室移走报废仪器，并填写医院仪器报废登记单。手术室内记录相关资料。

4）任何人不得私自拿走任何报废仪器设备。

第六节　操作技能管理

一、无菌技术操作原则

1. 一般无菌技术原则

（1）操作环境需清洁、宽敞、明亮。为减少空气中的尘埃，无菌操作前30分钟应停止清扫工作，减少人员流动。

（2）无菌操作前，应修剪指甲、洗手、戴帽及口罩。着长袖工作服时，应将衣袖挽至肘关节以上或束紧衣袖口，操作时应与无菌物品、无菌区域保持一定的距离（约20cm）。必要时，应穿无菌衣、戴无菌手套。

（3）取无菌物品时，必须用无菌持物钳，操作时注意衣袖、衣服勿触及无菌物品或跨越无菌区域。不可面向无菌区讲话、咳嗽或打喷嚏。

（4）一切无菌物品均不能在空气中暴露过久。无菌物品一经取出，即使未用也不可放回原处。若暂不使用，则应用无菌巾包好，超过4小时应重新灭菌。

（5）瓶装的无菌溶液，瓶盖内应保持无菌。倒溶液前做好瓶口周围的消毒，揭开瓶盖时，手勿触及瓶盖、瓶口，先倒出少许溶液冲洗瓶口，最好一次性使用，勿保存。

（6）无菌物品和非无菌物品应分开放置。经高压蒸气灭菌后的无菌物品保存期一般为 1~2 周，梅雨季节为 1 周。若超过灭菌时间，则应重新灭菌。

（7）一套无菌物品只供一个手术患者使用。

（8）怀疑无菌物品被污染时，不可再使用。

2. 手术中无菌技术原则

（1）避免浮尘飞扬，影响手术间净化效果。术前应做好准备工作，术中应尽量减少人员流动，各项操作动作轻柔，勿在手术间内抖动各种敷料，所有整理工作宜在术后进行。层流手术部应使用少尘、无尘、无粉物品，如一次性物品、无粉手套等。

（2）操作中无菌范围：手术人员一经洗手，双手不得低于脐水平，两侧不得超过腋前线，上举不得超过锁骨连线；穿好手术衣、戴好手套后，遮盖式手术衣背部为相对无菌区，腰部以下和胸骨窝水平线以上为非无菌区，手术台无菌区应在手术台平面以上。若器械掉至该平面以下，则应视为污染。

（3）无菌单应铺 4~6 层，下垂 30cm 以上，手术器械、敷料等无菌物品不能超出无菌器械车边缘以外。手术者或助手不可随意伸臂横过手术区取器械。严禁从手术人员背后传递器械和手术用品，必要时可从术者臂下传递，但不得低于手术台平面。

（4）手术中手术衣、手套、口罩被污染、浸湿或破裂时，应及时更换或加盖。凡怀疑物品、器械被污染时，须重新灭菌后才能再次使用。

（5）严禁使用未经灭菌或灭菌日期不清或过期的物品。若打开的无菌器械、敷料包 4 小时内未使用，则应视为过期，需重新灭菌。

（6）手术人员更换位置时，一人应向后退半步，离开手术台，两人背靠背交换，不得污染手臂及无菌区。

（7）手术开始后，各手术台上一切物品不得相互使用。已取出的无菌物品，包括手套、手术衣、中单、治疗巾、器械、纱布、注射器、注射针头、尿管等，虽未被污染，也不能放回无菌容器内，须重新进行灭菌处理。

（8）暂时不用的器械用物，按顺序摆放在无菌器械车上，用无菌巾覆盖备用。托盘上缝针应针尖向上，以避免针尖扎透无菌敷料。须留置体内的物品（如心脏瓣膜、人工关节、可吸收缝线等）不得用手直接拿取，尽量采取无触摸技术。

（9）凡是手术中接触肿瘤的器械及物品，应放置一旁，不能再接触健康组织，防止肿瘤细胞种植扩散。

（10）手术中已接触污染部位（如肠腔等）的器械、纱布，须放入弯盘中单独存放，不得再用于清洁区域。已被污染的手套，应重新更换。

（11）同一手术间内，应先做无菌手术，后做污染手术。

（12）限制参观人数，$30m^2$ 以上的手术间参观人数不能超过 3 人，$30m^2$ 以下的手术间不能超过 2 人，以减少污染的机会。参观人员不能站得太高，离手术者太近，不得随意在室内走动及互串手术间等。

（13）灯光的调节尽量使用无菌灯柄，由手术医师或器械护士调节，以防巡回护士调节灯光时跨越无菌区。使用无菌灯柄时，应严防无菌手套和灯柄被污染。手术结束后应立即取下，连同手术器械一起送至清洗区。

（14）无菌区域的建立尽可能接近手术开始时间。无菌区一旦建立，必须有人看管，防止污染。

（15）所有接触过血液、体液的器械、敷料、手套等，应视为被污染，不能再接触清洁区域。手术间地面、操作台面一旦被血液污染，应立即用消毒液擦拭干净。

（16）加强无菌技术监督，坚持原则，任何人发现或被指出违反无菌技术时，必须立即纠正。

二、外科手消毒

1. 六步洗手法　六步洗手法用于医务人员的无菌操作前后、穿脱隔离衣前后、取手套后、处理清洁或无菌物品前、处理污染物后，用抗菌液和流动水洗手，去除手部皮肤污垢、碎屑和部分致病菌的过程。

操作前应着装规范，剪短指甲，去掉手部饰品。消毒液要适量，并且涂抹均匀。

第一步：掌心相对，手指并拢。

第二步：掌心对手背；注意清洁到手指根部。

第三步：掌心相对，手指交叉。

第四步：弯曲手指关节，双手相扣；注意关节部位皮肤皱褶处。

第五步：一手握另一手拇指，拇指关节皱褶皮肤处注意清洁；掌心包住拇指，力度以能旋转搓洗为度。

第六步：一手指尖在另一手掌心旋转揉搓。

注意事项：①整个操作至少持续 15 秒；②注意手部皱褶处皮肤的清洁；③使用无接触流动水冲洗；④冲洗双手时，注意不要溅湿衣裤。

2. 外科手消毒操作步骤

（1）按六步洗手法清洁双手、前臂和上臂下 1/3，用流动水冲洗。

（2）取无菌刷压取 1～2 泵（3～5ml）手消毒液，由指尖至上臂下 1/3 处，按三节六面充分刷洗双手各面（第一节：指尖到腕关节；第二节：腕关节到前臂 2/3 处；第三节：前臂 2/3 处到上臂下 1/3 处。六面为指尖、掌面、背面、大鱼际侧、指缝及指蹼、小鱼际侧，加强 1 个面为指间关节面）。刷洗时间共计 3 分钟。

（3）待手上的水稍滴干，第一次压取 1～2 泵（3～5ml）手消毒液按三节六面进行揉搓，第二次再取 1 泵消毒液加强揉搓第一节，不再用水冲洗。

（4）待消毒液稍干后，两手指尖相对朝上，悬空于胸前，进入手术间。

3. 外科手消毒注意事项

（1）冲洗双手时，避免水溅湿衣裤，一旦溅湿衣裤应立即更换。

（2）冲洗时，手向上、肘关节向下，手不要触及周围物品。

（3）无菌刷一用一消毒，用后放于指定的容器中。

（4）刷手时，每节开始应覆盖上节，刷完后用流动水冲净。

（5）第一次取消毒液揉搓时，范围应小于刷洗范围。

（6）根据手消毒液所推荐时间决定揉搓时间。

三、穿、脱无菌手术衣

1. 穿对开式无菌手术衣的方法

（1）器械台上取用折叠好的无菌手术衣，选择较宽敞的空间，手持衣领抖开，面向无菌区。注意勿使手术衣触碰到周围人员、物品或地面。

（2）两手持手术衣衣领两角，衣袖向前将手术衣展开，使手术衣的内侧面面对自己。

（3）将手术衣向上轻轻抛起，双手顺势向前平行插入袖中，两臂前伸，不可高举过肩，也不可向左右张开，以免污染。

（4）巡回护士在穿衣者背后抓住衣领内面，协助穿衣者系上衣领后带。

（5）穿衣者双手交叉，身体略向前倾，用手指夹住腰带并递向后方，由巡回护士接住并系好。穿好手术衣后，双手应举在胸前，上不过锁骨，下不过脐部，左右不过腋前线（图 5-12）。

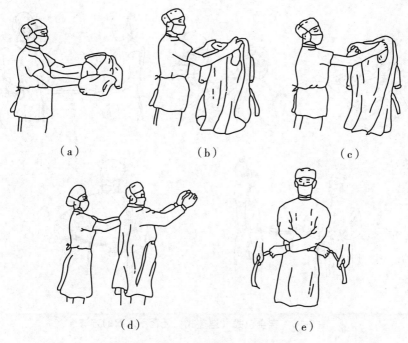

图5-12 穿对开式无菌手术衣的方法

2. 穿全包式（遮盖式）无菌手术衣的方法

（1）手消毒后，取手术衣，将衣领提起抖开露出袖口。

（2）将手术衣轻轻向上抛起，同时顺势将双手和前臂平行向前伸入衣袖内。

（3）巡回护士在其身后系好颈部、背部内侧系带。

（4）无接触式戴无菌手套。

（5）戴无菌手套后将前面的腰带松结递给已戴好手套的手术医师或护士，也可用无菌手套纸包好交给巡回护士，或由巡回护士用无菌持物钳夹持腰带，穿衣者在原地旋转一周后，接无菌腰带自行系于腰间。

（6）无菌区域为肩以下、脐以上的胸前区域，双手、前臂、左右在腋前线内的区域。手术衣后背为相对无菌区（图5-13）。

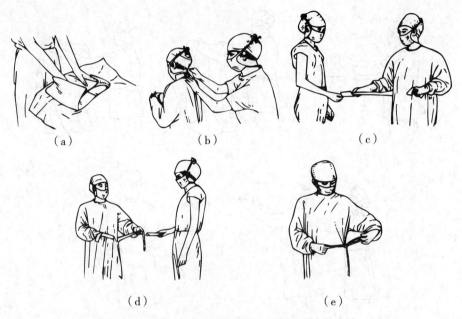

图 5-13　穿全包式（遮盖式）无菌手术衣的方法

3. 脱无菌手术衣的方法

（1）两人脱衣法：对开式无菌手术衣由巡回护士松解后背系带及腰带后，面对脱衣者，握住衣领脱去手术衣，再自行脱去手套。全包式（遮盖式）无菌手术衣由穿衣者先自行松解腰部无菌系带，再由巡回护士在其身后松解颈部、背部系带后，面对脱衣者，握住衣领脱去手术衣，最后自行脱去手套。

（2）个人脱衣法：由他人松解各个系带后，脱衣者左手抓住右肩手术衣外面，自上拉下，使衣袖由里向外翻，同法拉下左肩，脱掉手术衣，并使手术衣里外翻，保护手臂及洗手衣裤不被手术衣外面污染。

4. 注意事项

（1）穿手术衣必须在手术间里面向无菌区进行，四周应有足够的空间。

（2）穿衣时，手术衣不得接触地面、周围的人或物。若不慎接触，应立即更换。巡回护士向后拉衣领、衣袖时，双手均不可接触手术衣外面。

（3）无接触式戴手套时，穿衣者双手不得伸出袖口。

（4）穿全包式（遮盖式）手术衣时，穿衣人员必须戴好手套，方可接触腰带。

（5）穿好手术衣、戴好手套后，双手应互握并置于胸前。

（6）脱手术衣时，应先脱手术衣再脱手套，避免将双手污染。

（7）若有连台手术，则应重新进行手部消毒，然后再穿无菌手术衣。

四、戴无菌手套

1. 个人无接触式戴手套法

（1）取无菌手术衣，双手平行向前同时伸进袖内，手不出袖口。

（2）隔着衣袖取无菌手套放于另一只手的袖口处，手套的手指向上、向前，注意与各手指相对（图5-14a）。

（3）放有手套的手隔着衣袖将手套的侧翻折边抓住，另一只手隔着衣袖拿另一侧翻折边将手套翻于袖口上，手迅速伸入手套内（图5-14b、5-14c）。

（4）再用已戴手套的手同法戴另一侧。

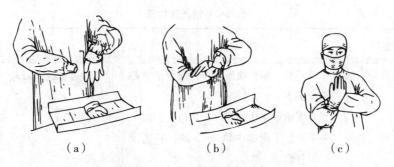

|（a）|（b）|（c）|

图5-14 个人无接触式戴手套法

2. 协助术者戴手套法

（1）器械护士自行戴无菌手套后，取一只手套，将双手手指（拇指除外）插入手套翻折边外面的两侧，四指用力稍向外拉开，手套拇指朝向术者，其余四指朝下，呈八字形，扩大手套入口，有利于术者穿戴。

（2）术者同一侧手对准手套，五指向下，拇指朝向术者自己，器械护士向上提，并翻转手套翻折边压住术者手术衣袖口。

（3）同法戴另一只手套。

3. 注意事项

（1）持手套时，手稍向前伸，不要紧贴手术衣。

（2）戴手套时，未戴手套的手缩于衣袖内，隔着衣袖接触手套，手不可直接接触手套，尤其是戴第一只手套时应特别注意。

（3）戴手套时，将翻折边的手套口翻转压住袖口，不可将腕部裸露。翻转时，戴手套的手指不可触及皮肤，未戴手套的手不可接触手套和手术衣。

（4）手术开始前，若是有粉手套，应用生理盐水冲净手套上的滑石粉。

（5）协助术者戴手套时，器械护士应戴好手套，并避免接触术者皮肤。术者未戴手套的手不能接触手套的外面，已戴手套的手不能接触未戴手套的手和非无菌物品。

（6）手术过程中，若发现无菌手套有破损或被污染则应立即更换。

五、铺无菌巾

1. 铺无菌巾法　依据手术部位的不同，铺无菌巾法而不同，具体操作见表5-2。

表5-2　铺无菌巾法

手术部位	铺巾方法	图示
开颅手术	（1）中单对折，加一块治疗巾，铺置于患者头枕部下 （2）切口周围铺4块治疗巾。切口上方铺中单一块，下面铺中单2～3块，并遮盖手术托盘 （3）铺大腹被1块，其孔对准手术切口，但须遮盖手术托盘 （4）治疗巾1块横折，用2把巾钳固定于托盘左右两侧做成收集袋或用专用无菌收集袋 （5）用三角针4号线将治疗巾交叉点处固定于头皮上 （6）手术切口周围粘贴切口保护贴膜	a b c

续　表

手术部位	铺巾方法	图示
耳、鼻、喉、眼部手术	(1) 两块治疗巾横折1/4，置于患者头枕部下，用上面一块包裹头部，以巾钳固定 (2) 于患者头面部左、右交叉各铺治疗巾1块 (3) 额部（齐眉处）铺治疗巾1块，盖住头以上部分，露出手术切口，于治疗巾交叉点处，用巾钳固定 (4) 面部左、右交叉各铺中单1块 (5) 额部横置中单1块，尾端于胸部交叉固定 (6) 耳、鼻、喉部手术，铺大腹被1块，其孔中心对准手术部位。眼科铺大孔巾1块	
颈部手术	(1) 治疗巾或大纱布2块卷成团状，塞于颈部两侧 (2) 治疗巾2块重叠压于头部托盘下，一块自然下垂，一块向上翻转并盖住托盘，治疗巾3块铺于手术切口左、右侧及下侧，并用4把巾钳固定 (3) 头部托盘、胸部、腹部各横铺中单1块 (4) 器械托盘横铺1块中单或单独套上双层台套后，再铺中单1块 (5) 沿切口铺大腹被以遮盖两托盘	 a b c

续 表

手术部位	铺巾方法	图示
乳房手术	（1）对折中单纵铺于患侧胸外侧及肩部以下，盖住手术台 （2）从内向外各横铺1块中单在手术台上 （3）用治疗巾将肘关节以下的手背包裹，用无菌绷带缠绕 （4）于手术切口四周铺治疗巾4块，用4把巾钳固定 （5）于头部、腹部、器械托盘上各横铺1块中单 （6）牵开腹被，患侧上肢从孔内穿出	 a b c
腹部手术	（1）消毒后器械护士传递第1块治疗巾，折边面向自己，手术者铺于切口对侧 （2）第2块治疗巾铺盖切口会阴侧 （3）第3块治疗巾铺盖切口头侧 （4）第4块治疗巾铺盖切口近侧 （5）头部、腹部、器械托盘上各横铺1块中单。器械托盘也可独立铺单，先套上无菌双层台套，再铺中单1块，手术野铺单完成后，将器械托盘移至手术台适当处 （6）对准手术切口铺腹被 （提示：肋缘下斜切口时可先在手术侧肋缘下铺1块对折中单）	 a b

手术部位	铺巾方法	图示
		 c d e
上肢手术	（1）上肢抬高消毒后，自腋窝向下纵铺一对折中单于上肢手术台上 （2）再从内向外横铺 1 块中单 （3）四折治疗巾环绕充气止血带，并用巾钳固定 （4）切口以下用治疗巾包裹后用无菌绷带缠绕 （5）在患肢根部上、下交叉各铺盖中单 1 块 （6）胸、腹部各横铺中单 1 块	 a b

续　表

手术部位	铺巾方法	图示
下肢手术	(1) 抬高消毒好的下肢，于会阴部塞1块团状治疗巾，自臀部向下横铺2～3块中单盖住手术台及对侧下肢 (2) 四折治疗巾环绕充气止血带上方，用巾钳固定，再用双折中单或无菌台套纵向包裹切口以下肢体，并用无菌绷带缠绕 (3) 股部至腹部以上横铺大单1块 (4) 牵开大腹被，患肢从孔中穿出（或铺一次性U形单）	
下肢牵引复位手术	(1) 消毒后，中单对折铺于患侧下肢下方的牵引床钢架上，使其保持无菌 (2) 中单对折铺于患侧臀部下方 (3) 股骨颈上段骨折者，应铺4块治疗巾；股骨中下段骨折者，应用治疗巾1块围于股根部 (4) 对折1块中单包裹小腿，用无菌绷带缠好 (5) 1块中单展开并斜铺于股根部，遮盖会阴部及切口上方近侧 (6) 1块中单展开并横铺于下腹部（或切口上方近侧） (7) 1块中单展开，穿过患侧下肢下方，遮盖对侧下肢及患侧下肢下方的牵引床钢架 (8) 用切口保护贴膜2～3块粘贴于暴露的手术区皮肤上 (9) 在切口处铺大腹被，覆盖于患侧下肢上	 a b

手术部位	铺巾方法	图示
体外循环	（1）治疗巾或大纱布2块卷成团状，塞于颈部两侧 （2）在身体左、右腋中线下各塞1块对折中单 （3）手术切口周围铺4块治疗巾 （4）于患者头端、腹部、器械托盘上各横铺1块中单 （5）贴切口保护贴膜，固定切口巾 （6）沿切口铺大胸被以遮盖托盘	 a b
俯卧位、侧卧位手术	（1）在左、右腋中线下各塞1块对折中单 （2）铺4块治疗巾 （3）于头端交叉铺2块中单，盖住头架及支手架 （4）于腹部、托盘上各铺1块中单，贴切口保护贴膜，并固定治疗巾 （5）对准手术切口铺大腹被	 a b c

续　表

手术部位	铺巾方法	图示
		d
食管中段癌根治手术	（1）2 块治疗巾做成团状塞于颈部左、右两侧 （2）左、右侧胸、腹各铺 1 块对折中单 （3）治疗巾 9 块铺于颈部、胸部、腹部切口周围 （4）颈部、胸部、腹部各切口间，头部、下肢各横铺中单 1 块，并遮盖器械托盘 （5）对准胸、腹部切口铺大胸被，并贴手术切口薄膜	a b
膀胱截石位手术	（1）对折中单 1 块，加 1 块治疗巾置于患者臀部下方 （2）治疗巾 4 块铺于下腹部手术切口周围，3 块铺于会阴部（耻骨上与会阴两切口之间共用 1 块四折治疗巾），巾钳 6 把固定切口巾 （3）患者左、右股部各铺对折中单 1 块 （4）2 块中单分别从左、右股根部向下纵向铺于患者股部 （5）股根部加铺中单 1 块	

手术部位	铺巾方法	图示
	(6) 腹部切口及托盘上方各横铺中单1块。器械托盘也可独立铺单：先套上无菌双层枕套，再铺中单1块，手术野铺单完成后，将器械托盘移至手术台适当处 (7) 对准下腹部切口铺大腹被，上端向头侧展开，下端向下展开至股根部	
坐位手术	(1) 中单1块对折加治疗巾1块置于患侧肩部与病床之间，使其自然下垂，遮盖于手术床上 (2) 治疗巾4块，盖住切口四周 (3) 中单1块对折并盖住托盘 (4) 其他同开颅手术铺巾法	 a b
跪位手术	(1) C臂两侧各铺对折中单1块，巾钳固定 (2) 中单2块对折铺于患者身体两侧 (3) 治疗巾4块，盖住切口四周 (4) 1块中单展开横铺于患者头侧 (5) 对准切口铺大腹被（下缘2/3折叠搭在大器械台上，防止器械滑落）	 a b

续　表

手术部位	铺巾方法	图示
折刀位手术	（1）铺单前于臀部两侧分别用宽胶布拉开肛周切口，固定于双侧床边，并用切口保护贴膜贴于胶布上防止消毒液浸湿胶布以灼伤皮肤 （2）中单2块对折铺于患者肛周切口两侧 （3）治疗巾2块对折铺于切口上、下侧，巾钳固定 （4）对准切口铺大腹被 （5）术中如若转换平卧位铺单法同腹部手术	 a b

2. 注意事项

（1）铺无菌布单时，距离切口 2~3cm 处落下，悬垂至手术床缘下 30cm 以上，应保证切口周围至少四层。

（2）根据手术的需要选择不同的布单。因一般铺巾为普通织物，有透水性且易通过细菌，使手术切口未能与周围皮肤严密分离，故在临床上可用无菌切口保护贴膜粘贴于手术区或选择防水的巾单。

（3）无菌巾一旦铺下，不要移动。必须移动时，只能由切口区内向切口区外移动，不得由外向内移动。

（4）铺单时，双手只接触手术单的边角部，应避免接触手术切口周围的无菌手术单部分。

（5）铺中单、腹被、胸被时，要手握单角向内翻卷并遮住手背，以防手碰到周围非无菌物品（如麻醉架、输液管等）而被污染。

六、手术部位皮肤消毒

1. 手术野皮肤消毒范围　依据不同的术式，皮肤消毒的各异，手术野皮肤消毒范围见表5-3。

表 5-3　手术野皮肤消毒范围

手术部位		消毒范围	图示
头部		头部及前额	
口、颊面部		面、唇及颈部	
耳部		患侧头、面颊及颈部	
颈部	颈前部	上至下唇，下至乳头，两侧至斜方肌前缘	
	颈椎	上至颅顶，下至两腋窝连线。若取髂骨，上至颅顶，下至股上 1/3，两侧至腋中线	
锁骨部		上至颈部上缘，下至上臂上 1/3 处和乳头上缘，两侧过腋中线	
胸部	侧卧位	前后过中线，上至锁骨及上臂上 1/3，下过肋缘	
	仰卧位	前后过腋中线，上至锁骨及上臂，下过脐平行线	

续 表

手术部位		消毒范围	图示
乳腺		前至对侧锁骨中线，后至腋后线，上过锁骨及上臂，下过脐平行线	
腹部	上腹部	上至乳头，下至耻骨联合，两侧至腋中线	
	下腹部	上至剑突，下至股上 1/3，两侧至腋中线	
腹股沟区及阴囊部		上至脐平行线，下至股上 1/3，两侧至腋中线	

手术部位	消毒范围	图示
胸椎	上至肩部，下至髂嵴连线，两侧至腋中线	
腰椎	上至两侧腋窝连线，下过臀部，两侧至腋中线	
肾	前后过腋中线，上至腋窝，下至腹股沟	
会阴部	耻骨联合、肛门周围、臀部、股上 1/3 内侧	
髋关节	前后过正中线，上至剑突，下过膝关节，周围消毒	

续　表

手术部位	消毒范围	图示
四肢	周围消毒，上、下各超过一个关节	a b

2．注意事项

（1）充分暴露消毒区。尽量将患者衣裤脱去，以免影响消毒效果。

（2）使用碘酊消毒，待碘酊干后方可脱碘，否则可能会影响杀菌效果。

（3）消毒顺序以切口为中心，由内向外、从上到下。若为感染伤口或肛门区消毒，则应由外向内。已接触边缘的消毒纱球，不得返回中央涂擦。

（4）消毒范围以切口为中心向外20cm。

（5）使用消毒液擦拭皮肤时，须稍用力涂擦。

（6）消毒液不可过多，以免消毒时药液流向患者其他部位造成皮肤、黏膜烧伤。

（7）皮肤消毒时应至少使用2把消毒钳，消毒钳使用后不可放回无菌器械台。

（8）在消毒过程中，消毒者双手不可接触手术区和其他物品。

（9）若消毒过程中床单明显浸湿，则应更换或加铺一层干的布单后再铺无菌巾，以免造成手术中皮肤损伤。

（10）应注意脐部、腋下、会阴等皮肤皱褶处的消毒。

七、手术体位安置

1. 手术体位的安置原则

（1）使患者安全舒适：骨隆突处衬软垫，以防压疮。在摩擦较大的部位衬以海绵垫、油纱或防压疮垫，以减小剪切力。

（2）充分暴露手术野：手术体位安置后，约束牢固，防止术中移位而影响手术。良好的手术体位不仅要充分暴露手术野，而且还须方便手术操作，避免损伤和缩短手术时间。

（3）不影响患者呼吸：俯卧位时应在胸、腹部下放置枕垫，枕垫间需留一定空间，使呼吸运动不受限，确保呼吸道畅通。

（4）不影响患者血液循环：患者处于侧卧或俯卧时，可导致回心血量下降，因此，安置手术体位时应保持静脉血液回流良好，避免外周血管和血液回流受阻。同时肢体固定时要加衬垫，不可过紧。

（5）不压迫患者外周神经：上肢外展不得超过 90°，以免损伤臂丛神经。保护下肢腓总神经，防止受压。俯卧位时小腿应垫高，使足尖自然下垂。

（6）不过度牵拉患者肌肉骨骼：保持患者功能位。麻醉后患者肌肉缺乏反射性保护，若长时间颈伸仰卧位或颈部过度后仰，可能会导致颈部疼痛。不可过度牵引四肢，以防脱位或骨折。

（7）防止发生体位性并发症：安置体位时，应告知麻醉医师做好相应准备。移位时应动作轻缓，用力协调一致，防止直立性低血压或血压骤然升高、颈椎脱位等严重意外的发生。

2. 常见的手术体位垫及其规格　常见体位垫可分为软垫或海绵垫、沙袋（硅胶颗粒、糠壳袋等）、各种约束带等，根据不同手术、患者年龄、身体状况等可选择不同的体位垫。

（1）体位垫规格

翻身枕（体位垫）：长 56cm，宽 36cm，厚 10cm。

大软枕：长 56cm，宽 36cm，厚 6cm。

中软枕：长 48cm，宽 12cm，厚 6cm。

小软枕（甲状腺垫）：长 38cm，宽 12cm，厚 5cm。

头圈：外直径 23cm，内直径 7cm。

脾垫：长 40cm，宽 24cm，厚 10cm。

（2）沙袋规格：沙袋基本有三种规格，见图 5-15、图 5-16、图 5-17（单位：cm）。

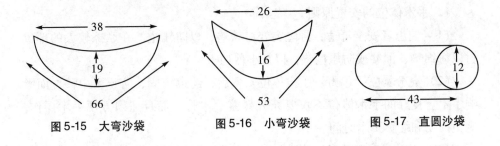

图 5-15 大弯沙袋   图 5-16 小弯沙袋   图 5-17 直圆沙袋

（3）约束带：约束带长 200cm，宽 7cm，尼龙搭扣长 30cm，宽 5cm。用棉布、尼龙搭扣缝制而成。

（4）凝胶垫、硅胶颗粒垫、成型体位垫。

3. 常见的手术体位安置方法 常见手术体位都是由标准手术体位演变而来，标准手术体位包括仰卧位、侧卧位、俯卧位。因此，在临床工作中，手术护士应熟练掌握标准体位安置方法及原理，并能灵活应用，以满足各种手术对体位的要求。下面将介绍几种常见手术体位的安置方法。

（1）仰卧位：标准仰卧位是患者仰卧于手术床上，调节手术床头板、背板、腿板，形如人体的自然生理弯曲，尽可能扩大患者与手术床的接触面积，上肢外展不得超过 90°，呈拥抱姿势。若上肢不需外展，则将其以中单包绕并固定于体侧，也可安装护手板，以利于保护上肢及各种管道。下肢约束带固定于患者膝关节上方 3~5cm，松紧度以能顺利通过成人手指为准。

1）颅脑手术：患者按仰卧位常规安置。施行麻醉后，安装神经外科头架，用消毒头钉或头托固定头部，托盘放于头端，若头部侧偏大于 45°，须在一侧肩部下方垫一个薄软垫。其他同标准仰卧位。

2）眼科手术：枕部垫一海绵或凝胶头圈。婴幼儿须在肩下垫一个宽约 6cm 软垫，颈下放软垫作适度支撑，不可悬空，使其头颈后仰，保持呼吸道通畅。其他同标准仰卧位。

3）乳突手术：枕部垫一海绵或凝胶头圈，头部转向一侧，患耳向上，肩胛部下方垫一小软垫，颈下放软垫作适度支撑，不可悬空。其他同标准仰卧位。

（2）颈部手术

1）枕部垫一个头圈，肩下垫一个软垫，软垫上缘与肩平齐。

2）颈下垫一个长圆形小软垫，以增加舒适度。

3）调节手术床：先将手术床背板抬高45°，再调节整个手术床使得头低足高，然后降腿板（15°~20°），最后将头板降低，使颈伸直，头后仰。

4）手术托盘置于头端，位于下颌上方约5cm。

5）皮肤消毒前，须用清洁治疗巾包裹头部或戴手术帽。

6）约束带固定于患者膝关节上3~5cm，松紧度以能顺利通过成人手指为准。

（3）胸部手术

1）纵劈胸骨行纵隔或心脏手术：背部纵向垫一个小软垫，两侧腰部分别垫一小弯沙袋，以稳妥固定体位，双手臂置于身旁或外展置于搁手板上。

2）前外侧切口行二尖瓣交界手术或心包手术：左背部垫一小软垫，左侧肘部屈曲，手臂上举，用腕带固定于头架上，右手置于身旁或外展于搁手板上。

3）乳房手术：患侧肩部下方垫一个中长软垫，患侧床旁置一个手部手术桌，其上可置一个软枕，上臂外展置于软垫上，健侧上肢置于体侧。

（4）腹部手术

1）一般腹部手术：患者仰卧，手臂自然置于体侧并安装护手板，或按需要外展固定于搁手板上，双膝下垫一个小软垫或调节手术床各部位的角度，要求与人体自然生理弯曲一致。

2）肝癌切除、分流术：可于右背部肋下相应区域垫一个小软垫，使患侧抬高约15°，缝合腹膜前取出软垫。脾切除术、脾肾静脉分流术，可于左背部肋下相应区域垫一个沙袋，其他同标准仰卧位。

（5）四肢手术

1）上肢手术：患者仰卧位，健侧上肢置于体侧并用护手板保护，约束带固定下肢。患肢外展置于手外科手术台上。

2）下肢牵引复位手术：在健侧上肢建立静脉通道。

体位备物：进口手术床，牵引床架，进口头架，腕带，搁手板，一只厚棉袜。

步骤：患者仰卧于手术床上，患侧足穿厚棉袜，待麻醉后卸下手术床腿板，安装好牵引床架，患者下移，用清洁的棉垫或专用凝胶垫环绕包裹会阴部圆形挡柱，防止会阴部压伤，并妥善固定好尿管，将患侧足固定于牵引床鞋套内。健侧手外展，患侧手内屈并固定于头架腕带上。

（6）食管中上段癌手术：即左颈部、右胸部、腹部正中切口（俗称"麻花位"）。

在患者头端加放一托盘，静脉通道建立在右上肢，右上肢安放搁手板并抬高30°~45°，左上肢固定于体侧，护手板固定保护，头部垫一个头圈并偏向右侧，右背部垫一个软垫并抬高30°。

（7）膀胱截石位

1）患者仰卧，两腿分开，穿上腿套，臀部下移至手术床的腿板下折处，臀下垫一小弯沙袋或中号软垫抬高，以便显露手术部位。

2）两腿放置于托腿架上，重力支撑位于小腿腓肠肌，约束固定，防止压伤、拉伤腓总神经，或用专用支架搁置双足。两腿适度外展，两腿夹角小于100°，以防损伤内收肌。

3）安置搁物挡板，便于会阴部手术物品的放置。

4）将手术床调至头低足高位约15°。

5）托盘放于右小腿上方。

4. 常见的手术体位并发症及其预防

（1）常见体位并发症：体位并发症主要有压疮和意外伤害。

（2）预防：应做好"一评四防"。"一评"即术前认真检查评估患者皮肤、全身状况，"四防"即防坠床、防压疮、防意外烧伤、防结膜炎等。

1）手术前认真评估患者全身情况。手术中做到"四及时"，即仔细观察及时、预防处理及时、沟通汇报及时、书写和记录及时。

2）患者骨隆突处、摩擦较大的部位，可衬以棉垫、防压垫、压疮贴，减小剪切力，预防手术中压疮的形成，特别注意年老体弱、昏迷、营养不良、皮肤病等患者。

3）摆放各种体位前应通知麻醉医师，以保护患者头部及各种管道，如气管导管、输液管道等，防止管道脱落、颈椎脱位等意外发生。

4）体位安置完成后应再次确认床单是否平整、清洁、干燥，患者身体与床面是否呈点状接触，防止患者局部受压导致压疮的发生。

5）体位安置完成后应检查患者身体间、身体与手术床、身体与金属物品等是否接触，防止意外烧伤。

6）手术中应注意保持患者皮肤干燥，防止消毒液、渗液、冲洗液、汗液等浸湿床单，导致压疮及意外烧伤。

7）手术中头低位时，应采取垫高头部的方式，防止长时间头低位引起眼部疾病。

8）手术中更换各种手术体位时，应有防止身体下滑的措施，以避免剪切力增加、局部受压。

9）在手术允许的情况下，应每 2 小时适当调整体位，如左右倾斜手术床 5°～10°，稍微抬高或降低手术床背板，患者的头偏向另一侧等，以缩短局部组织的受压时间。

10）粘贴及揭除电极片、负极板，搬动患者时动作均应轻柔，勿拖拽患者，防止人为意外伤害发生。

11）手术结束后应检查、评估皮肤情况，若有异常，则应与病房护士在床旁仔细交接，使对患者的护理得到延续。

第六章　产房护理管理

产房是产科的技术要地，其管理水平直接关系到母婴生命的安危，关系到医疗机构的社会效益与经济效益。

第一节　产房管理制度

一、产房工作管理制度

1. 产房助产人员除具备护士任职水平和注册证明，需经过专门培训、考核，获得《母婴保健技术考核合格证书》，方能正式上岗。

2. 工作人员进入产房，应戴好帽子、口罩，更换产房衣裤、拖鞋，非本科室人员未经许可不得入内。

3. 产妇入产房需更换患者衣裤和鞋，产妇的衣物不得带入分娩室。

4. 凡患有或疑似传染病的产妇，应隔离待产，使用后的所有物品，严格按特殊消毒方法处理。

5. 做阴道检查时，洗手消毒戴消毒手套后，方可进行操作。

6. 接生等所用器械，遵循先冲洗、酶洗，水溶性润滑剂保养后消毒灭菌处理程序。

7. 产妇出产房后，用500mg/L含氯消毒液擦洗产床，更换橡皮布。

8. 无菌物品、一次性医疗用品分别专柜放置，按灭菌日期顺序排列。无菌包清洁、干燥、无破损，标记明显，无过期包。

9. 外用药、消毒剂等各类药品标签清晰、专柜放置、专人保管、无过期变质。

10. 地面、台面消毒每日2次，保持清洁；紫外线空气消毒每日2次。总清洁消毒每周1次（包括地面、墙面、物体表面及空气）。

11. 紫外线灯处定期清洁，每周1次，无尘埃，定期检测强度。

12. 每个月进行空气、无菌物品细菌学监测及工作人员采样，合格率达100%。

二、产房参观、进出管理制度

1. 参观制度

（1）参观者须经科主任或产房护士长许可，院外人员须得到医务科批准后，方可进入。

（2）入室须穿隔离衣、换鞋，戴帽、口罩。

（3）在观看中，不要高声喧哗，不要任意行动，听从陪同人员指导。

（4）参观完毕，请将隔离衣、口罩、帽、鞋放入指定地点。

（5）一次参观人员不超过4人。

2. 进出产房管理制度

（1）非本科人员不得入内，工作需要进入时，须穿隔离衣。

（2）本科工作人员进入产房，须更换衣裤、鞋，戴帽子。

（3）推送产妇时，换穿白大衣，更换外出鞋。

（4）清洁鞋、外出鞋分别放置，不得混放。

（5）产妇必须更换拖鞋，穿好患者衣裤，才可进入待产室或临产室。

三、交、接班制度

1. 产房值班人员必须坚守岗位，保证各项工作准确及时的实施。

2. 各班必须按规定时间交接班，接班者必须提前15分钟到岗。

3. 交接内容

（1）必交的物品：毒麻、抢救药品、器械及所有用物。

（2）床头交接产妇及新生儿情况，接班者必须要听胎心，复查产程进度情况，测血压及交接患者的所有用物，接班者必须做好接班记录。做到交的清楚，接的明白，交接不清不能离开岗位。

（3）将产妇及新生儿送到病房与当班护士病情交接并有记录。

（4）接班时发现问题由交班者负责，接班后发现问题由接班者负责。

（5）交班者应完成各项工作任务，处理好用过的各种物品，特殊情况必须详细交待，为下一班备好各种需要物品。

四、医疗护理文件管理制度

1. 医疗护理文件应由护士长根据标准要求进行检查和管理，护士长不在时由副护士长或值班护士行此职责。各级护理人员均按管理要求执行。

2. 患者住院的医疗护理文件，按病房要求定点存放。病历中各种表格均按顺序整齐排列，不得撕毁、拆散、涂改或丢失，用后必须归还原处。

3．患者不得自行携带病历外出（出科室或院外），外出会诊或转院时，只能携带病历摘要。

4．患者出院或死亡时，病历按规定顺序排列整齐，送病案室保管。

5．病房护士交接班报告本须按要求书写。全部用完后仍须妥善保存一年，以备查资料。

6．医嘱本必须按规定书写，保存期不少于一年。

五、护理文书质量监控制度

1．护理人员要严格执行《护理文书书写评价标准》。

2．各种记录规格项目符合护理文书书写检查内容及评价标准。

3．记录内容真实、准确、及时、客观、项目齐全、字迹工整、清晰、无错别字；格式正确，无漏项。

4．书写要实事求是，对患者负责，能提供必要的法律依据。

5．检查方法

（1）护理部组织科护士长，分别对各护理单位进行质控检查。

（2）每月抽项查，每季度全面查，并有记录、评价、分析和反馈措施。

（3）每季度全面检查时，每病区抽取5份病历查体温单、医嘱单、护理记录单，提问在班护士有关基本知识。

（4）检查中发现的问题当场反馈给科室，科室做好记录并提出改进措施上报护理部。

（5）护理文书书写合格率≥95%。

六、住院病历管理制度

1．住院病历应由护士长根据标准进行管理，护士长不在时由值班护士负责，各级护理人员均按管理要求执行。

2．患者住院期间的病历，在病房加锁保管、严格交接，凡借阅病历者一律签字。

3．病历中各种表格均按顺序整齐排列，不得撕毁、拆散、涂改或丢失，用后必须归还原处。

4．病历一般不允许出病房，手术、特殊检查患者的病历由陪送人员分别带入相关科室。

5．需要复印病历者，必须按院规定办理有关手续后复印。

6．患者出院或死亡后，病历按出院要求顺序排列整齐，送病案室保管。

七、产房用药后观察制度

1. 严格执行查对制度，做到"三查八对""一注意"，严密注意用药后反应。

2. 备药前应检查药品质量，如安瓿、针剂有无裂痕和超过有效期。

3. 药品备好后必须经他人核对无误后方可使用。

4. 易致过敏药物，给药前应询问有无过敏史。过敏试验阴性者，第一次用药时需再次观察局部以及全身有无异常。

5. 使用毒、麻、剧、限药物时，要经两人核对。

6. 为保持药物良好效用，溶解后不得放置时间过久。一次用多种药物时，注意有无配伍禁忌。

7. 注射、输液或发口服药时，如患者提出疑问，应及时查清，确认无误，向患者解释后方可执行。

8. 静滴缩宫素者，首先建立静脉通道，遵医嘱调好滴速后再加入药物，开始滴数为 8 滴/分，如未达到理想宫缩，则每 15~20 分钟逐渐开始增加滴速，每分钟 8~10 滴，最大滴速不超过 45~60 滴/分，达有效宫缩时作 OCT 试验，避免强直宫缩。足月活胎引产，用量最大浓度不超过 2%，并注意有专人守护，严密观察胎儿及宫缩情况。

9. 静滴硫酸镁时，注意患者的膝腱反射，预防中毒，遇中毒反应时立即应用钙剂。

10. 抢救患者时，严格配伍禁忌及用药后反应，保留用过抢救药的空安瓿，经两人核对后再弃去。

八、高危妊娠管理制度

1. 进入产房的高危妊娠产妇，应有专人护理，严密观察产程及各项生命体征。

2. 随时备好一切抢救物品及药品，如氯丙嗪、异丙肾上腺素、哌替啶、开口器、压舌板等。

3. 备好床挡，防止产妇坠床。

4. 宫口开全后的产妇应有专人守护，不得离开。

第二节　工作人员岗位职责

一、产房助产士岗位职责

1. 在护士长的领导和医师的指导下进行工作。

2. 负责正常产妇的接产，协助医师进行难产的接产，做好接产准备，注意产程进展和变化，遇产妇发生并发症或新生儿窒息时，立即采取紧急措施，并报告医师。

3. 严格执行技术操作规程，做好"三查八对"，严防差错事故。

4. 经常保持产房的整洁，定期进行消毒。

5. 做好计划生育、围生期保健和妇婴卫生宣传教育工作，并进行技术指导。

6. 负责管理产房的药品、器材及敷料，用后及时补充并保养。

7. 根据需要，外出接产和产后随访。

8. 指导进修、实习人员。

二、待产室助产士（师）岗位职责

1. 严格交接班，做好物品交接，清洁、消毒登记。

2. 严密观察产妇的产程进展，并做好记录。

3. 严格执行无菌技术操作规程，预防产妇感染。

4. 做好入室宣教，依据产程情况及时监测胎心并做好记录，遇异常情况及时报告医师。

5. 遵医嘱及时、准确执行各项操作。

6. 产妇宫口开全及时送到产房。

7. 指导实习、进修人员的产程观察。

三、产房助产士（师）岗位职责

1. 认真交接班，负责产房的物品交接、清洁、消毒、登记实施。

2. 检查无菌物品的消毒日期，保证无菌橱内无过期物品，包裹符合要求。

3. 负责正常产妇接生，并在30分钟内进行母子早接触及早吸吮。协助医师进行难产的接产工作，做好接产准备，注意产程进展和变化，遇产妇发生难产和新生儿窒息时，应立即采取紧急措施并报告医师。

4. 严格无菌操作规程，注意保护好会阴及妇婴安全，严防差错事故的发生。

5. 负责产妇及新生儿运回病房。

6. 保持产房的清洁、卫生。

7. 负责手术新生儿接产，并做好各项登记。

8. 指导实习、进修人员的接产工作。

四、夜班助产士岗位职责

1. 认真交接班、清点物品。

2. 严密观察产程进度，并及时记录。

3. 负责正常产妇接产，协助医师进行难产的接产。做好接产准备，注意产程进展和变化，遇产妇发生并发症和新生儿窒息时，应立即采取紧急措施并报告医师。

4. 了解分娩前后的情况，严格执行技术操作常规，严防差错事故。做好母子早接触及早吸吮的宣教。

5. 保持产房的整洁、卫生。做好消毒隔离工作。

五、分娩室（待产室）护理人员岗位职责

1. 在护士长领导和医师指导下进行工作。

2. 床边交接待产室的产妇。接班后，立即听胎心音、阴道检查，并做好记录，负责待产妇的产程观察及护理。

3. 接待新入院的产妇，临产者做好常规准备。进行常规查体及产科检查，如有异常，立即通知主管医师。

4. 处理并执行待产室的医嘱及各种治疗。将进入第二产程的产妇送入分娩室，并向值班人员交班。

5. 严格执行各项规章制度和技术操作常规，对高危妊娠的产妇严密观察产程变化，并详细记录，密切配合医师进行工作。

6. 保持待产室整洁，并做好隔离消毒，防止交叉感染。

7. 下班前向产房值班人员交接待产妇，并详细做好记录。

第三节 消毒隔离制度

一、产房消毒隔离制度

1. 凡进入产房的工作人员必须更换产房的衣裤、帽、口罩、鞋，帽子必

须盖住头发，方准入内。

2. 除参加接产的有关人员外，其他人员不得入内。

3. 产房、洗手间、待产室物体表面与地面无明显污染时，采用湿式清洁；当有血迹、体液等污染时，物体表面用 500mg/L 含氯消毒剂擦拭，地面用 1000mg/L 含氯消毒剂擦拭，室内每日以三氧消毒机消毒 1 次，每次 1~2 小时。每月大搞卫生 1 次。

4. 产包及敷料送供应室高压蒸气灭菌（每包用 3M 胶带封口），有效期为 1 周，1 周未用者，重新消毒灭菌后再用。各种无菌盒、无菌罐等每周高压蒸气灭菌 2 次。

5. 用过的接生器械，遵循先冲洗、酶洗，水溶性润滑剂保养后灭菌处理。

6. 每月做空气微生物监测 1 次，空气中细菌菌落总数 ≤4cfu（15 分钟，直径 9cm 平皿）。

二、隔离产房消毒制度

1. 隔离产房的用品单独使用。接生用品尽量用一次性的，分娩后严格进行消毒、灭菌。

2. 空气　一般情况每天通风 30 分钟，每日紫外线照射 2 次，每次 1 小时。

3. 器械　先冲洗、酶洗，水溶性润滑剂保养后灭菌处理。

4. 产床　每天用 2000mg/L 含氯消毒剂擦拭 2 次，橡胶中单一人一用一换一消毒，用后用 2000mg/L 含氯消毒剂浸泡 30 分钟后用清水洗净晾干备用。拖鞋一人一用一换一消毒，用后用 2000mg/L 含氯消毒剂浸泡 30 分钟后用清水洗净晾干备用。

5. 桌面、地面、窗台、墙壁应湿式清洁，用 2000mg/L 含氯消毒剂擦拭，一桌一布一巾，分区使用，用 2000mg/L 含氯消毒剂浸泡 30~60 分钟后用清水洗净晾干备用，每日 2 次。当有血迹、粪便、体液等污染时应及时用 2000g/L 含氯消毒剂浸泡 30~60 分钟，再拖擦晾干，拖洗工具用后应先消毒、洗净，再晾干。

6. 床单位消毒包括床体、床垫、枕心、毛毯、棉被，床单用紫外线灯照射，消毒有效区 1.5~2.0m。

7. 垃圾处理　生活垃圾和医疗垃圾分开放置，生活垃圾放黑色垃圾袋中，统一处理，医疗垃圾装入双层黄塑料袋密闭送焚烧炉焚烧。最后终末消毒。

三、接生用品的灭菌和消毒制度

1. 凡接触过病原微生物的各类医疗器械，先用酶洗涤剂溶液浸泡擦洗，去除物品上油污、血垢等污染，再用流水冲净。

2. 产妇用过的各种污染敷料等物品要分别放入污物桶的袋子内，不可随地乱抛，每日上、下午清理送焚烧炉焚烧。污物桶每日清理干净后用500mg/L含氯消毒剂消毒洗刷干净。

3. 产床用500mg/L含氯消毒剂于产后擦拭刷洗。铺好中单备用，橡胶中单一人一用一消毒，用1000mg/L含氯消毒剂浸泡30分钟，再冲洗干净晾干备用。

4. 隔离产妇污染物品用2000mg/L含氯消毒液泡30分钟，再冲洗干净，晾干备用。

5. 洗手刷清洗干净，晾干后放入启闭带筛孔容器内，进行压力蒸气灭菌。

6. 扎新生儿脐带用的气门芯，必须进行压力蒸气灭菌。

7. 严格执行消毒隔离制度。

四、产房清洁卫生制度

清洁卫生是消毒隔离的前提，是预防院内感染的有效措施，做好清洁卫生工作，为患者提供良好的、安全的就医环境。

1. 各种工作人员在岗时按规定着装，衣帽整洁。进行各项操作与接触患者前后要洗手。接触污染物时戴手套，摘手套后要洗手，掌握六步洗手法，不配戴戒指、手链、手镯等饰物。

2. 使用空调的季节，每日开窗通风2次，每次30分钟。春秋季节视气候状况增加开窗次数与延长通风时间。

3. 指导与检查卫生工人工作。地面湿式清洁，拖把头分区或分室更换使用。每日病室擦拭4次，走廊擦拭4次，厕所打扫4次，垃圾篓清理2次。随时保持清洁。卫生工（用）具用后按规定（消毒）清洁备用。

4. 待产室内的用品表面只进行日常的清洁卫生工作，床头、床栏、床头桌、凳子、窗台用湿抹布每天擦拭2次。平车每用1次擦拭1次。病历夹、门把手、水龙头、门窗、洗手池、卫生间、便池等物体表面，每天用清水擦拭、刷洗处理，随时保持清洁。卫生工（用）具用后按规定（消毒）清洁备用。

5．督促与协助患者做好个人卫生处置。对术前患者做好术野部位、皮肤的清洁卫生。新生儿出生后立即擦油洗澡 1 次。

6．治疗室、待产室、分娩室、护士站、处置室内各种物体表面保持清洁（桌面、推车、桶、盘、各种灯具、橱内、抽屉内、备用药品盒、各种容器内外面、地面、墙面、窗台等）。每日各擦拭 1~2 次。

7．外出时更衣、换鞋。

8．血压计袖带、引流瓶内外、各种检查治疗仪器的表面、防尘罩、各种装置的表面等保持清洁。

9．空调装置、消毒机的内外面无沉积灰尘。每周擦拭 1 次。

10．无菌包布、重复使用的手术衣、敷料一用一洗一灭菌，储槽、无菌容器内外清洁无污渍、无渣屑。器械加酶清洗去污彻底、光洁，隐血试验（-）。清洗器械时做好个人防护。

11．更换的拖鞋在消毒的基础上做到清洁干燥备用。

12．有固定的卫生清扫日，定于每周五彻底大清扫 1 次。

13．产妇用品一用一换，包括枕套、床单、被罩、棉被。每天早晨擦拭床体、护栏、摇把、床头桌，清水擦拭，当明显污染时用 500mg/L 含氯消毒剂擦拭消毒。橡胶中单油布一人一用一消毒，有普通产妇血迹污染，先用 1000mg/L 含氯消毒剂浸泡 30 分钟，再冲洗干净晾干备用。隔离产妇污染后用 2000mg/L 含氯消毒剂浸泡 30 分钟，再冲洗干净，晾干备用。

第四节　感染管理制度

一、产房预防和控制医院感染管理制度

1．医院感染管理小组，负责本科室有关医院感染管理的各项具体工作。

2．严格执行《医院感染管理规范》《消毒技术规范》及卫生部各项法规文件。

3．严格技术操作规程，执行标准预防。

4．严格执行对医疗器械、器具的消毒工作技术规范，达到以下要求：

（1）进入人体无菌组织、器官的医疗器械、器具和物品必须达到灭菌水平。

（2）接触皮肤、黏膜的医疗器械、器具和物品必须达到消毒水平。

（3）各种用于注射、穿刺、采血等有创操作的医疗器具必须一用一

灭菌。

（4）其他有可能导致感染的医疗器械、器具必须达到灭菌或者消毒水平。

5. 选择消毒、灭菌方法的原则

（1）根据物品污染后的危害程度选择消毒、灭菌的方法。

（2）根据物品上污染微生物的种类、数量和危害性选择消毒、灭菌的方法。

（3）根据消毒物品的性质选择消毒方法。

6. 室内空气的消毒　各病区、各种诊疗环境的空气，根据要求分别采取通风、紫外线照射、循环风紫外线消毒、空气洁净屏、化学消毒剂气溶胶喷雾等措施达到各类环境卫生学标准。

7. 物体和环境表面的消毒　湿式清扫，针对不同的污染源进行消毒。

8. 一般诊疗用品的消毒，分别执行接触未破损皮肤、未破损黏膜、通过管道间接与浅表体腔黏膜接触的器具清洁与消毒方法，分枝杆菌、经血传播病原体污染器具的消毒灭菌方法。

9. 一次性用品的管理，包括物品的存放、使用、用后处置。

10. 医疗废物的管理，执行《医疗废物管理条例》《医疗卫生机构医疗废物管理办法》，分类放置，专人回收，全部焚烧，登记账册保存 3 年。

11. 按时进行各种监测，包括医院感染病例监测、消毒灭菌效果监测、环境卫生学监测。

12. 医院感染管理小组认真履行职责，做好本科室的自查、学习、总结、改进，按时完成医院感染管理手册记录。

二、待产室控制感染制度

1. 室内整洁，空气清新，室内定时通风换气。

2. 凡在产房工作的人员，接产和手术时必须严格遵守无菌技术操作规程。

3. 工作人员应换鞋穿专用工作服，戴口罩、帽子进入待产室。

4. 产妇在办入室手续时，更换产妇专用服、在产房门口换产妇专用鞋（一人一鞋）、入待产室。

5. 传染病产妇床头应有特殊标记、专用拖鞋、便盆、体温表等，入隔离待产室与隔离分娩室。

6. 地面应湿式清扫，拖布分区使用，分区放置，并有明显标记，用

1000mg/L 含氯消毒剂拖地 2 次/日，拖布用后用 500mg/L 含氯消毒剂浸泡 30~60 分钟后洗净晾干备用。当有血迹、粪便、体液等污染时应及时以含氯（1000mg/L）消毒剂作用 30 分钟后擦拖地面。拖洗工具用后应先消毒、洗净、再晾干。

7. 空气消毒前先通风，每日紫外线循环照射 2 次，每次 1 小时。

8. 产妇用过的各种污染敷料等物品要分别放入污物桶的袋子内，不可随地乱抛，每日上、下午清理送焚烧炉焚烧。污物桶每日清理干净后用 500mg/L 含氯消毒剂消毒洗刷干净。

9. 工作台面保持清洁，如有污染随时刷洗，如被血迹污染，先用 500mg/L 含氯消毒剂浸泡 30 分钟，再消毒刷洗。

10. 待产床用 500mg/L 含氯消毒剂擦拭刷洗，铺好中单备用。橡胶中单一人一用一消毒，用 1000mg/L 含氯消毒剂浸泡 30 分钟，再冲洗干净晾干备用。

11. 隔离产妇各物品污染后，用 2000mg/L 含氯消毒液浸泡 30 分钟，再冲洗，晾干备用。

第五节　安全管理制度

一、产房安全管理制度

1. 孕妇入院后，做好各项安全宣教工作，清洁地面后应有防止滑倒摔伤的醒目标识。

2. 产妇进入产程后，有专人护理，助产人员不得随意离开产妇，并嘱其卸去首饰交给家属保管。

3. 产程中需要用药，须严格执行"三查八对"制度。

4. 滴注缩宫素（引产剂量）有醒目标识，并有专人负责观察。

5. 孕妇分娩后换上干净衣裤用平车送入病房，并与病房护士进行床边交接。

6. 防止错抱新生儿　胎儿娩出后，接生人员即告诉产妇新生儿性别，并让产妇确认新生儿性别特征；接新生者核对母亲姓名、新生儿性别后，即时佩戴手圈（二次核对），并准确记录，同时在新生儿记录单上按上母亲右拇指印与新生儿右足印，做好原始记录。并将新生儿放在小床上，将床推至产妇身边 2 小时后母婴一同送入母婴同室。如遇 2 名以上孕妇同时分娩必须一人一接，分开护理。

7. 严格执行护理部制定的安全输血制度。

8. 严格执行查对制度。

9. 做好各种物品、设备的管理、保养工作，如平车、电气设备维修，氧气的安全管理等，确保有效、安全使用。

10. 认真执行交接班制度。

二、差错事故防范制度

产房属于特殊科室，责任重，风险大，因此应本着"以患者为中心，以质量为核心"的宗旨，严格岗位责任制，责任明确，奖罚分明，杜绝差错事故的发生。

1. 明确岗位责任制，制度明确，责任到人，奖罚分明，对因责任心不强而造成事故隐患者扣除当月责任人质检基金。

2. 每周组织质量检查，发现问题及时处理、及时纠正。

3. 每月进行月总结，总结经验，吸取教训。

4. 交接班责任分明，分工明确，团结协作。

附：处罚措施

1. 对私自换班者（特殊情况除外），要对双方进行罚款，还要在周会上点名批评，造成事故隐患者重罚。

2. 院内质量检查中，造成科室奖金被扣除者，由责任人承担金额的50%，以示处罚。

3. 对护理部组织的考试成绩高于95分者，每分奖5元，低于90分者每分罚10元，操作考试100分者奖20元，低于95分者每分罚10元。

第六节　新生儿管理制度

一、新生儿管理制度

1. 新生儿出生时，由产房医务人员立即给新生儿母亲确认，详细体检，建立新生儿病历，并在病历上留新生儿的足印，产妇的拇指印，佩戴手圈，安置婴儿小床，完善床头卡，待母亲出产房时，与病房护士交接，交给产妇家属。

2. 24 小时母婴同室期间，新生儿监护人应确保新生儿安全，不允许新生儿单独留室。

3．新生儿需要离开母亲时（如沐浴、体检、治疗、检查等），必须由专业人员出示"接新生儿证"才可让其推走，全科人员应严格执行产科特定的"接新生证"接送新生儿，并与其监护人同时监督执行。

4．每间病房均以书面形式给予安全告示，每个新生儿车上均设计了专项告示卡，新生儿监护人应掌握其内容，并严格遵循，不允许任何人违反接送流程推走新生儿。

5．各班护士必须严格床边交接新生儿，填写新生儿交接班本，值班人员严格 24 小时查房巡视，以确保新生儿安全。

6．夜班护士检查安全通道，晚上 8 点必须上锁。晚上 10 点医护共同查房，清理陪伴，关闭产科大门并上锁，次晨 6 点打开大门。

7．每周一下午由资深护士进行专项健康宣教，内容包括工休会相关内容、婴儿安全制度、陪伴探视制度等。

8．医院保卫部门应开放产科门口的监视器探头，保卫人员应加强对产科的巡视，对产科可疑的大件行李，应严格开包检查，协助病区安全管理。

9．注意事项

（1）新生儿只能睡新生儿床。

（2）转运新生儿必须依靠新生儿车，不允许抱、搂等。

（3）新生儿必须侧卧，以防呛奶、误吸。

（4）交接班时必须观察新生儿面色，严格沐浴、注射管理制度，以防意外事件。

二、母乳喂养宣传制度

1．积极宣传母乳喂养的有关知识和政策，对全院职工进行母乳喂养知识培训。

2．建立宣教室，做好母乳喂养的宣传工作，把母乳喂养的好处告诉所有的孕妇及家属。

3．指导母亲正确喂奶姿势，进行正确的挤奶和保持泌乳。

4．帮助母亲在产后半小时内哺乳。

5．母乳是婴儿最佳食品，除有医学指征外，不给任何饮料和食品。

6．实行母婴同室，让母亲和新生儿一天 24 小时在一起。

7．鼓励按需哺乳，不受哺乳时间及次数限制。

8．不给母乳喂养的婴儿吸入人工奶头。

9. 建立母乳喂养的婴儿随访组织，随访时间为 4～6 个月，设立母乳喂养咨询门诊及热线电话，及时咨询指导。

10. 严格执行国际母乳代用品销售守则。

第七节　其他管理制度

一、胎盘管理制度

1. 胎盘娩出后立即采集血样，置于专用容器内，放入冰箱内冷冻。

2. 产妇病毒化验异常者，按院内感染规定，送焚烧，并不允许患者选择胎盘自理。

3. 护士长每日核对分娩数与胎盘数目，防止胎盘外流。

4. 如选择胎盘自理者，则嘱咐其分娩之日带一清洁容器妥善保存，并告之不得外流。

二、一类疫苗管理制度

1. 遵守《疫苗流通和预防接种管理条例》，接受疾病控制中心及卫生局监察。

2. 产科护士长根据每个月分娩数，到药库领取乙肝疫苗和卡介苗，并置于疫苗专用冰箱，保持 $2～8℃$ 的冷链状态，并有疫苗记录。

3. 不向其他单位或个人分发、买卖第一类疫苗。

4. 冰箱内外分别设有温度计，以监测温度状况，设有专人管理登记。遇有停电等突发事件，及时处理，保持冷链状态，保证疫苗质量。

5. 有经专业培训并考核合格的护士负责对符合接种条件的婴儿实施预防接种，并依照卫生主管部门的规定填写并保存记录。

6. 根据疫苗的接种情况，每个月有专人负责做报表上报区疾病控制中心。

7. 建立产房预防接种异常反应登记本，及时处理，反馈区疾病控制中心。

三、《出生医学证明》管理制度

1. 每年由产房护士长根据上年度出生婴儿总数，估计本年度《出生医学证明》认购证，向妇幼保健院请领。

2. 出生证由产房护士长领取、签收并保管。

3. 产科设专人负责，责任人根据分娩数及发放数及时向产房护士长领取并签收，并负责计算机输入及打印《出生医学证明》，产房护士长保管出生医学证明专用章。

4. 产房护士长及责任人不定期核对（每月初），做到出生数与发放数相符。

5. 遵守《母婴保健法》相关证件管理条例，不出具虚假医学证明，不以权谋私。

6. 严格章、证管理，不使证件流失，不违规收费。

四、《出生医学证明》发放程序

1. 产妇入院分娩后，告知产妇及时上交身份证复印件，填上新生儿姓名，必须认真填写，由此造成的法律纠纷，后果自负。

2. 产妇出院前，由责任人完成所有流程（包括确认、打印、登记、保管）。

3. 产妇出院结账后，一律凭账单领取《出生医学证明》及封套，并签收。

4. 对于出院时仍未起好婴儿姓名的一律暂不发给《出生医学证明》，以免引起不必要的麻烦。

5. 因故未交身份证复印件未开具出生医学证明，按相关规定进行补开。

6. 颁发的《出生医学证明》是法律所需的有效凭证，家属应妥善保管。

五、章证管理制度

1. 章、证专人、专柜、专锁管理，不使证件流失，不乱收费。

2. 严格清点制度，每个月核对接生登记本，出生数与发放数相符。

3. 加强管理，控制流失，作废的原件编号有登记，统一交购证部门换购新证。

4. 妥善保管，因意外导致潮湿、破损或丢失的，及时将数量和编号报市妇幼保健院。

六、药品管理制度

1. 备用药品有专人负责，做到账、药相符，无过期药、失效药。

2. 药物均有基数，定点定位，标记明确清晰，定期检查，保证供应。

3. 药品应分类管理，内服药、外用药、消毒剂分开放置，标识清晰明确，严禁混放。

4．麻醉药严格执行"五定"　定量供应、定点放置、定人保管、定时核对、定册登记，并做到专柜存放，双锁管理，凭医师专用处方用药，用后登记，班班清点，账药相符。

七、隔离产房的处理制度

1．妊娠合并传染性疾病，特殊感染的产妇，必须在隔离产房内接生，防止交叉感染。

2．待产期间用过的物品单独包装，再交洗衣房消毒洗涤。

3．分娩时所用敷料全部为一次性，使用后焚烧炉焚烧。

4．分娩所用过的器械先冲洗、酶洗，水溶性润滑剂保养后，再灭菌处理。

5．产床、地面等用2000mg/L含氯消毒液擦拭消毒。每日用紫外线循环风照射1小时，每月做空气细菌培养1次。

第七章 传染科护理管理

第一节 布局与管理

传染科的设置要相对独立，内部结构做到布局合理，分区清楚（污染区、半污染区和清洁区），便于患者就诊，并符合医院感染预防与控制的要求。

1. 感染性疾病科门诊应与普通门诊分开，并应附设挂号收费处、小药房、治疗室、化验室、观察室等，传染性疾病患者就诊有流程规定并公示，以便和普通门诊患者分开。

2. 一般根据各地区、季节、多发病及流行情况的需要，分设不同诊室，如发热门诊、肠道传染病门诊、呼吸道传染病门诊、血液传染病门诊和接触传染病门诊。可设立机动诊室，用后及时消毒处理，以备再用。做到专人管理、专人负责，各诊室环境每日消毒，诊疗器械随时消毒。

3. 为防止疾病传播，传染科应设在远离食堂、水源处。相邻病区楼房间隔一般为30m，侧面防护距离应为10m，防止空气对流传播。病区内应划分为清洁区、半清洁区及污染区，并有醒目的分区标识及各种隔离标识。有单独的门户出入（至少有2～3个出入口，以便工作人员及患者分口进出），并有必要的卫生消毒设备，科内的一切器具及患者的排泄物要经过严格消毒。

4. 病区内设单张观察床若干间，收治诊断未明确而须隔离观察或者有其他疾病及病情危急的抢救患者。一般病室以能放3～4张床为宜。严密隔离的病室通常以1～2张床为妥，应设置淋浴间及卫生间，并设有传递饮食及污物的夹层玻璃窗。患者厕所及浴室应按病种区分专用。病区配有重症抢救室，室内应有吸氧、吸痰装置、人工呼吸机、监护系统及心电图机、除颤仪、起搏器等抢救设备。同时必须备有消毒隔离防护用品，如气溶胶喷雾器、N95标准口罩、隔离衣（一次性隔离衣、分体式隔离衣、连体式隔离衣）、护目镜、防护面罩、防护鞋等。

第二节　工作人员岗位职责

一、护士长岗位职责

1. 在护理部、医院感染管理科和科主任的业务指导下，负责本科室的行政管理及护理管理工作。

2. 负责检查本单元的护理工作，督促护理人员严格执行各项规章制度和技术操作规程及消毒隔离制度。

3. 负责本单元环境的整洁、安静、安全。做好患者管理。

4. 协助医院感染管理科做好职业暴露防护的培训及教育。

5. 做好本单元防护用品、消毒隔离用品、一次性卫生材料等物品的领取、使用、登记工作。

6. 督促检查消毒员、卫生员的消毒隔离工作。

7. 协助科主任做好疫情的汇报工作，如有异常情况及时汇报，请示上级主管领导。

8. 及时了解传染病的知识及信息，并对护理人员进行培训。

9. 耐心细致地做好护理人员的思想工作，合理安排护理人员的班次，使护理人员保持良好的工作状态。

二、护士岗位职责

1. 在护士长的领导下进行工作。

2. 对就诊的患者进行准确、细致地预检分诊，指导患者按不同病种就诊。

3. 准确及时的执行医嘱，严格"三查八对"，严防差错事故的发生。

4. 保持候诊室整洁、安静、有序。积极进行健康宣教。

5. 严格执行消毒隔离制度，协助消毒员做好污染区的各项消毒隔离工作，按要求做好隔离防护工作。

6. 负责对患者污物、排泄物的消毒处理。

7. 定期检查急救物品、药品、器材的性能。定位、定量，保持完好备用状态，账物相符。

8. 按时巡视门诊输液患者，密切观察患者的病情变化。

三、消毒员岗位职责

1. 要认真履行岗位职责，定时进行有效消毒。

2．严格按照要求配制、更换消毒液，定时监测消毒液浓度，认真及时填写消毒记录。

3．在消毒过程中，不能吸烟、饮水、进食，不能用手擦脸、眼。休息或工作结束后，用肥皂彻底洗脸、洗手、换衣，发现药液污染皮肤、眼，应立即清洗。

4．各区域划分明确，物品存放定位，不能出现逆流程序。各区域拖布专用，用毕以消毒液浸泡30分钟，冲洗干净，悬挂晾干备用。

5．污物用双层黄色塑料袋扎紧后，放置专区，专人收取焚烧处理。

四、卫生员岗位职责

1．在护士长的领导下进行工作，认真完成本职工作。

2．负责生活区、病区的卫生保洁工作，按时进行消毒。

3．负责各区门窗、地面、卫生间的清洁消毒工作，每日2次。

4．地面湿式清扫，地面消毒采用400～700mg/L有效氯的含氯消毒液擦拭，作用30分钟，各区域拖布专用，用后用上述消毒液浸泡30分钟，冲洗干净，悬挂晾干备用

5，在护士指导下，负责对患者分泌物、排泄物的消毒处理。

6．在护士指导下负责病区、走廊的空气、地面消毒。

第三节　管理制度

一、门诊分诊制度

1．医务人员衣帽整齐，举止文明，对患者态度和蔼，解释问题耐心，安排有序，尽量缩短就诊时间。

2．护士提前15分钟到岗，做好各项准备工作，检查各种抢救物品、急救设备，各种仪器处于功能状态。

3．预检护士接诊后，通过简单的询问病史及查体，给予准确分诊，并护送到诊室，通知医师。患者的呕吐物、排泄物，按要求随时消毒处理。

4．预检护士负责认真填写病历封面，并详细登记急诊、门诊工作日志，对转科、住院、死亡患者做好登记。

5．门诊每天要进行全面的消毒，定期进行传染病病源的监测，并有记录。医疗器械物品专人专用，用后要严格消毒处理。

6．按要求保管病历，不能丢失。

7. 严格控制盖有急诊部章的诊断书，建立诊断书使用登记本，登记好开诊断书医师的有效证件，以免发生问题。

8. 预检护士应根据工作程序和标准，认真做好接诊及预检分诊工作。工作要求严肃认真、一丝不苟，严格交接班及查对制度，严防差错及医疗纠纷的发生。

9. 工作人员按要求做好消毒隔离工作及防护工作。

10. 诊室根据传染病病原菌传播途径采用相应的隔离措施。

二、护理抢救工作制度

1. 组织形式与人员安排　为了迅速及时地投入抢救，必须要有完整的组织分工和制度的保证。除重症抢救室外，各科应安排具有一定临床经验和技术水平的医师和护士担任抢救工作。各科的抢救工作应由科主任、护士长组织和指挥。对重大抢救根据患者病情提出抢救方案并立即呈报院领导、医务处及护理部。凡涉及法律纠纷应报告有关部门。

2. 保证抢救药品及器材、设备的供应

（1）器材设备要齐全完备。要定人保管、定位放置、定量储备、用后随时补充。

（2）值班人员必须熟练掌握各种器械、仪器的性能及使用方法。抢救物品一般不得外借，以保证应急使用。

3. 抢救制度

（1）凡参加抢救的人员必须全力以赴，明确分工，紧密配合，听从指挥，坚守岗位，严格执行各项规章制度。医师来到之前，护理人员应根据病情给予紧急处理和吸氧、吸痰、测量血压、建立静脉通路、行人工呼吸、胸外心脏按压、配血、止血等，并及时提供诊断依据。

（2）严密观察病情变化，危重患者就地抢救，等病情稳定后方可移动。有监护室的病区可酌情移至监护室。要及时制定护理计划，有专人 24 小时监护。

（3）严格执行交接班制度及查对制度。病情变化、抢救经过、各种用药等应及时详细记录。

（4）及时与患者家属及单位联系。

（5）抢救完毕，除做好抢救登记和消毒外，必须做好抢救小结记录，以便总结经验，改进工作。

三、物品、药品、器材管理制度

1. 一般管理制度

（1）护士长负责对物品、药品、器材进行全面管理。建立账目，做到分类保管，每月检查，做到账物相符。

（2）各类物资指定专人分工管理，每月清点。每半年与固定资产管理部门总核对1次，如有不符，应查明原因。

（3）凡因不负责任或违反操作章程而损坏医疗器械，应根据医院赔偿制度进行处理。

（4）掌握各种物品的性能，及时消毒，分别保管，注意保养维修，防止生锈、霉烂等现象，以提高使用率。

（5）借出物品必须有登记手续，经手人要签名。重要物品必须经护士长的同意方可借出。

（6）护士长调动时，必须认真做好移交手续，交接双方共同清点并签字。

2. 器材管理制度

（1）医疗器材由治疗护士负责保管，定期检查，保持性能良好，每班应认真交接班。

（2）使用医疗器械，必须掌握其性能及保养方法，严格遵守操作章程，用后清洁处理，消毒后物归原处。

（3）精密电子仪器必须指定专人负责保管，应经常保持仪器的清洁、干燥，用后须经保管者检查性能并签字。各种现代化的仪器应按其不同的性质妥善保管。

3. 药品管理制度

（1）药柜内的药品应根据其专业特点保持一定数量的基数，便于应急使用，工作人员不得擅自取用。

（2）根据药品种类、性质（如针剂、内服、外用、剧毒药等）分别放置，药物应每日检查并登记签字，由专人负责领取及保管。

（3）定期清点检查药品的质量，防止积压变质，如发生沉淀、变色、过期，药瓶标签与瓶内药品不符，标签模糊或经涂改者，一律不得使用。

（4）凡抢救的药品，必须固定在抢救车上。保持一定的基数，每日检查，按性质编号排列，定位存放，保证应急使用。

（5）患者个人的贵重药品应注明床号、姓名、单独存放，停用时退还药房。

四、热源反应登记报告制度

1. 热源反应是临床医疗护理工作中的严重事件，一旦发生，由临床科室和药房、供应室、感染科共同合作，追查原因，以防再次发生。

2. 发现热源反应，值班人员除积极参加抢救患者外，必须将用过的全部药液及器具（包括各种液体）保留好，立即送检（由医务处组织送药检所进行检查）。

3. 输液发生热源反应后，及时填写输液反应登记卡，一式四份，分别交供应室、药房、护理部、感染管理科各一份并留底。

4. 本制度由临床科室、供应室、药房共同遵守，由医务处、护理部监督执行。

五、消毒隔离制度

消毒隔离制度是医院贯彻预防为主的主要措施，根据消毒隔离的总原则，运用切实可行的科学管理方法，达到消灭、控制传染源，切断传播途径，防止医院内的交叉感染。

1. 医护人员上班时要衣帽整齐。下班、就餐、开会时应脱去工作服。

2. 诊疗、处置工作前后均应洗手，必要时用消毒液浸泡，无菌操作时要严格遵守无菌操作原则。

3. 诊室定时通风换气，空气消毒，每日用浸泡过消毒液的湿拖布擦地面2次。诊桌、凳子每日湿擦，抹布要专用，用后浸泡消毒、洗净、晾干。拖布按标记使用：治疗室白色，办公室红色，病房蓝色，厕所黑色。

4. 换下的被服，放于指定污衣袋，并在指定地点清点。

5. 各种医疗用具使用后需消毒、灭菌。

6. 治疗室每天通风换气2次。桌面、地面应湿式清扫。每日用紫外线空气消毒，每周应彻底清扫，每月做空气培养。进入治疗室、换药室应衣帽整齐并戴口罩，私人物品不准带入室内。

7. 严格遵守无菌操作原则。体温计用后要用消毒液浸泡。已用过或未用过的无菌物品要有明显的标识，并严格分开放置。

8. 换药车上的用物要定期更换、灭菌，换药用具应先消毒后再进行清洗灭菌处理。

9. 有严重感染和患有较强传染性疾病的患者，应安置在单独病室，安置前后应严格遵守消毒隔离制度。

10. 传染病患者应按常规隔离，门诊应设预检，如为疑似传染病者，应在观察室隔离。患者的排泄物和用过的物品，要进行消毒处理。未经消毒的物品，不能带出病区，不能给他人使用。患者用过的被服，应消毒后再交洗衣房清洗。

六、预防医院感染管理制度

1. 进入人体组织或无菌器官的医疗用品以及接触皮肤黏膜的器械和用品必须消毒或灭菌。

2. 根据物品性能可使用物理或化学方法消毒灭菌。

3. 污染的医疗器材和物品，均应先消毒后清洗，再消毒或灭菌。

4. 使用中的消毒剂必须保持其有效浓度，定期检测。

5. 医务人员要了解消毒剂的性能、作用以及使用方法。配制时应注意有效浓度、作用时间及影响因素。

6. 医务人员上班时，严禁留长指甲、戴戒指。

7. 建立医疗废物收集登记本，由医疗废物收集人员和本科室管理人员，实行双向签字。登记本保存 3 年。

七、疫情报告制度

疫情报告的目的是为卫生主管部门掌握传染病发病流行情况和制定防治规划措施提供重要依据。

1. 医务人员一旦发现规定疫情报告的传染病时，应当遵循疫情报告属地管理原则，按照国务院规定的或者国务院卫生行政部门规定的内容、程序、方式和时限报告。任何人员不得隐瞒、谎报、缓报传染病疫情。

2. 为了防止漏报，必须指定专人负责，定时检查。登记簿按要求保留10 年。传染病报告卡由录卡单位保留 3 年。

3. 责任疫情报告人发现甲类传染病和乙类传染病中的艾滋病、肺炭疽和疑似传染病患者时，城镇于 6 小时内，农村于 12 小时内，以最快的通讯方式向发病地的卫生防疫机构报告，并同时报出传染病报告卡。

4. 责任疫情报告人发现乙类传染病患者、病原携带者和疑似传染病患者时，城镇于 12 小时内，农村于 24 小时内向发病地的卫生防疫机构报出传染病报告卡。

5. 责任疫情报告人在丙类传染病监测区内发现丙类传染病患者时，应当在24 小时内向发病地的卫生防疫机构报出传染病报告卡。

6. 医务人员未经行政部门批准，不得将就诊的淋病、梅毒、麻风病、艾滋病患者和艾滋病病原携带者及其家属的姓名、住址和个人病史公开。

八、健康宣教制度

健康教育是一项科普工作。护理学是一门开放性学科，人们对它的要求是随着医学科学、自然科学、社会科学的发展不断提高的。通过对常见病、多发病、传染病的发生、发展、预防、治疗、护理以及精神卫生、妇幼保健常识的宣传，可以提高人们的卫生知识，有利于预防疾病和保护健康。

1. 整体护理健康教育与心理护理密切结合，根据专业特点制定标准教育计划。

2. 个别指导　护理患者时，结合病情、心理活动、文化水平、家庭情况和工作情况予以具体的指导。

3. 集体讲解　利用门诊患者候诊时间，根据工作情况安排集体讲解。除讲解外，还可结合示范、幻灯、录像、模型等患者喜闻乐见的形式。

4. 文字宣传　利用宣传栏编写成短文、图画、诗词等，标题要醒目，内容要通俗。

5. 卫生展览　如图片或实物展览，内容应定期更换。

6. 将各种宣传资料汇编成册，发给患者，认真落实宣传工作制度。

7. 健康教育应根据患者的年龄、职业、文化程度、宗教信仰等因人施教。

8, 健康教育内容　在就诊、饮食、活动与休息、疾病预防知识、治疗与特殊检查的注意事项、家庭消毒方法及隔离措施等方面进行指导。

第四节　消毒隔离管理制度

一、消毒、隔离灭菌方法

1. 根据物品污染后的危害程度选择消毒、灭菌方法

（1）穿过皮肤或黏膜而进入无菌组织或器官内部的器材或与破损的组织、皮肤、黏膜密切接触的器材和用品。例如，手术器械和用品、穿刺针、输血器材、输液器材、注射的药物和液体、透析血液和血制品、导尿管、膀胱镜、腹腔镜、脏器移植和活体组织检查钳等，必须选用灭菌方法处理。

（2）呼吸机管道、麻醉机管道、压舌板等，一般情况下达到消毒即可，内镜、体温表等需采用高水平消毒法消毒。

（3）生活卫生用品，如毛巾、面盆、痰盂、地面、便器、餐具、茶具、

墙面、桌面、床面、被褥、一般诊断用品（听诊器、听筒、血压计、袖带）等，清洁处理即可。

2. 根据物品上污染微生物的种类、数量和危害性选择消毒、灭菌方法

（1）对受到细菌芽胞、真菌孢子、分枝杆菌和经血传播病原体（乙型肝炎病毒、丙型肝炎病毒、艾滋病病毒等）污染的物品，选用高水平消毒法和灭菌法。

（2）对受到真菌、亲水病毒、螺旋体、支原体、衣原体和病原微生物污染的物品，选用中水平以上的消毒方法。

（3）对受到一般细菌和亲脂病毒等污染的物品，可选用中水平或低水平消毒法。

（4）对存在较多有机微生物的物品消毒时，应加大消毒的使用剂量或延长消毒作用时间。

（5）消毒物品上微生物污染特别严重时，应加大消毒的使用剂量或延长消毒作用时间。

3. 根据消毒物品的性质选择消毒方法　选择消毒方法时需考虑，一是要保护消毒物品不受损坏，二是使消毒方法易于发挥作用。应遵循以下基本原则：

（1）耐高温、耐湿度的物品和器材，应首选压力蒸气灭菌；耐高温的玻璃器材、油剂类和干粉类等可选用干热灭菌。

（2）不耐热、不耐湿，以及贵重物品，可选择环氧乙烷或低温蒸气甲醛气体消毒、灭菌。

（3）器械的浸泡灭菌，应选择对金属基本无腐蚀性的消毒剂。

（4）选择表面消毒方法，应考虑表面性质，光滑表面可选紫外线消毒器近距离照射，或液体消毒剂擦拭；多孔材料表面可采用喷雾消毒法。

二、消毒、灭菌基本程序

甲类传染病患者以及肝炎、结核、艾滋病、炭疽病等患者的排泄物、分泌物、血液等污染的器材和物品，应先消毒再清洗、再消毒、灭菌的方法进行消毒或灭菌处理。普通患者用过的物品，可先清洗后消毒。

三、消毒工作中的个人防护

消毒因子大多对人有害。因此，消毒时工作人员一定要有自我保护意识和采取自我保护的措施，防止消毒事故的发生和因消毒操作方法不当可能对人体造成的伤害。

1. 热力灭菌 干热灭菌时应防止燃烧；压力蒸气灭菌应防止发生爆炸事故及可能对操作人员造成的灼伤事故。

2. 紫外线、微波消毒 应避免对人体的直接照射。

3. 气体化学消毒剂 应防止有毒有害消毒气体的泄漏，经常检测消毒环境中该类气体的浓度，确保在国家规定的安全范围内；对环氧乙烷气体消毒剂，还应严防发生燃烧和爆炸事故。

4. 液体化学消毒剂 应防止过敏和可能对皮肤、黏膜的损伤。

5. 处理锐利器械和用具应采取有效防护措施，避免可能对人体的刺、割等伤害。

四、常用化学消毒剂的使用

1. 戊二醛 戊二醛属于灭菌剂，具有广谱、高效杀菌作用。具有对金属腐蚀性小、杀菌效果受有机物影响小、有刺激性醛味和低刺激性醛味等特点。其灭菌浓度为 2% 以上。常用剂型有 2% 碱性戊二醛，2010 强化酸性戊二醛和 2% 中性戊二醛。包装有三元、二元和一元。适用于不耐热的医疗器械和精密仪器等消毒与灭菌。

（1）使用方法

1）使用前加入本品附带的 A 剂（碳酸氢钠）充分搅匀溶解，再加入本品附带的 B 剂（亚硝酸钠），溶解混匀。

2）擦拭法：用 2% 戊二醛溶液擦拭细菌繁殖体污染的表面，消毒作用 10 分钟；肝炎病毒污染的表面，消毒作用 30 分钟。

3）浸泡消毒：将清洗、晾干的待消毒处理的医疗器械及物品浸没于装有 2% 戊二醛的容器中，加盖。一般细菌繁殖体消毒浸泡 10 分钟，肝炎病毒消毒浸泡 30 分钟，取出后用灭菌水冲洗干净并擦干。

4）浸泡灭菌：将清洗、晾干的待消毒处理的医疗器械及物品浸没于装有 2% 戊二醛的容器中，加盖。浸泡 10 小时后，无菌操作取出，用无菌水冲洗干净，擦干后使用。

（2）注意事项

1）器械或用品消毒与灭菌前应清洗干净，干燥或将水沥干后，再浸泡到戊二醛消毒液中进行消毒或灭菌处理。

2）为了防腐蚀及增效加入防锈剂，使用戊二醛消毒液时，即使不用于金属物品的消毒最好也加入亚硝酸钠。

3）加入防锈剂（亚硝酸钠）和 pH 调节剂（碳酸氢钠）后应充分摇动

使其完全溶解，并于 20～30 分钟后测定 pH 值和戊二醛含量（试纸法），只有当 pH 值和戊二醛含量达到规定的要求时，方可使用。

4）消毒或灭菌处理后的器械或用品，必须用无菌蒸馏水冲洗干净再用，不得用生理盐水等含盐的水冲洗，以免产生腐蚀现象。

5）戊二醛气体可致全身性毒性反应，不能用喷洒或气溶胶喷雾进行空气消毒。

6）连续使用戊二醛消毒液进行消毒或灭菌处理时，应适时监测使用消毒液的 pH 值和戊二醛含量。

7）戊二醛对皮肤黏膜有刺激性，接触浓溶液时，应戴乳胶手套，防止溅入眼内或吸入体内。

2. 过氧乙酸　过氧乙酸属于灭菌剂，具有广谱、高效、速效的杀菌作用。具有低毒，对金属、纺织物有腐蚀性，杀菌效果受有机物影响大、稳定性差等特点。其浓度为 16%～20%（W/V）。适用于耐腐蚀的物品、环境及室内空气等的消毒与灭菌。

（1）使用方法

1）对二元包装的过氧乙酸，使用时，A 液与 B 液混合后，在室温避光处放置 48 小时后方可使用，此时过氧乙酸有效含量接近稳定。

2）浸泡法：凡能够浸泡的物品可用过氧乙酸浸泡消毒。消毒时，将待消毒的物品放入装有过氧乙酸的容器中，加盖。对细菌繁殖体污染物品的消毒，用 0.1%（1000mg/L）过氧乙酸浸泡 30 分钟；对肝炎病毒和结核杆菌污染物品的消毒用 0.5%（5000mg/L）过氧乙酸浸泡 30 分钟；浸泡后，诊疗器材用无菌蒸馏水冲洗干净并擦干后使用。

3）擦拭法：对大件物品或其他不能用浸泡法消毒的物品用擦拭法消毒。消毒所用药物浓度和作用时间参见浸泡法。

4）喷洒法：对一般污染表面的消毒，用 0.2%～0.4%（2000～4000mg/L）过氧乙酸喷洒作用 30～60 分钟；对肝炎病毒和结核杆菌污染表面的消毒，用 0.5%（5000mg/L）过氧乙酸喷洒作用 30～60 分钟。

5）熏蒸法：使用 15% 过氧乙酸（7ml/m³）加热蒸发，相对湿度 60%～80%，室温熏蒸 2 小时。

（2）注意事项

1）过氧乙酸不稳定，应储存于通风阴凉处，严禁火种。用前应测定有效含量，原液浓度低于 12% 时禁止使用。

2）稀释后的溶液很不稳定，应临用前配制，使用时限≥24 小时。

3）配制溶液时，忌与碱性或有机物混合。

4）配制溶液时应戴乳胶手套。喷洒时，应戴口罩、帽子、护目镜，如药液溅入眼中或皮肤上，应立即用大量清水冲洗。

5）空气熏蒸时，室内不应有人。

3. 含氯消毒剂 含氯消毒剂属于高效消毒剂，具有广谱、速效杀菌作用，具有低毒、无毒、对金属有腐蚀性、对织物有漂白作用、杀菌效果受有机物影响很大，粉剂稳定而水剂不稳定等特点。常用的含氯消毒剂有液氯，含氯量>99.5%（V/V）。漂白粉含有效氯 25%（W/V）；漂白粉精含有效氯 80%（W/V）。适用于餐（茶）具、环境、水、疫源地等消毒。

（1）消毒液配制：根据有效氯含量，用蒸馏水将含氯消毒剂配制成所需浓度溶液。

（2）消毒方法

1）浸泡法：将待消毒的物品放入装有含氯消毒剂溶液的容器中，加盖。细菌繁殖体污染的物品，用含有效氯 500mg/L 的消毒液浸泡 10 分钟以上；肝炎病毒、结核杆菌和细菌芽胞污染的物品，用含有效氯 2000～5000mg/L 消毒液浸泡 30 分钟以上。

2）擦拭法：大件物品或其他不能用浸泡法消毒的物品用擦拭法消毒。消毒所用药物浓度和作用时间参见浸泡法。

3）喷洒法：一般污染的物体表面，用 400～700mg/L 的消毒液均匀喷洒（墙壁，200ml/m²；水泥地面，350ml/m²；土质地面，1000ml/m²）作用 30 分钟以上；肝炎病毒和结核杆菌污染的表面，用含有效氯 2000mg/L 的消毒液均匀喷洒，作用 60 分钟以上。

4）干粉消毒法：对排泄物的消毒，用含氯消毒剂干粉加入排泄物中，使有效氯含量达到 10000mg/L，略加搅拌后，作用 2 小时以上；对医院污水的消毒，用干粉按有效氯 50mg/L 用量投入污水中，并搅拌均匀，作用 2 小时后排放。

（3）注意事项

1）粉剂应于阴凉处避光、防潮、密封保存；水剂应于阴凉处避光、密闭保存。所需液体应现用现配。

2）配制漂白粉等粉剂溶液时，应戴口罩、乳胶手套。

3）未加防锈剂的含氯消毒剂对金属有腐蚀性，不应做金属器械的消毒；

加防锈剂的含氯消毒剂对金属器械消毒后，使用无菌蒸馏水冲洗干净，擦干后使用。

4）对织物有腐蚀和漂白作用，不应做有色织物的消毒。

5）用于消毒餐具，应及时用清水冲洗。

6）消毒时，若存在大量有机物，应提高使用浓度或延长作用时间。

7）用于污水消毒时，应根据污水中还原性物质含量适当增加浓度。

五、防护措施

1. 加强护理人员职业安全教育与培训　职业安全是近几年来医务人员日益关注的问题，同时护士教育机构并未设置专门的课程，护士在学校并未受过系统的教育，因此，有必要对护理人员进行职业安全知识学习与培训，要求护理人员积极参加医院组织的医务人员预防职业性损伤、职业暴露及相关知识的学习，使大家充分认识到职业危害可能给医务人员带来的严重不良后果，从而增强自我防护意识。同时，护理人员必须熟练掌握各种传染病的传染途径，正确应用各项隔离防护技术和消毒方法。

2. 加强督查统一考核　护士长经常对护理人员进行职业损伤防护知识的宣传、教育，科室制定合理有效地防护措施，督促大家严格遵守操作规程，养成良好的操作行为；各项技术操作熟练，并将防护工作纳入考核内容，对违反操作规程，不自觉采取防护措施的护理人员给予必要的经济处罚，以促使大家在工作中主动采取自护措施，减少感染机会。

3. 严格执行消毒隔离制度　护理人员在工作中严格按清洁区，半清洁区，污染区三区的区域管理要求执行相关规章制度，按病种分室分诊，各病室门边隔离标识醒目。进入隔离区必须穿好隔离衣裤，戴口罩、戴帽子，接触患者后正确洗手。

4. 正确操作，防止锐器损伤　加强对使用过的锐器废弃物的安全处理及丢弃过程的管理，避免将用过的针头再回套上针帽。以免损伤自己的手指，应将用过的锐器放进硬质耐刺、加盖的专用容器中，集中送往指定地点焚烧，进行无害化处理。当为不合作患者注射时，如果有发生针刺伤的可能，应取得他人的协助。

六、发生职业暴露后的处理措施

1. 局部处理措施

（1）用肥皂水和流动水清洗污染的皮肤，用生理盐水冲洗黏膜。

（2）如有伤口，应当由近心端向远心端轻轻挤压，切勿揉搓，尽可能挤出损伤处的血液，再用肥皂液和流动水清洗；禁止对伤口进行挤压。

（3）伤口清洗后，应当用75%乙醇或者0.5%碘伏进行消毒，并包扎伤口；被暴露的黏膜应当反复用生理盐水冲洗干净。

2. 尽早进行抗菌检测或评估，确定暴露级别和暴露源的病毒载量水平。

3. 实施预防性用药方案。

（1）如接触的是乙肝患者应注射高效价免疫球蛋白0.06mg/kg（24小时），同时进行血液乙肝标志物检查，阴性注射乙肝疫苗，丙肝接触者应注射干扰素300U/d，共3天，观察6~9个月。

（2）若可疑暴露于HIV感染的血液、体液，短期内口服大剂量的AZT（叠氮脱氧核苷），尽快于暴露后检测HIV抗体，然后进行周期复查（如6周、12周、6个月等）。

4. 给予随访和咨询。

5. 对于发生暴露者，要给予关心爱护，以提供积极的心理支持。

第五节　护理业务技术管理

一、传染科护理工作的特点

1. 由于传染病专业的特殊性，对护理人员的身体素质、职业道德、专业素质要求较高。

2. 针对各种传染病均有特定的病原体，可以通过多种传播途径传染他人的情况，护士应严格执行消毒隔离制度，并负责指导进入传染病区的非传染病区工作人员、探视及陪护人员按要求做好消毒隔离。

3. 传染病具有流行性的特征，可以在人群中散发、流行、大流行或暴发流行。当传染病暴发流行时，短时间内收治大量患者，易造成工作忙乱，要求护理管理者要有较强的组织及协调能力，护士要有较强的应急能力。且具有不怕疲劳、连续作战的精神与体力。

4. 传染病发病急骤、病情危重、变化快、并发症多，因此，感染科护理人员应以高度责任感密切、细致、准确地观察病情，及时发现病情变化，配合医师分秒必争地采取抢救措施，挽救患者生命。因为某些传染病具有季节性特征，每当流行高峰患者数量增多，危重患者增加，应在每次流行前做好充分准备。

5. 传染病流行与社会因素尤其是公民的卫生观念、卫生习惯紧密相关，护士可通过健康教育和社区护理承担起部分预防传染病的责任，减少传染病的发生。

6. 感染科护士是疫情报告的责任报告人之一，应严格执行疫情报告制度。

二、正确使用隔离用具和用品

1. 口罩、手套、护目镜、防护面具

（1）口罩：戴口罩的目的，是借助口罩的过滤作用，防止吸入大颗粒飞沫和小颗粒气溶胶（飞沫核），前者由密切接触传播，播散距离在1m之内，医务人员仅在密切接触这种患者时才需戴口罩。后者可在空气中悬浮较长时间，播散距离较远，医务人员进入这类感染患者隔离室就要戴口罩。戴口罩还可以防止飞沫与黏膜直接接触感染，因此，戴口罩应将口鼻全部盖住。口罩只能一次性使用，不应挂在颈上反复使用，棉纱口罩连续使用不得超过4小时，因为久用受潮后的口罩阻留微生物的效率降低。接触传染性很强的呼吸道传染病，最好选用带鼻夹的口罩，有条件应选用滤过率高，与面部密合好的N95、N99或N100口罩。N95口罩使用时间为6~8小时，遇污染或潮湿，应及时更换。口罩用后外面已污染，工作时不能随便用手触摸口罩，摘口罩后应立即洗手。

（2）手套：戴手套有三个目的，即保护医务人员避免被患者身上的微生物感染、防止患者内源性菌丛传染其他人、防止将传染性微生物传给患者。因此，在进行无菌操作以及接触血液、体液、分泌物、排泄物时必须戴手套。手套一次性应用为好，用后投入指定的污物袋，护理患者时一旦触及患者的分泌物、渗出物等，即使工作未结束，也要换手套。

（3）护目镜：工作中为防止患者血液、体液、呼吸道分泌物喷溅到眼结膜要戴护目镜。

（4）防护面具：对突发传染病危重患者，如SARS患者，实施抢救进行有创通气技术操作时，如气管切开、气管插管，需戴防生物面具或正压过滤通气面具。

2. 穿脱隔离衣和防水围裙　诊疗护理患者时为防止工作服被污染或打湿，需穿隔离衣或戴防水围裙。

（1）穿隔离衣的指征

1）护理患者时工作服有可能被传染性的分泌物、排泄物、血液、体液污染，如给腹泻或便失禁的患者换床单、处理引流管等。

2）进入严重感染性疾病隔离室需穿隔离衣。隔离衣原则上只穿一次，用后投入污衣袋内。大多数情况使用洗净的隔离衣即可，但处理大面积烧伤与伤口要穿无菌隔离衣。

（2）穿隔离衣步骤

1）着装整洁，取下手表，洗手戴口罩。

2）挽袖过肘，手持衣领取下隔离衣，清洁面向自己，向两端对折，对齐肩缝，露出衣袖内口。

3）右手持衣领，左手伸入衣袖，右手拉衣领，举手抖袖，露出左手。

4）左手持衣领，右手伸入衣袖，依上法穿好。

5）双手持衣领，由领子中央顺边缘向后将领扣扣好，再系好袖口。

6）双手分别将隔离衣两边渐向前拉，用手指捏住边缘至背后对齐，宽余部分向一侧折叠，一手按住，另一手将腰带松解，接至背后交叉回到前面打一活结。

（3）脱隔离衣步骤

1）解开腰带，在前面打一活结。

2）解开袖口，将衣袖塞于工作服袖下，露出双手浸泡消毒 2 分钟，擦干。

3）解开领口，右手伸入左袖内拉下袖子过手，然后用衣袖盖住左手，捏住右袖外面，将衣袖拉下，露出右手后将双手退至肩缝处，两手在袖内将衣袖对齐折好。

4）双手持领边，将隔离衣挂于衣架上备用。如隔离衣不再使用，将内面向外卷起置污衣袋内。

（4）注意事项

1）隔离衣长短要合适，如有破洞应补好，穿之前一切用物备好，不可穿着隔离衣到清洁区取物。

2）隔离衣内面及衣领为清洁部分，穿脱时要避免污染，勿使隔离衣衣袖触及面部、衣领及工作帽。

3）隔离衣应每日更换，如有潮湿或污染随时更换。

4）悬挂在半清洁区的隔离衣清洁面朝外，在污染区应将污染面朝外。

3. 污物袋　隔离病区的传染性污物可分为重复利用和不再回收物品两种。具有传染性而不再回收的物品，如针头等锐器，需放入耐刺防渗漏的锐器盒中。其他污物应集中于不透水的黄色塑料袋内，扎紧袋口，在隔离室外再装入另一清洁黄色塑料袋中，送指定污物处理厂焚烧处理。容器或袋上应标有污染标记，防止处理污物者受感染。可重复利用的物品，如床单、衣服等，使用后，可投入双层布袋中，经标记后直接送洗衣房消毒清洗。

三、洗手

1. 下列情况应进行手的清洁或消毒

（1）接触患者前后。

（2）进行无菌操作前。

（3）进入和离开隔离病房、重点监护室、母婴同室、新生儿病房、烧伤病房、传染病房等。

（4）戴口罩和穿隔离衣前后。

（5）接触可能污染的物品之后。

（6）处理污物之后。

2. 洗手的基本方法　用肥皂认真揉搓双手及腕部，特别注意指尖、指缝、指关节等部位，整个揉搓时间不少于 15 秒，然后用流水冲净。

3. 洗手设备应齐全

（1）流动水：装置应为肘部开关、脚踏式开关或自动开关。

（2）清洁剂：肥皂应保持干燥，盛有消毒剂的容器应保持密闭。

（3）毛巾：应保持清洁、干燥，每日消毒，最好用一次性纸巾。

（4）洗手刷：应一用一灭菌。

四、接触传染病患者后手的消毒

1. 医务人员为特殊传染患者检查、治疗、护理之前，应戴一次性或无菌乳胶手套。每接触一个患者应更换一副手套，操作结束后用抗菌皂液及流动水洗手。

2. 若双手直接为传染病患者检查、治疗、护理或处理传染患者污染之后，应将污染的双手使用消毒液揉搓消毒 2 分钟后，再用皂液和流动水洗手。

3. 连续进行检查、治疗、护理患者时，每接触一个患者后都应用抗菌皂液流动水洗手或用快速手抗菌消毒剂搓擦 2 分钟。

五、护理人员培训

1. 岗前培训

（1）对新护士或新调入的护士，应先培训，后上岗。科室内制定岗前培训计划。

要求护士必须掌握常规消毒隔离的方法和技能，严格执行科室的各项规章制度，掌握职业暴露与职业防护措施，掌握传染病相关法律法规及常见传染病的护理常规及突发重大传染病的应急措施。熟练掌握专科护理理论、技术操作，正确使用口罩、手套、护目镜、防护面具及穿脱隔离衣方法。

（2）正确掌握疫情报告卡的填写要求

1）护士是传染病报告的法定人之一。

2）填写疫情报告应及时、准确，地址填写详细。

3）及时、准确地将疫情报告送给防疫部门，以便采取及时的防疫措施，对患者尽快隔离治疗、对疫源地及时消毒。

4）做好疫情报告的登记。

2. 在岗护理人员培训　重视护理人员培训，可使护士的业务素质提高，同时培养专业技术骨干，可通过以下方法进行培训：

（1）选派思想好，业务素质高的人员外出进修。

（2）定期组织业务学习。

（3）不定期进行技术操作考核。

（4）有针对性地熟练掌握专科护理理论、技术操作，正确使用口罩、手套、防护面具护理，穿脱隔离衣方法进行模拟演练。

第八章　内镜室护理管理

第一节　布局与管理

一、内镜室的布局与设施

内镜室应设有患者候诊区、预约登记室、清洗消毒室、检查室、内镜储藏室、工作人员更衣室、办公区。

二、环境管理

环境是在自然背景基础上经人类加工改造的物质氛围，也是人类最关心的五大问题之一。所以医院的竞争，除了技术服务、质量的竞争外，还有环境的竞争。医院环境的美化、绿化、净化、家庭化、方便化，是现代人类文化发展的一种需求。

1. 患者候诊区管理　应设在光线充足、通风、距卫生间较近的区域内。温度冬季保持在20℃左右，设有候诊椅、电视，摆放一些有利于患者观赏的花草，但不能放置易导致过敏的植物。配备输液架、紫外线灯，室内应保持清洁整齐，每天用消毒液擦拭候诊椅、窗台，并进行空气消毒。

2. 预约登记室　应备齐各种表格，配备血压计、听诊器、温度计以便随时掌握患者情况，注意保护性医疗制度。配有洗手池、消毒液、洗手盆，详细询问患者情况，每登记完一名患者，应严格洗手，避免交叉感染。

3. 清洗消毒室管理　室内应保证通风良好，根据卫生部内镜消毒技术规范要求配有清洗消毒设备，工作人员清洗消毒内镜时，应当穿戴必要的防护用品并应定期查体。

4. 检查诊疗室管理

(1) 室内应当设诊疗床1张，主机（含显示器）、吸引设备、治疗车、急救箱、紫外线灯、遮光窗帘，每个诊疗单位的净使用面积不得少于20m²。

(2) 诊疗室内应保持清洁、整齐、安静。

1) 清洁：每日检查前后常规用消毒液抹布清洁擦拭桌面、治疗车、设备，每周彻底打扫，做到室内物品、仪器清洁无污染。

2）整齐：做到物品摆放有序，布置陈设规范化。

3）安静：诊疗室应设在安静的区域，有必要的隔音设备，医务人员应做到四轻，即说话轻、走路轻、放物轻、操作轻。不穿硬底鞋，与工作检查无关人员不得进入。

4）内装饰：色彩要协调、和谐，蓝色和深色可使患者感到宁静，呼吸减慢，血压降低。内镜检查是一种侵入性检查，检查前大多数患者感到紧张、焦虑、害怕，因此，色彩处理的好可使患者感到愉快，去除紧张、焦虑情绪使检查得以顺利进行。

5. 内镜储藏室管理　根据内镜的数量设置储藏柜，室内应清洁干燥、通风良好，储藏柜应表面光滑、无缝隙，保持清洁，定时消毒。

第二节　管理制度

一、内镜清洁消毒和灭菌操作规程

1. 内镜的清洁消毒由专人负责。

2. 用后的内镜及附件应立即去污清洁，彻底清除管道中的血液、黏液及活检孔和抽吸孔内的残留组织。

3. 内镜及附件的消毒必须使用高效消毒剂，如1：6万福金胺浸泡5～10分钟或用2%碱性戊二醛浸泡30分钟后用无菌蒸馏水充分冲洗内镜。活检钳的灭菌首选压力蒸气灭菌，也可用环氧乙烷熏蒸消毒、万福金胺浸泡30分钟或用2%碱性戊二醛浸泡12小时。

4. HBSAg阳性者和其他特殊感染（如艾滋病、结核）用过的内镜应先消毒，再常规清洗消毒。

二、内镜室卫生清洁及终末消毒制度

1. 保持室内卫生清洁。每日清扫室内卫生，用500mg/L的健之素消毒液擦拭桌面及窗台等。每周应彻底清扫1次，包括墙壁。

2. 每日用浸泡在含氯消毒液（500mg/L）的拖布擦地3次。

3. 每日2次紫外线灯照射消毒室及检查室。

4. 抢救车、治疗车每日用500mg/L健之素毛巾擦拭2次。

5. 活检钳、弯盘、敷料缸等用压力蒸气灭菌，或用一次性胃镜包。

6. 每日用后的内镜及注水瓶彻底清洗后，放入高效消毒液中浸泡20分钟后，再清洗沥干水分后备用。

7. 吸引瓶、吸引管的消毒　检查结束后，先清洁吸引瓶，之后用500mg/L 含氯消毒剂浸泡 30 分钟后刷洗干净，干燥备用。

三、内镜清洗消毒登记制度

1. 内镜的清洗消毒由专人负责。

2. 对每条内镜进行编号。

3. 记录每条内镜使用时间（从开始到终止时间）。

4. 对每条内镜的消毒均应登记清洗与消毒时间并签名。

四、内镜操作中预防传染病管理制度

1. 工作人员衣帽整齐，穿防护衣、戴无菌手套、护目镜。

2. 保持室内清洁，操作过程中严格消毒隔离。

3. 内镜室工作人员经过预防医院感染相关知识培训，包括内镜的消毒知识培训，每年至少 2 次。

4. 进入人体无菌组织器官的内镜等必须做到高效消毒，活检钳应无菌处理。

5. HBSAg 阳性，已知特殊感染者（如艾滋病、结核）应使用专用的内镜。安排在每日检查的最后。使用后严格按消毒程序进行。

6. 医务人员为特殊传染患者检查、治疗护理之前，应戴一次性手套或无菌乳胶手套，每接触一个患者应更换一副手套，操作结束后用抗菌皂液及流动水洗手，然后再浸泡消毒。

五、护士岗位职责

1. 做好内镜诊治患者的筛选、预约、登记工作，全面了解病史、体征、辅助检查，将重要内容记录于登记表，以便医师工作的顺利进行。

2. 安排患者诊治顺序，确保诊疗秩序。

3. 做好患者诊治前的准备工作，包括器械、患者、监护、输液等工作。

4. 在内镜诊治过程中监护好患者，协助医师完成整个医疗过程，发现任何异常或不恰当的诊治及时提醒医师。

5. 内镜诊疗前后的器械消毒应按卫生部颁布的《内镜清洗消毒技术规范》严格进行，并指导消毒员或由本人完成并做好患者诊疗前后的心理护理和饮食指导。

6. 做好内镜及附件的保养、维护、消毒、保存等工作。

7. 在工作中不断学习新知识、新业务，以提高自身业务水平。

第三节　护理质量标准管理

一、上消化道内镜检查的适应证、禁忌证及检查前准备

1. 适应证

（1）凡上腹部不适、疑是上消化道病变，临床又不能确诊者。

（2）不明原因的失血，特别是上消化道出血者。

（3）对 X 线检查或上腹部 CT 检查疑有病变者。

（4）需要随诊的病变，如溃疡、萎缩性胃炎、胃癌前病变。

（5）需要进行胃镜下治疗者。

2. 禁忌证

（1）严重心肺疾患，如呼吸衰竭、重度心力衰竭、重度高血压。

（2）严重贫血，Hb <6.0g，伴有头晕、胸闷者。

（3）精神失常不能合作者。

（4）上消化道梗阻胃镜不能插入者。

（5）食管、胃、十二指肠穿孔的急性期。

3. 检查前的准备

（1）实行告知制度：于检查前 6～8 小时禁止饮食，高血压患者可于检查前舌下含化降压药。如患者有幽门梗阻、胃动力差，则禁食时间要延长，一般于检查前 2 天进流质饮食或禁食。必要时静脉输液以补充机体能量，避免胃内食物影响观察。

（2）术前紧张患者做好心理护理，解除其思想顾虑，积极配合治疗。

（3）严格掌握内镜诊疗的适应证、禁忌证，全面了解患者的病史，核对必要的资料和结果，询问有无高血压、心脏病、糖尿病及有无贫血情况，如血红蛋白过低应结合全身情况决定能否行内镜检查，对危重、疑难患者及时请示医师。

（4）检查前口服麻醉药 1 支（利多卡因胶浆 10ml），对多种药物过敏的患者，为避免过敏反应，也可不口服麻醉药。

1）目的：使咽部麻醉，减少咽部反应。进入胃内起到去除胃内泡沫作用，以免使胃内泡沫附着在病变表面影响观察。

2）服药时间于检查前 5～10 分钟口服，胃肠减压患者服药前先把胃肠减压管夹住。

（5）患者准备

1）协助患者左侧卧位，根据患者的体型选择枕头的高度，如患者过于肥胖，应把枕头适当垫高使患者头部与身体相平衡，利于检查顺利进行。

2）有活动性义齿应取出，嘱患者解开领带、领扣，松开腰带。

二、肠镜检查的适应证、禁忌证及检查前准备

1. 适应证

（1）原因未明的便血或持续便潜血阳性者。

（2）下腹部疼痛除外其他疾病者。

（3）慢性腹泻原因不明者。

（4）钡灌肠疑有结肠病变者。

（5）低位肠梗阻及腹部包块不能排除肠道疾病者。

（6）结肠癌术后，结肠息肉电切术后需定期复查者。

2. 禁忌证

（1）绝对禁忌证：严重心肺疾患、重度贫血、休克、急性腹膜炎、肠穿孔。

（2）相对禁忌证：妊娠、腹腔内粘连、慢性盆腔炎等必须检查时应谨慎进行；重症溃疡性结肠炎、多发性结肠憩室患者应循腔进镜，不可盲目；曾做盆腔手术或曾患腹膜炎者，有腹部放疗史宜缓慢、轻柔，如发生剧烈腹痛则需立即停止。

3. 检查前的准备

（1）术前心理指导：许多患者有惧怕心理，应在检查前告诉患者及家属行结肠镜检查的重要性，术中只有轻微的腹痛、腹胀，一般都能耐受，告之只要放松情绪，积极配合医师，检查就会顺利进行。

（2）饮食指导：术前 2 天进食低脂细软少渣的半流质饮食，可进食清淡的菜汤。便秘患者术前则需严格流质饮食 4 天，也可以术前晚上禁食，可给予静脉补液以维持机体营养。

（3）清洁肠道：据文献报道，服泻药致泻最为重要，如未排泄而进行清洁灌肠，即使使用高位灌肠 3～4 次，也常于右侧结肠，尤其升结肠积有粪便，影响进镜与观察病变。

1）服用泻药类型：泻药加灌肠、单纯口服中药配合泻药，平衡电解质溶液、甘露醇、硫酸镁等。

2）目前我们采用硫酸镁导泻法，此法肠道清洁度好，与其他泻药相比，

简单经济，安全，患者易耐受。具体方法为：术前流质饮食 1~2 天，前一天晚上服番泻叶 15mg 代茶饮，检查前 4~6 小时服 33% 硫酸镁 100ml，半小时后再口服 5% GNS 500ml，如患者感口渴同时服用温开水 200ml 左右，若血糖过高改用 0.9% NS 500ml 口服。

3）若进行消化道息肉电切术则不宜口服甘露醇，因甘露醇经过肠道内细菌分解发酵会产生氢气及易燃性气体，高频电时可发生肠内爆炸。

三、内镜检查时及检查后的护理管理

1. 注意观察患者的反应，如口腔分泌物太多嘱患者顺口角向外流，如反应剧烈，让患者深呼吸。

2. 对高血压、心脑血管病及年老体弱患者，密切观察患者病情。必要时行心电监护，如有异常立即停止检查，备好急救物品及药品。

3. 需要取活检的患者要提前从无菌储柜中取出活检钳，以便缩短检查操作时间。

4. 活检标本的留取，应按部位留取，并做好标记。

5. 内镜诊疗结束后，立即帮助患者清洁身体，丢弃污染物，提示患者离开检查室，年老体弱患者需有家属陪同。

6. 告诉患者及家属术后注意事项，如生活、饮食及复查情况（详见内镜介入治疗）。并把应给患者的东西包括以前的资料、化验单、标本交待清楚。

四、内镜的消毒

按卫生部《内镜清洗消毒技术规范（2004 年版）》对内镜进行处理，避免交叉感染。

1. 对从事内镜诊疗和内镜清洗消毒工作的医务人员进行相关知识培训，正确掌握内镜的清洗和消毒技术。

2. 工作人员清洗消毒内镜时，应穿戴必要的防护用品，包括工作服、防渗透围裙、口罩、帽子、手套等。

3. 清洗消毒设备及清洗消毒剂的配备

（1）流动水清洗消毒槽（四槽）、负压吸引器、计时器、50ml 空针、各种刷子、纱布等。

（2）备好多酶液，适用内镜的消毒剂，如万福金胺或 2% 碱性戊二醛。

4. 对每位患者使用后的内镜先用 75% 酒精纱布擦拭镜身，进行初消毒后再放入流动水冲洗槽中彻底冲洗，并用纱布反复擦洗镜身及操作部，同时

按下吸引器按钮和送气送水按钮，再用清洁毛刷彻底刷洗活检孔道。

5. 将清水刷洗后的内镜置于酶洗槽中进行反复吸引和刷洗，并用 50ml 空针注满活检孔道，浸泡 5～10 分钟，再用流动水冲洗。

6. 沥干水分后的内镜放入专用消毒剂中浸泡，根据消毒剂的性能及内镜的污染情况设置消毒时间，并用计时器计时。

7. 清洗人员更换手套，从消毒槽中取出内镜置入冲洗槽中用流动水冲洗镜身、操作部及活检孔道，支气管镜、膀胱镜需用无菌注射用水冲洗。

8. 每日检查结束后注水瓶及连接器用高水平化学消毒剂进行消毒，吸引瓶、吸引管及清洗槽、酶洗槽、冲洗槽用 500ml/L 含氯消毒剂进行消毒。

五、活检钳清洁与消毒操作规程

1. 每名患者使用后的活检钳使其钳杯端处于张开位置并立即放入清水中浸泡冲洗附着的血迹。

2. 将清洗的活检钳放入 0.5% 多酶清洗液 5～10 分钟，然后用清洁毛刷，逐个刷洗钳杯（内、外）的血液及残留组织。

3. 再用清水彻底冲洗活检钳以防多酶液残留影响消毒效果，最后放在操作台上晾干。

4. 干燥后的活检钳涂抹石蜡油，并使钳杯端呈开放状态，逐个放入不锈钢储槽内，槽内放入 132℃ 压力蒸气灭菌化学指示卡。不锈钢储槽外粘贴高压灭菌指示胶带并注明灭菌日期。

5. 送入供应室装入真空压力蒸气灭菌柜灭菌，132～134℃，压力 0.2MPa，时间 4～6 分钟。

第四节 设备仪器、物品的管理

一、设备仪器管理

1. 每台仪器设备需悬挂操作步骤，注意事项标识牌。

2. 人员培训 对操作设备仪器的医护人员必须具有上岗证，并经过正式知识培训，熟悉其性能特点。

3. 内镜主机、电凝电切仪的清洁与消毒用温和的中性清洗剂擦拭后立即用清水擦洗 1 遍，然后再用干抹布擦干。

4. 每日诊疗前必须对机器各部件进行详细检查，查看内镜的安装是否紧密，吸引器是否连接好，再打开机器，细听各电器部件的工作声音是否正常，以确保当日检查工作的正常进行，避免医患纠纷。检查结束后，按机器操作步骤关机，切断电源，并进行清洗消毒。

5. 内镜的消毒与保养

（1）可靠的清洗消毒方法和高效、广谱且对内镜无损伤的消毒剂，既能保证内镜及附件的使用寿命，又能防止交叉感染的发生。因而内镜的消毒与保养是内镜检查中的重要环节。根据内镜消毒技术规范现采用2%戊二醛消毒，将消毒后的内镜进行吹干，并使内镜各旋钮处于自然位置，悬挂于贮藏柜中，放置内镜的房间须空气流通，保持室内干燥。

（2）耐高压的活检钳以及附件采用高压蒸气灭菌，并注明有效期。

（3）每周对内镜进行测漏检查，发现问题及时维修。

二、物品管理

1. 对内镜室常用物品应做"四定"管理，即定人管理，定点放置，定时补充，定时检查。

2. 每天使用的物品，如内镜配件、活检钳、无菌物品应在前一天做好清点工作，查看灭菌日期，如有缺失及时与供应室联系。

3. 内镜室所有物品不得随意外借，如遇特殊情况需向科室领导办理借物手续，方可借用。

4. 建立物品领取及赔偿制度，指定责任心强的人员负责物品的领取工作，有违反操作规程损坏物品时应按医院赔偿制度处理。

5. 资料按日期顺序编排存放在资料室，房间应通风干燥以防霉变。

第五节　介入治疗的配合及护理管理

一、内镜介入治疗的适应证

内镜介入治疗主要用于消化道息肉电切术、胃肠吻合口狭窄治疗、结肠吻合口狭窄扩张术，贲门失弛缓扩张术，食管静脉曲张硬化治疗以及食管静脉曲张套扎术，胰胆疾病的诊断与治疗。

二、配合及护理管理

1. 介入治疗前患者及物品准备

（1）做好患者的心理护理，介绍操作医师的工作业绩，向患者解释治疗的目的及可能出现的并发症，取得患者及家属的理解并在知情同意书上签字。

（2）患者的准备：术前禁食 6～8 小时，掌握患者的全身情况，常规做肝肾功能、EKG 检查，查看 X 线片。

（3）球囊扩张患者需要准备扩张球囊、润滑油、查看消毒日期。

（4）食管静脉曲张硬化及套扎患者需准备硬化剂（D-TH 组织肠）碘化油，工作人员要佩戴防护眼罩以防药液溅入眼造成损伤。常规备急救药品、氧气、三腔二囊管、止血药以防出现大出血时使患者得到及时抢救。

（5）十二指肠介入治疗时除常规备急救箱、心电监护仪外，还需完成术前用药，即地西泮 10mg、哌替啶 50mg、山莨菪碱 10mg，肌内注射。建立静脉通道（选择右上肢为宜，方便检查）。

2. 专业护士培训　术前护士需经过相关理论知识的培训，熟悉介入治疗的目的、操作步骤、术中配合的要领以及术后患者的健康教育。

3. 介入治疗时的配合及护理管理

（1）帮助患者取合适体位，年龄较大者或精神过度紧张者可让家属陪伴，并告诉患者术中如有不适应如何与医护人员进行沟通。

（2）术中医护人员配合紧凑，缩短操作时间，以免暴露时间长增加感染机会。并注意观察患者面部表情、心率、脉搏、血压变化，有无出冷汗、烦躁，如有异常及时提醒医师，立即停止操作，积极抢救。

（3）配制 1∶1000 去甲肾上腺素稀释液或凝血酶，术中如有较多出血可局部喷洒止血，然后再观察片刻，确认无再出血现象可退出内镜。

4. 介入治疗后的观察及护理

（1）消化道息肉电切术后护理

1）上消化道息肉电切术后护理：①饮食指导：单发息肉且直径小于 0.5cm，且切除后无出血者不必禁食，术后 1～2 天清淡饮食；多发息肉且直径较大者术后应暂禁饮食 4～6 小时，给予静脉输入黏膜保护剂，6 小时后，无明显腹痛、腹胀，可给予流质饮食，逐渐改为半流质；②并发症的观察及护理：主要为出血与穿孔，表现为恶心、呕血、腹痛、腹胀、黑便等情况，应严密观察粪便色泽、血压、脉搏及腹部情况，术后应注意卧床休息 1～2 天，防止延迟性出血及穿孔。

2）结肠息肉电切术后护理：①休息与饮食：术后卧床休息 6 小时，无腹痛腹胀时饮食不必严格限制，术后即可进食流质易消化饮食；②保持排便通畅，有便秘者可少量服用缓泻剂，2 周内避免剧烈活动；③定期复查肠镜，观察粪便的颜色、量、性质，做便潜血化验，如无异常，3～6 个月来院复查。

（2）胃肠术后吻合口狭窄及贲门失弛缓患者扩张术后并发症的观察及饮食指导

1）穿孔：术后即出现剧烈的胸痛、皮下气肿，如疑有穿孔应立即口服30%~60%泛影葡胺进行X线透视，以便确诊，若发生较小穿孔可进行保守治疗。

2）出血：扩张术后少量出血较多见，大量出血者很少发生，少量出血，一般可自行停止。

3）饮食指导：术后禁食2~4小时，无胸闷、出血、穿孔等并发症时改为流质饮食1~2天，可让患者进食馒头等食物，刚开始先小口咀嚼馒头然后再逐渐增加，以防发生狭窄处梗噎，利用固体食物的力量防止扩张处吻合口再回缩。

4）贲门切除患者扩张后常引起胃反流，平卧时抬高床头15°~30°，并口服雷尼替丁、奥美拉唑等制酸剂。

（3）食管-胃底静脉曲张栓塞及套扎术后护理

1）休息：严格卧床休息1~2天，并保持情绪稳定，可在房间内轻微活动，勿剧烈咳嗽，保持排便通畅，必要时可口服缓泻剂，防止便秘引起腹压增高。

2）饮食：禁食48~72小时，给予静脉输液，如无呕血、黑便，表明无活动性出血可先给予温流质饮食，然后逐渐改为半流质、软饭，忌辛辣、粗糙食物。

3）并发症观察及护理：组织黏合剂治疗胃静脉曲张并发症发生率较低，偶有出血、异位栓塞，术后严密观察患者有无腹痛、呕吐、头晕等症状，密切监测血压，脉搏等生命体征的变化。

4）酌情应用抗生素及黏膜保护剂，用药期间注意观察有无药物的不良反应，如有异常及时提醒医师。

（4）ERCP患者术后护理

1）休息与饮食：术后适当卧床休息，避免过度劳累，禁食24小时，无并发症者给予低脂易消化饮食。

2）并发症的观察及预防：诊断性ERCP的并发症为1%~9%，主要为急性胰腺炎，是反复插管损伤乳头及胰管括约肌，引起乳头水肿或注入造影剂过快过多引起胰管内压力过高所致，术中应注意无菌操作，严格控制推注速度、压力，预防性应用抗生素 2~3 天。

3）术后 2 小时化验血、尿淀粉酶，有升高者次日晨再次复查，直至正常。

4）密切观察病情变化，注意有无恶心、呕吐、腹痛、黄疸、发热情况。

第六节　感染管理与监测

一、内镜室感染管理的预防及控制措施

1. 布局　设立内镜诊查室（>20m²）、洗涤消毒间、患者候诊区、医务工作人员更衣室、办公室、内镜储藏室。

2. 健全各项规章制度　内镜消毒灭菌管理制度、内镜清洗消毒灭菌操作规程、内镜室卫生清洗与终末消毒制度、预防传染病管理制度。

3. 内镜室工作人员必须经过预防医院感染相关知识培训，每年至少 1~2 次，科内每月进行 1 次消毒隔离的知识讲座，包括内镜清洗消毒知识培训。

4. 工作人员清洗消毒内镜时，应穿戴必要防护用品，包括工作服、防护围裙、帽子、手套等。

5. 严格按照内镜清洗消毒程序对每条内镜进行消毒。具体为初洗、初消毒、水洗、酶洗、消毒，禁止使用非流动水冲洗内镜。

6. 进入人体无菌组织或器官的内镜，如脑室镜、胸腔镜必须灭菌，消化道内镜应当达到高水平消毒，活检钳应灭菌。

7. 进行内镜诊治前严格对患者进行筛查，包括 HBSAg、抗-HCV、艾滋病病毒等。

8. HBsHg 阳性者，已知特殊感染患者或非特异性结肠炎患者应使用专用内镜或安排在每日最后检查。

9. 使用后的内镜及附件应立即去污清洁，彻底清除管道中的血液黏液及抽吸孔内的残留组织，洗净后的内镜应沥干水分后再进行灭菌。

10. 每班检查结束后用 500mg/L 含氯消毒剂对清洗槽、治疗车、吸引器、地板进行消毒，每天用 500mg/L 含氯消毒剂对储藏柜进行擦拭 1 次，每天用紫外线灯照射房间。

二、内镜室监测

1. 每日定时检测使用中消毒剂的有效浓度，并做好记录，低于有效浓度及时更换，消毒剂使用时间不得超过产品说明书上规定的使用期限。

2．对消毒后的内镜每季度进行生物学监测并记录，合格标准为：每件细菌总数<20cfu，不得检出致病菌，灭菌后活检钳每月进行 1 次生物学检测，合格标准为无细菌生长。

3．紫外线灯管监测　包括日常监测和强度监测。

日常监测包括灯管使用时间、累计照射时间和使用人签名；强度监测：每半年 1 次，新灯管照射强度≥100W/CW，使用中灯管强度≥70W/CM。

4．检查室每月进行空气培养，细菌总数标准为<200cfu/m³，不得检出金黄色葡萄球菌和溶血性链球菌；操作台、治疗车每月进行细菌培养。

5．做好监测结果的记录与保存。

第九章　高压氧科护理管理

高压氧治疗是高气压医学中的一个重要组成部分，属特种医学范畴。高压氧治疗是以医用高压氧舱为载体，以氧气为核心的综合治疗，适用于多种临床疾病及特殊气压环境损伤的治疗、舱内手术和抢救，属临床治疗学范畴。承担高压氧治疗任务的科室属临床科室。

高压氧科有着不同于临床治疗的管理方法，对医护人员有着特殊的要求。因此，应把高压氧医学作为临床一个新的独立专科，这有利于高压氧医学的健康发展，有利于人才培养以及高压氧治疗的规范管理。

第一节　科室设置及管理

一、科室设置

依据高压氧医学特点，高压氧治疗规范管理的需要，考虑到我国高压氧治疗运行实际情况，建议科室设置参照下列情况：

1. 三级医院、大型治疗中心或建有大型医用氧舱群单位，应设置独立的高压氧治疗科，隶属于医院医务科（处）领导。

2. 中型、小型氧舱及单人舱应设置为某一个临床科室的一个专业，称高压氧治疗室，隶属于该科主任领导，主任可委托一个负责人，负责高压氧治疗室的专业管理。

3. 婴儿氧舱隶属于儿内科管理。必须坚持一个重要原则，所有从事高压氧治疗相关的工作人员，必须经过上级主管部门指定的培训中心培训，取得上岗证书，持证上岗。

二、科室管理

科室管理应遵循一个原则：规范管理与操作，确保治疗安全，提高治疗内涵质量。切实做好下面几项工作：

1. 编制合理，人员到位。医师不到位，或无上岗证者坚持不开展高压氧治疗。

2. 建立、健全高压氧治疗科室的各项规章制度和岗位职责，严格执行。

3. 抓好高压氧治疗的合理应用，不断探索和创新，提高高压氧治疗内涵质量。

4. 抓好氧舱治疗安全。

5. 抓好氧舱的保养和维修，严格执行"医用氧舱安全管理规定"。

6. 规范操作，预防并发症发生。

7. 认真书写病史，重视病情记录和随访。

8. 抓好资料收集整理，抓好人员的继续教育。

9. 抓好科室业务工作和定期质量考核。

10. 配合有关部门的安全检查和质控中心的质量督查工作。

第二节　人员编制及资质要求

一、人员编制

高压氧治疗科室人员编制应包括医师、护士和设备维修工程技术人员三方面，具体配备可参考下列方案。

中华医学会高压氧医学分会"医用高压氧舱管理与应用规范"。

人员编制配备

舱型	医师	护士	技术人员
婴儿舱	专职或兼职1名	1~2名	兼职1名
单人、双人舱	专职1名	1~2名	专职或兼职1名
小型多人舱	专职1名	2~3名	专职1名
中型多人舱	专职不少于2名	3~4名	专职1~2名
大型多人舱	专职不少于3名	4~5名	专职2~3名

注：设有病房、24 小时值班制、附设实验室，有教学、科研任务以及拥有多种舱型的单位，可相应增加有关人员编制；专职或兼职人员均须经专业培训，持有上岗证，方可称为从业人员

二、资质要求

1. 医师　必须具备两证，即执业医师证和卫生部颁发的《医用高压氧专业上岗合格证》。

2. 护士　必须具备两证，即执业护士证和卫生部颁发的《医用高压氧

专业上岗合格证》。

3. 设备维修工程技术人员 具备两证，即技工（师）或工程技术证和国家质量技术监督检验检疫总局颁发的"特种设备人员操作证"。

第三节 工作人员岗位职责

一、主任岗位职责

1. 在院长的领导下，主管本科室的医疗、教学、科研、安全及行政管理工作，并做好医德医风教育。

2. 制订科室工作计划并组织实施，经常督促检查，按时总结汇报。

3. 带领医护人员完成各项工作任务，分析研究疑难病例，组织抢救危重患者，不断提高医疗质量。参加院内外疑难危重病例会诊，制订各种治疗方案。

4. 组织全科人员开展高压氧治疗的新业务、新技术和新方法的科学研究，及时总结经验，指导并撰写学术论文。

5. 组织、领导本科室工作人员的业务学习和技术考核，提出升、调、奖、惩的意见，提高本科室人员的技术水平。

6. 组织并担任临床教学，安排进修、实习人员的培训工作，搞好传、帮、带。

7. 经常督促本科室各项制度的落实和检查各项操作规程执行的情况，抓好安全教育，严防差错事故。

8. 组织、督促氧舱技术人员按国家对高压氧舱设备标准规定，对高压氧舱进行安全检查、保养和定期维修，以保证高压氧治疗安全进行。

二、护士长岗位职责

1. 在科室主任和护理部领导下，负责本科室护理、操舱和部分行政工作。

2. 负责护理人员的分工排班，并督促检查完成情况。

3. 制订护理工作计划并组织实施，经常督促检查，总结经验，不断提高护理质量和技术水平。

4. 督促护理人员加强工作责任心，认真执行各项规章制度和技术操作规程，严防差错事故。

5. 做好卫生宣教和消毒隔离工作，防止舱内交叉感染。

6．负责科室物品和药物管理工作。

7．协助科室主任组织和指导进修、实习人员学习，并担任带教工作。

8．积极开展护理科研，及时总结经验，撰写论文。

9．经常征求患者和家属的意见，定期召开座谈会，不断改善服务态度和护理质量。

三、医师岗位职责

1．在科主任领导下，负责一定范围的医疗、护理、教学、科研及行政管理工作。

2．负责本科室的门诊及院内外常规会诊工作，掌握高压氧治疗的适应证和禁忌证。进行全面检诊和必要的辅助检查，认真书写病历，制订治疗方案，做好观察记录。

3．根据病情决定是否需要医务人员陪舱治疗，及时作出适当处理。每疗程结束后作出病情及疗效小结。

4．每次治疗前后均应巡视患者，注意病情变化。

5．坚守工作岗位，尤其有危重患者抢救时，不得擅离职守。

6．严格执行氧舱安全操作规程及各项规章制度，杜绝差错事故。

7．参加科内的业务学习和专业培训工作，担任带教老师，指导进修、实习人员的训练学习。认真总结经验，撰写论文。

8．负责对患者及其家属进行高压氧治疗知识的宣传和安全教育。

四、护士岗位职责

1．在科室主任和护士长领导下进行工作，认真执行各项规章制度和技术操作规程，严格执行医嘱，按时完成治疗、护理工作。

2．认真做好进舱治疗前的安全教育，对进舱人员进行严格的安全检查，详细介绍进舱须知，指导正确使用氧气面罩和加、减、稳压各阶段的注意事项。

3．负责氧舱操作，严格遵守操作规程和治疗方案。

4．认真填写各项护理、治疗及操作记录。

5．参加教学和科研工作，努力学习专业知识，不断提高护理技术水平。

6．做好清洁卫生和消毒隔离工作。

五、主任技师、高级工程师岗位职责

1．在科室主任领导下，主管高压氧舱设备的管理工作。

2．熟悉各种仪器的原理、性能和使用方法，协助科室主任制定技术操作规程和质量控制措施。

3．负责仪器仪表的调试、鉴定、操作、检测和维修保养，解决复杂工程技术问题。

4．检查监测仪器、仪表的准确性。制定并监督氧舱的中修和大修工程。参与氧舱的年度安全检查和审核工作。

5．担任教学、指导和培训下属人员，解决疑难技术问题，担任进修、实习人员的培训工作并负责其技术技能考核。

6．了解国内外专业技术信息，应用先进技术开展科研和新技术、新业务，总结经验，撰写论文。

六、氧舱工程师、技术员岗位职责

1．根据本单位氧舱的结构和性能特点，制定安全操作、维修保养、定期检验和维修计划，保证设备安全运行。

2．熟悉设备的结构、性能和工作原理，负责设备的调试、操作、维修保养、定期校验工作，及时查找并消除隐患。

3．负责空气压缩机操作，定时向储气罐加压充气，随时保证氧舱治疗供气。

4．负责器材、物料、工具的准备、登记和保管。

5．负责设备的使用登记，定期统计上报。

6．建立和保管技术档案，内容包括

（1）厂方提供的设计资料和产品资料

1）文件清单。

2）医用氧舱产品合格证书，内容包括舱体和配套压力容器的合格证书和材料证明书（应符合《锅炉压力容器规范》的有关规定），医用氧舱各系统检验、调试报告，医用氧舱所用安全附件和仪器、仪表的产品合格证。

3）医用氧舱使用说明书。

4）医用氧舱竣工图，包括医用氧舱总体布置图，舱体及配套压力容器总图，供排氧、加减压系统流程图，电气系统原理图和接线图，"单人医用氧舱"只提供舱体竣工图。

5）监检单位出具的《医用氧舱产品安全质量监督检验证书》。

（2）验收报告。

（3）使用资料

1）氧舱使用管理登记本。

2）氧舱日常维护保养记录。

3）氧舱一年期和三年期检验的登记表（内容详见《医用氧舱安全管理规定》）。

4）氧舱中修、大修实施计划及总体调试试验报告。

七、婴儿氧舱工作人员岗位职责

1. 具有高度的责任心，认真执行各项规章制度，严格遵守各项操作规程，保证高压氧的安全治疗。

2. 熟悉患儿病情，治疗前询问有无发热、腹泻、吐奶、抽搐、昏睡、咳嗽、哭闹不止等特殊情况，认真执行治疗方案。

3. 掌握小儿生理特点，及时调整环境条件，如温度、湿度等。

4. 严格检查入舱物品，杜绝静电火花及不安全因素。

5. 随时监测氧浓度，观察患儿治疗反应；治疗完毕后，患儿无不良反应方可离去。

6. 急、危、重病患儿的治疗需请专科医务人员在现场协助，并由专科准备急救药品与器械。

7. 治疗中发生紧急情况需快速出舱，速用舱门调节紧急减压。

8. 记录治疗过程及患儿病情变化。

9. 严格舱内外物品及环境消毒，防止交叉感染。

10. 维持工作区秩序，治疗中患儿家属不得进入治疗室，工作人员不与无关人员闲谈。

八、操舱人员岗位职责

1. 高压氧舱操作人员原则上由护士担任，必须经卫生部指定的培训机构进行高压氧专业培训学习，并经考试取得合格证书后，方可上岗操作。

2. 熟练掌握高压氧舱系统各主要设备和装置的结构性能及使用操作方法。

3. 树立安全意识和责任感，熟悉高压氧对人体各系统的生理作用以及可能发生的不良反应及并发症。

4. 开舱前，认真检查各种设备、仪表、供氧系统，确保正常运行，并向患者介绍供氧装置和通讯设备的使用方法。

5. 严格遵守各项规章制度和操作规程，每台氧舱由一人专门操纵。坚守岗位，严肃认真，一丝不苟。在工作时，不得聊天、看书报、听广播和看电视。禁止无关人员进入氧舱厅室及控制台。

6. 严格执行《进舱须知》中的各项要求。

7. 严格执行治疗方案，不得擅自改动。如有疑问，可直接请示处方医师。

8. 在开始加压前，应指导进舱人员做耳咽管调压动作，防止各种气压伤，并认真观察和了解病情，如患者出现氧惊厥前驱症状及时采取停止吸氧或减压出舱等措施。

9. 遇有病情变化和机械故障时，应立即报告，并协助妥善处理，以确保患者安全。

10. 减压时，叮嘱舱内人员注意保暖，并严禁屏气以防肺气压伤。

11. 准确填写操舱记录。

12. 治疗结束，进行舱内清扫工作，彻底通风、消毒，并保证各种设备仪器处于就绪状态，以便随时使用。

13. 熟练掌握氧舱应急情况处理原则和措施，并定期进行演练。

14. 定期校对测氧仪，及时更换氧电极并记录。

15. 如配置计算机控制系统，应按其操作系统和程序执行，但以上各项职责仍应遵照执行。

九、陪舱人员岗位职责

1. 对危重、昏迷及行动不便的患者及患儿必须进舱陪护。

2. 加压前，按进舱须知要求做好宣传解释工作及咽鼓管调压动作示范等。

3. 备好必需药品、急救器材及仪器。

4. 治疗过程中，叮嘱并协助患者正确使用氧气面罩，指导患者按自然呼吸运动吸氧，避免过度深呼吸，并经常检查面罩有无漏氧情况。

5. 静脉输液宜用开放式输液瓶，或采用塑料瓶，于其底部消毒后插入针头通气。如用密闭式输液，瓶内应插入长针头至液面以上，以保证瓶内外气压平衡，防止液体外溢和气栓发生。加减压时，注意输液滴管内液面升降情况，并调整至适当水平。

6. 治疗过程中严密观察病情，注意血压、脉搏、呼吸、意识状态等变化，按医疗操作常规完成预定护理、治疗计划。如有特殊情况应及时报告，正确处理。

7. 减压时，应将患者身上的各种引流管开放，以便引流顺畅。

8. 气管插管的气囊于加压后应注气调整松紧度，以防脱落。减压前，应排气少许，以免减压时因气囊膨胀而压迫气管造成黏膜损伤。气管切开患者应予及时吸痰，保持呼吸道通畅。

9. 减压时舱温下降，嘱患者穿盖好衣被，以免受寒。

10. 作好护理、治疗记录。

11. 患者出舱后应询问有无不适，及早发现并及时处理意外情况。

12. 出舱后，将所陪护的患者护送到病房，或通知主管医护人员接回。

第四节　设备管理

一、空气压缩机的使用、保养与维修

"压缩空气"是空气加压舱的加压介质，所以在医用氧舱的抢救、治疗患者的工作中，空压机是供气系统的核心部分，空压机的正常工作是十分重要的，是其他系统不可替代的。

如1台空压机不能正常运行（不能充气），则需启动另1台备用空压机充气。因此在日常保养中：

1. 定期给空压机换油，一般每运行 500 小时，换 1 次油。

2. 定期给进气的滤网除尘，1 个月 1 次。但对于空气污染重、粉尘多的地区，要缩短除尘保养的周期。

3. 每次使用空压机后，就对系统中的油水分离器进行泄放排污，实践证明，用这种方法可以延长空气过滤器内的颗粒活性炭、羊毛毡、不锈钢支撑滤网等的使用寿命，对于保护储气罐、氧舱舱体和压缩空气管路，是能延缓金属材料腐蚀的有效措施。

4. 在维护方面，多注意电流过载开关以及压力电磁阀，如在有电的情况下，而空压机不能运转，首先要检查过载开关以及压力电磁阀是否断开，线路是否有开路的地方，保险丝是否熔断，其次再去考虑判断是电机烧坏或压缩机损坏。有时压力继电器亦会有故障，会造成空压机启动不了，不能运转，对症处理，即可恢复运转。

5. 对各级开关、阀门要定期检漏的方法　在加压的情况下，用肥皂泡沫对各级开关、阀门检漏，发现漏点，及时维护、维修或更换。

6. 每隔 2 周，在空压机充气前，打开储气罐的排污阀，泄放冷凝情况下的余油水，以保障储气罐不受冷凝下余油水的污染，延缓罐内产生锈蚀，延长储气罐的使用寿命,同时亦能保证压缩空气的洁净,而每月 1 次的空气培养,必须符合空气质量卫生学的要求。

7. 每天(次)使用空压机后,对于使用的时间、使用过程中发现的故障,都应作好记录,以便今后的维护、保养以及将来的小修、中修、大修时有一个参考。

8. 水冷式空压机的冷循环水系统十分重要,如使用时间长了,水管中的积垢多了,造成管径变小,流量变慢后,冷却降温效果差。在夏季 6、7、8、9 月份中,容易造成空压机油泵温度高,造成空压机油池内的油温升高,机器的泵体老化快,为此就需及时更换空压机油(原来是使用 500 小时,这样就得提前至 400 小时),调节好油泵报警,提前更换空压机的润滑油。

9. 对压缩空气过滤器要定期更换颗粒活性炭,更换脱脂棉花、棉纱布或金属滤网(一年一次)以达到空气净化的目的。

10. 水冷式冷却压缩空气的效果差,现在都采用气冷式冷冻干燥机冷却压缩空气的新技术,效果好。

二、氧气减压器冰塞现象与处理

用氧气汇流排或集装箱供氧的,在冬春季使用中曾碰到过在满舱病员(30~32 名患者)吸氧的情况下,发生氧气减压器、氧气汇流排冰塞结霜的现象。

在冬春季,当患者吸氧一段时间后,突然感到吸气阻力大,明显感到供氧不足,经紧急检查,发现氧气减压器出口压力表指针摆动过大,忽高忽低,表示活门产生了冻结或冰塞的现象。此时可用热水抹布捂住减压器出口的结霜冰塞处,让它慢慢化霜,消除冰塞,氧气一流动就使患者感到十分舒畅,吸气阻力趋于正常状态。

切忌用明火加温化霜,也不能用水壶里的热开水直接浇向氧气减压器的出口铜管,以免产生爆裂。

以上这种现象,大多是在冬春季及满舱病员吸氧时发生,这是因为氧气减压器前后压差大,气流经过活门时气体膨胀吸热而温度降低所造成的。

氧气间内须保持 18℃ 室温,以防止或减少氧气减压器的冰结和冰塞现象。

若氧气减压器连接部分漏气,则主要是螺纹松动或垫圈损坏所致;安全阀门漏气为垫片损坏或者是弹簧变形所致;盖子漏气系隔膜损坏。应针对不同部件漏气的情况及时修理或者更换新的氧气减压器,不得带"病"工作。

总之，若要避免冰塞，应从氧气减压器的造型、供氧人数的限制以及氧气间室温的保持这三个方面予以解决。

若在氧气汇流排之后及舱内吸氧管之间，安置 1 只不锈钢耐压的筒状缓冲器，这对减少吸氧阻力及防止冰塞现象起到一定的作用。

三、压缩空气减压器冰塞现象与处理

储气罐、空气冷却器、空气过滤器、空气减压阀等不宜置放在室外。冬季、春季时容易发生冰结及冰塞现象。

如在为氧舱加压过程中，突然发现没有气源了，气源压力表指示储气罐内有压力，但气源流不过来，亦即是压力经减压器减压后过不来，说明空气减压器有冻结及冰塞现象，造成压力过不来。

方法：用热水浇在抹布上捂住减压阀后的管子上，使冰塞、冰结的霜融化，气流畅通了，氧舱的加压得以继续。

措施：将储气罐及配套设备全部设置于房间内，保持室温冬季不得低于 10℃。

四、吸排氧装具的维护保养

1. 定时检查吸、排氧的吸气阻力、呼气（排气）阻力。通过维修人员亲自体验吸氧来检验吸气、排气是否顺畅，以判断吸排气阻力的大小。

2. 检查氧气呼吸器、减压器的感压膜片（橡胶薄膜）是否老化、破碎。

3. 严禁舱内患者将感压膜片往下压，甚至将感压膜片凿碎，造成氧气的渗漏，这样容易造成舱内氧浓度急剧上升，这是绝对不允许的行为。

操舱人员通过监视器屏幕发现后，用对讲机通话对患者进行安全宣教、解释、劝阻。

与此同时，及时发现，及时维护保养好。

4. 氧气进气接头（接口）轻微渗漏氧气，亦须及时拧紧使其不漏，如弹簧垫圈压碎要及时更换修复。

5. 吸排氧装具一定要维护保养好，以确保舱内氧浓度低于 23% 以下，不至于因为渗漏氧，而造成不安全因素，确保患者的治疗效果，吸氧顺畅，呼吸自如。

五、低压电器的日常维护

1. 在高压氧舱的日常使用中要定期检查电器各部件，注意可动部件是否有卡住现象，紧固件是否有松动或脱落，如发现有损坏，应及时修理或更换。

2. 定期用压缩空气或铜丝毛刷消除电器内、外的灰尘和杂物，以保证电器的绝缘性能良好。

配有生物电插座时，电插座各插针间的绝缘电阻应不小于 100MΩ。各插针对舱体的绝缘电阻应不小于 100MΩ。

3. 电器的触头表面应保持清洁，不允许涂油（但允许用导电胶），如发现触头有毛刺、金属颗粒等应及时处理。

当触头严重磨损、超行程时，应及时调整。

当触头厚度只剩 1/3 时，应及时换触头或换上新的接触器，确保安全。

六、设备管理注意事项

1. 维修保养必须在停舱时方可进行，"先维修，后开舱"，维修保养结束后，必须先进行空舱升压测试，当试舱正常后，才可让患者进舱进行治疗。

2. 在氧气瓶间使用的工具，须经脱脂处理，氧气间的工具专用，不得移做他用。开启和关闭氧气瓶阀，应缓慢，但要保证彻底开启或关闭。

3. 舱门传递筒密封圈要定期用滑石粉进行涂抹以进行保养，最好是每月1次以防老化、漏气。

4. 氧舱的有机玻璃观察窗、外照明有机玻璃、摄像头有机玻璃如发现银纹或使用时间满 10 年或加压次数大于 5000 次就应更换。三者有其一时，就应更换。

5. 加压系统中设置的油水分离器和空气滤清装置应每半年清洗 1 次，1年换 1 次 15#颗粒活性炭、纱布、脱脂棉花、过滤支撑纱网和羊毛毡等。

6. 应急电源系统应经常检查，UPS 电源应不间断充电，以免电源耗尽失效。

7. 按照规定，每半年检查校验 1 次压力表，每年检验 1 次安全阀、隔离变压器、灭火器材和氧舱接地电阻（4Ω），以保证氧舱安全有效地运行。

8. 如发现氧浓度偏高，通风换气后改善不明显，造成偏高的原因大致有以下几种：

（1）供排氧系统存在渗泄漏。

（2）排氧阀流量小，没有校正好。

（3）面罩质量不好，或大小不适，面部贴合不好。

（4）波纹管老化、橡胶膜片老化、呼吸器中梅花型针阀处的密封垫片破损。

（5）测氧仪的氧电极过期失效（超过 2 年以上），所测数值不准。

（6）室外排氧管是否堵塞或结霜冰冻牢（因高出地面3m），冬春季室外零度以下结冰，容易造成排氧堵塞。

9. 对机械式快速开启应急排气阀以及递物筒要定期进行开、关灵活性动作检查（每月1次），以防止阀门锈住或使用时开启不便。

10. 测氧仪采样气量应控制在 $0.2 \sim 0.5$ L/min 范围内，如气流大则会击破氧电极隔膜。

11. 在计算机自动化操舱过程中，若供电中断，须立即将加减压阀用手动关闭，然后再进行手动机械式操舱（按厂方的使用说明书的规定进行）。

12. 对于采用电（气）动遥控操作的设备，针对不同的设备，采取不同的应对措施；若在操舱过程中发生故障，先用"手动机械式操舱"的方法进行，待患者出舱后再进行维修。

13. 对于"独立的水灭火装置"进行定期维护保养，以保证在应急使用时能够即刻响应使用（不大于3秒）。

14. 适时对空调装置添加制冷剂，对空调过滤器定期清除灰尘并消毒处理，以保持空气培养符合卫生学要求。

15. 若发生舱内火情，应按"应急预案"进行灭火、排气，将事故消灭在萌芽状态下。

第五节 管理制度

一、进舱须知

1. 患者和陪伴人员必须经高压氧科室医师检诊同意，并持卡登记后，方可进舱。遵守治疗时间，过时不候。

2. 进舱前应排空尿便，更衣换鞋。不得穿着易产生静电火花的化纤毛料衣物（如腈纶、涤纶、尼龙、膨体纱等）进舱。

3. 严禁带入火种及其他易燃易爆物品（如火柴、打火机、爆竹、雷管、汽油、怀炉、电动或闪光玩具、含油食品等）。

4. 不得带入钢笔、手表、提包等物品。

5. 在加压过程中，不断做好耳咽管调压动作，如捏鼻子鼓气、吞咽、咀嚼等。如耳痛不能消除者，应立即报告操舱人员。

6. 熟悉吸氧面罩及通讯装置的正确使用方法。

7. 治疗中出现任何不适，应及时报告，听从医师处理。

8. 保持舱内整洁，不随地吐痰和乱扔果皮纸屑。

9. 不要在舱内喧闹，不要擅自扳弄舱内设备，以确保安全治疗。

10. 减压过程中，严禁屏气，以免肺气压伤；注意保暖，以免受寒。

11. 出舱后按规定收好吸氧面罩及衣物。

二、氧舱管理制度

1. 在院领导和医务部门直接领导下开展各项管理工作。

2. 由院器材科或设备管理科负责氧舱设备安全管理和监督检查。

3. 高压氧工作场所，如治疗厅室、氧气间、机房等，需备消防器材，并严禁吸烟。

4. 设有消防安全员，负责定期检查消防器材状况，确保消防器材有效，处于备用状态。

5. 爱护氧舱设备，不得随意搬动、拆卸或外借仪器设备。

6. 保持氧舱厅室整洁安静，禁止无关人员入内，维持良好的工作环境。

7. 非本科室人员未经许可不得擅自进入本科室参观。参观者必须由指定人员陪同，并严格遵守有关规章制度。

三、控制台管理制度

1. 测氧仪、通讯系统、电视监控、氧流量计、进排气阀等处于备用状态。

2. 总电源在操舱时打开，操舱完毕及时关闭。

3. 开舱前应详细检查各项装置的功能，按操作常规使用。

4. 按有关规定，定期检验压力表、安全阀、氧气流量计等仪器仪表。

四、机房管理制度

1. 无关人员不得擅自进入机房。

2. 机房内不得存放易燃物品和其他杂物，机用润滑油及润滑油脂应用专门容器存放，各种油料应入专用油库。

3. 机房内应设有灭火器材，消防器材应定期维修保养。

4. 机房内严禁烟火，如明火作业应有专人警戒。

5. 机房内温度冬季应保持在10℃以上。

6. 机房每天小扫除1次，每周大扫除1次，保持机房整洁、干净。

7. 机械设备操作人员必须了解和掌握机械设备的结构、性能、安全操作知识和维护保养技术。

8. 机房内的各种设备及物品严禁随意拆卸或挪用，必须变动时需经设备组负责人批准。

9. 机房内的机械设备必须有专人保管，使用机械设备应严格按操作规程进行，不得违反条例，按条例执行维护保养，使器械设备保持完好状态。

10. 机械运转过程中，操作人员不得擅自离开岗位，应严密监视各种仪表的工作情况并做好记录。

11. 机械设备使用要做好机器的运行记录，出现故障要及时排除、汇报。

12. 机房管理人员离开机房时，应关好门窗、水、电，门要上锁。

五、供氧间管理制度

1. 无关人员不得进入供氧间，氧气设备应指定专人负责管理操作。

2. 室内应经常通风，冬季室内温度应保持在18℃左右。

3. 严禁烟火　设备检修需明火作业时，须将所有氧气瓶移出供氧间，系统内的氧气必须彻底排除，经检测确认室内氧浓度已与大气氧浓度一致。

4. 操作人员不得穿带钉鞋，不能带火种和易燃物进入供氧间。室内应备有灭火器材。

5. 供氧间的照明应使用防爆灯及防爆开关，或者将开关设在室外。门窗应朝外开，并加防护；门窗玻璃应无气泡产生聚光镜作用，防止因聚焦而产生高热。

6. 操作人员应熟悉供氧流程和减压器的使用方法，具有熟练安全操作技术。氧气输出压力宜调至 $0.5 \sim 0.6MPa$。

7. 严禁双手及衣服沾有油脂或戴有油脂手套去操作氧气设备，所使用的工具须经脱脂处理。

8. 供氧间的工具应固定专用，不得随意借出或挪作他用，以免沾有油污。

9. 氧气瓶在装入汇流排之前，应将气瓶出口清理干净，以免尘土等带入供氧系统。

10. 开关氧气阀门时，动作应缓慢。使用后瓶内应留有不低于 $0.1MPa$ 的余压。

11. 用后的氧气瓶和待用的氧气瓶应有明显标记分开存放，并避免烤晒。

12. 氧气瓶在运送和装卸时，应戴好瓶帽，并应避免碰撞。

13. 严格执行交接班制度，做好使用记录和统计。

14. 严格按照《气瓶安全监察规程》的有关规定管理和使用氧气瓶，定期检查。使用前应检查氧气合格证、瓶色（天蓝色）及有无异味。

六、储气罐间管理制度

1. 储气罐、油水分离器和空气过滤器按规定办理压力容器使用登记手续。过滤器内的填料应定期更换（每年至少1次）。

2. 指定专人负责使用管理。

3. 罐内的空气储量，应满足每天开舱治疗的需要，空气质量须符合卫生学要求。

4. 开排气阀时动作应缓慢柔和。

5. 定期进行排污保养。

6. 保持室内和设备的整洁。

7. 定期（每年1次）检验、分析罐内气体卫生质量，确保压缩气体清洁无害。

七、液氧贮槽管理制度

1. 储槽及附属设备必须指定专人负责操作及维修保养。

2. 储槽间及周围环境严禁烟火。

3. 任何人员不准携带火种进入储槽间。

4. 操作人员必须熟悉储槽及附属设备的结构、性能和操作规程。

5. 无关人员不得入内。

6. 每天须检查内筒压力的变化并做好记录。当发现超过或低于规定压力时，必须及时调整到规定压力。

7. 根据液氧使用情况及时加注液氧，以确保氧气的供应。

8. 液氧储槽出现故障时，应及时排除、维修。

八、配电屏和配电箱管理制度

1. 无关人员不得进入配电屏间，室内不得存放其他物品。

2. 配电屏和配电箱操作人员必须了解和掌握配电管理、安全操作知识和维修保养技术。

3. 配电屏和配电箱应经常擦拭，保持清洁。

4. 配电屏和配电箱附近应备有消防器材，并对其加以维修保养，以防失效。

5. 配电屏周围应铺设绝缘胶板，配电屏应装栅门。

6. 检查时，特别是检修时，应设有"正在检修，切勿合闸"的标牌，以防止发生意外事故。

7. 配电屏和配电箱内的部件，不得随意拆卸，如要改变线路，须经设备组负责人批准。

九、氧舱消毒隔离制度

1. 压缩空气和氧气必须符合卫生学标准。

2. 每人专用连接管及面罩 1 套，患者每次用后及时清洗，用前乙醇擦拭。

3. 每次治疗结束后应及时通风换气，及时清扫、拖地，舱内用紫外线照射 30 分钟。

4. 舱内使用的痰盂、便盆、垃圾筒应进行清洗。

5. 氧舱体表应定期清洁，内壁应定期用消毒液擦拭。

6. 患者专用衣服、鞋，每疗程应更换 1 次。

7. 确诊为气性坏疽、破伤风、芽胞杆菌感染者，严禁与带有伤口的其他人员同时进舱。患者出舱后，舱室必须进行严格消毒处理。

（1）空气消毒：每 100m^3 体积用乳酸 12ml 熏 30 分钟，通风后，再用紫外线消毒 30 分钟。

（2）舱室内壁、地板和舱内物品用 1% 过氧乙酸溶液或清洁消毒液擦拭。

（3）舱室经彻底扫除消毒后，做空气培养，3 次阴性方可供他人使用。

（4）被服、衣物等单独收纳，用专包密封，标识清晰，压力蒸气灭菌后再清洗。

（5）所有敷料彻底烧毁。

8. 每周清洗消毒呼吸三通管吸排氧软管 1 次，用含氯消毒液浸泡后，用洗衣粉擦拭，再用清水冲净，晾干备用。

9. 每个月进行舱内空气培养。

10. 传染患者应单独开舱治疗，严禁与其他患者同舱治疗，治疗后应进行消毒处理。

十、氧舱设备保养与维修制度

1. 日常保养制度

（1）保证各舱室正常开舱使用所必备的条件。

（2）保证氧舱各附属系统设备正常运行所必备的条件。

（3）保证压缩空气系统和供氧系统所规定的压力值及储气量。

（4）定期对动力机械系统添加或更换润滑油，对空调装置添加制冷剂。

（5）操作人员应严守岗位，随时巡视设备运行情况，并对各系统设备在安全运行中进行外部巡视。

（6）设法排除设备在运行中出现的一般性故障。

（7）对储气罐、油水分离器、空气过滤器、空气冷凝器等定期进行排污处理。

（8）开机及停机时应检查各阀门开关位置是否正确。对氧舱应急排气阀手柄应经常拉动检查，防止生锈。

（9）经常擦拭设备以保持清洁，不得留有油污及水滴。

（10）各种仪表应按期送检。

（11）做好每班工作记录。

2. 维修工作制度

（1）维修工作要尽量保持设备的安全性。安装时，要注意清除异物；安装后，注意检查有无漏装、错装，特别要注意电气设备的正确接线。

（2）维修时，带电设备一定要先断电源，并挂上警示标识，以防他人合闸。带电作业时，除选用合适的安全工具外，应由一人监护，一人工作。

（3）拆卸压力容器时，一定要先行卸压，防止伤人事故。如氧舱系统需维修时，一定要在患者出舱后，方可进行。

（4）机器设备安装完毕后，须反复试机。试机前，应清理好场地；试机时，要有专业人员在场。大修后的空气压缩机还要进行磨合运行。

（5）机器设备大检修时，对调整或更换的器材、零件及改换的项目等，均应详细记录。作为本单位高压氧治疗设备的技术档案资料。

十一、氧舱资料保管制度

1. 氧舱需备齐下列证件及技术资料存档，以备检验及检查之用

（1）省市卫生厅（局）颁发的"×省市医疗机构设置，应用医用氧舱批准书"。

（2）质量技术监督行政部门颁发的"医用氧舱使用证"。

（3）高压氧岗位培训的上岗合格证书。

2. 各项规章制度、岗位职责及操作常规。

3. 医用高压氧治疗病史卡和操舱记录。

4. 设备检修记录。

十二、婴儿氧舱定期检验制度

根据《医用氧舱安全管理规定》要求，医用氧舱使用单位应对医用氧舱

作定期检验。婴儿氧舱的定期检验为一年期检验，可由使用单位取得医用氧舱检验资格的人员进行，也可委托经批准认可的检验单位（各省市锅检所进行）。

婴儿氧舱一年期检验的项目：

1. 安全阀校验　校验工作送具有相应条件的单位进行。校验后出具校验报告，并对合格的安全阀加装铅封。婴儿氧舱安全阀的整定压力为 0.12±0.014MPa，回座压力不低于起跳压力减去 0.03MPa。

2. 压力表校验　校验工作应送当地有计量资格的单位进行。校验后的压力表注明下次校验日期，并对校验合格的压力表加装铅封。压力表拆装时，应使用双扳手旋紧（松），防止压力表管路受扭而开裂。

3. 测氧仪检验　按《医用氧舱安全管理规定》，测氧仪的定期检验为工作可靠性检验。检验工作可在婴儿舱的使用现场进行。

检验方法和步骤：

（1）测氧仪空气定标：用吸气球手动吸气的方法，排除采样管道内的余气，确信输入传感器的气样为空气，然后调整定标旋钮，使显示值为20.9%（或21%）。

计算机自动定标的测氧仪，在确认气样为空气后，按测氧仪说明书方法，启动自动定标程序。

（2）氧舱加压后检验：初始条件：氧舱场所保持良好通风，敞开舱门，使舱内余气充分对流扩散，确认舱内余气为环境大气。

操作方法：关闭舱门及排气阀门，用氧气向舱内加压，当舱内表压达0.08MPa后停止加压。打开采样流量计，采样流量调整在 0.2～0.5L/min（12～30L/h）范围内，检查测氧仪显示值。显示值应稳定在56%左右。误差在仪表范围内即可认为测氧仪工作正常、可靠。

4. 有机玻璃筒体检查　检查有机玻璃筒体如有下列情况之一者应与制造厂联系更换新的有机玻璃筒体。

（1）加压工作次数达到5000次。

（2）使用及存放期达到5年。

（3）筒体出现老化银纹。

5. 舱门密闭材料检查　检查舱 O 形密闭圈的表面质量，如出现裂纹、硬化或明显永久变形，应换上备用件或同生产厂购置新件更换。

6. 舱门锁紧机关检查　检查舱门把手螺丝，如发现严重磨损，应停止使用并与制造厂联系更换。

7. 电气检查　舱内电器电压≤24V，导线有套管，固定良好，不被患者攀及。检查舱内外电气元件与导线的连接情况，舱内导线与电气元件应焊接牢固，密封良好。检查显示器电源。

第六节　消毒隔离管理制度

一、氧舱日常清洁消毒要求

1. 面罩专用　每次使用前用70%酒精棉球擦拭，用后及时清洗备用。

2. 呼吸三通阀及呼吸软管专用，每周1~2次清洗消毒，消毒方法：

（1）2%戊二醛消毒液浸泡30分钟。

（2）500~1000mg/L有效氯消毒剂浸泡30分钟。

（3）有效溴浸泡30分钟后再清洗晒干后备用。

3. 舱内的空气消毒　每次治疗结束后必须及时清扫、拖地，舱内用紫外线照射（≥1.5w/m³，每次30~60分钟），随即通风（因紫外线在空气中产生臭氧，对人体可产生毒害）。

4. 氧舱内壁、地面每周1~2次用250~500mg/L有效氯消毒液擦抹、拖地。

5. 患者专用衣服、鞋每次治疗更换。

6. 氧舱每2~4周进行彻底的清扫和消毒1次。

二、气性坏疽治疗后的氧舱消毒

气性坏疽是由梭状芽胞杆菌（主要为革兰阳性厌氧杆菌）侵入伤口引起的一种严重急性特异性感染，是创伤后最严重并发症之一。因为气性坏疽感染的可传染性强，高压氧治疗又是必须的治疗手段，所以患者在接受高压氧治疗时医务人员必须做好严格的消毒隔离工作，严防交叉感染。

根据最新的中国医院感染网公布有关医院如何划分污染区、半清洁区、清洁区的原则，当气性坏疽患者接受高压氧治疗时，我们可把氧舱整个单元划分为污染区——氧舱舱内，半清洁区——氧舱大厅，清洁区——氧舱操作控制台，重点是污染区氧舱的处理。

1. 污染区——氧舱

（1）在氧舱入口处，放置消毒液、器械浸泡盒、隔离衣等。

（2）工作人员进污染区时必须穿隔离衣，戴口罩、帽子、手套。

（3）手部有伤口的医务人员不得参与治疗护理。

（4）凡接触患者及伤口污物后彻底洗刷消毒双手。

（5）固定专用治疗、护理用具，提倡使用一次性的医疗用品。一次性使用医疗用品用后及时进行无害处理。

（6）使用过的器械先用过氧乙酸消毒液浸泡后再清洗，然后高压蒸气消毒。

（7）被服、衣物等单独收纳，用专包密封，标识清晰，压力蒸气灭菌后再清洗。

（8）所有敷料集中焚毁。

（9）吸氧面具专用，疗程结束后经消毒液浸泡消毒后送至医疗垃圾集中处理。

（10）气性坏疽专舱专用，防止交叉感染，严禁与带有其他伤口的患者同时进舱，舱室使用后必须严格消毒处理。

1）空气消毒：每 $100m^3$ 体积用乳酸 12ml 熏 30 分钟；通风后，再用紫外线消毒 30 分钟。

2）舱室内壁、地板和舱内物品用 0.5% 过氧乙酸溶液或 1000mg/L 含氯消毒剂擦拭。

3）舱室经彻底消毒后，作空气培养，3 次阴性方可使用。

2. 半清洁区——氧舱大厅

（1）空气消毒，每次治疗后用 1000~2000mg/L 有效氯消毒液喷洒。

（2）地面每次治疗后用 1000~2000mg/L 有效氯消毒液拖地。

（3）桌面每次治疗后用 1000~2000mg/L 有效氯消毒液擦拭。

三、肝炎治疗后的氧舱消毒

肝炎患者治疗后的氧舱必须作特殊消毒处理。

1. 面罩、三通管、呼吸软管等可浸泡消毒

（1）2% 戊二醛消毒液浸泡 60 分钟。

（2）2000mg/L 有效氯消毒剂浸泡 30 分钟。

（3）在（1）、（2）消毒后，均再清洗晾干后，供患者专用或者在治疗结束后，吸氧面具经以上步骤处理后，送至医疗垃圾集中处理。

2. 舱内地面、内壁均用一般日常消毒液双倍浓度擦抹，以及紫外线空气消毒。

3. 被服类先消毒后清洗。

参 考 文 献

1. 医疗机构消毒技术规范. 北京：中华人民共和国卫生部，2012.

2. 医院空气净化管理规范. 北京：中华人民共和国卫生部，2012.

3. 邓志强，张敏. 血液净化护理学基础与流程管理. 济南：山东大学出版社，2012.

4. 翟丽. 实用血液净化技术及护理. 北京：人民军医出版社，2012.

5. 左大鹏. 感染性疾病科医疗护理手册. 北京：人民军医出版社，2009.

6. 医院消毒供应中心管理规范. 北京：中华人民共和国卫生部，2009.

7. 血液净化标准操作规程. 北京：中华人民共和国卫生部，2010.

8. 文艳秋，陈林. 实用血液净化护理培训教程. 北京：人民卫生出版社，2010.

9. 高春锦，杨捷云，翟晓辉. 高压氧医学基础与临床. 北京：人民卫生出版社，2008.

10. 蒋红，王树珍. 临床护理技术规范. 上海：复旦大学出版社，2006.

11. 刘淑媛，陈永强. 危重症病抢救技术. 北京：人民卫生出版社，2006.

12. 王春亭，王可富. 现代重症抢救技术. 北京：人民卫生出版社，2007.

13. 李小寒. 基础护理学. 北京：人民卫生出版社，2006.

14. 刘大为. 实用重症医学. 北京：人民卫生出版社，2010.

15. 危重患者营养支持指南. 中华医学会重症医学会分会，2006.

16. 心肺复苏与心血管急救指南. 美国心脏协会和国际复苏联合会，2005.

17. 吕红. 现代急救护理学. 长春：吉林科技出版社，2006.

18. 张淑香，赵玉敏. 重症监护. 北京：中国科学技术出版社，2010.

19. 刘均娥. 急诊护理学学习指导. 北京：北京科学出版社，2005.

20. 汪钟. 护用药理学. 北京：中国协和医科大学出版社，2000.

21. 曾因明，孙大金. 重症监测治疗与复苏. 上海：上海科技出版社，2006.

22. 王志红，周兰妹. 危重病护理学. 北京：人民军医出版社，2004.

23. 蔡威译. 临床营养基础. 上海：复旦大学出版社，2007.

24. 毛方琯. 高压氧舱技术与安全. 上海：第二军医大学出版社，2005.

25. 杨益. 高压氧治疗基础和临床实践. 上海：上海科学技术出版社，2005.

26. 吴钟琪，高春锦，张绪中. 中国高压氧医学论文集. 长沙：湖南科学技术出版社，2003.

27. 俞森洋. 现代呼吸治疗学. 北京：科学技术文献出版社，2003.